主编
曹 洁 陆小英

主审
邢 红 钱火红

# 高级静脉输液治疗
## 疑难案例解析

上海科学技术出版社

图书在版编目（CIP）数据

高级静脉输液治疗疑难案例解析 / 曹洁，陆小英主编. -- 上海 : 上海科学技术出版社, 2025.6. -- ISBN 978-7-5478-7100-3

Ⅰ. R457.2

中国国家版本馆CIP数据核字第20253X3A58号

## 内容提要

本书结合临床疑难案例，针对高级静脉输液血管通路置管、维护及拔出过程中的疑难问题及并发症进行了详细分析，并提出具体解决办法。内容涵盖置管过程异常、置管后头端异位、导管相关血流感染、导管相关性深静脉血栓、导管断裂、穿刺点及周围皮肤问题、导管堵塞和拔管困难等。

本书案例典型、解析契合临床实际，可为护理人员处理高级静脉输液的各种复杂疑难问题提供参考。

**高级静脉输液治疗疑难案例解析**

主编 曹 洁 陆小英
主审 邢 红 钱火红

上海世纪出版（集团）有限公司
上海科学技术出版社 出版、发行
（上海市闵行区号景路159弄A座9F-10F）
邮政编码201101　www.sstp.cn
常熟市华顺印刷有限公司印刷
开本 787×1092 1/16 印张 13
字数 300千字
2025年6月第1版　2025年6月第1次印刷
ISBN 978-7-5478-7100-3/R·3233
定价：128.00元

本书如有缺页、错装或坏损等严重质量问题，请向印刷厂联系调换

# 编者名单

主　编·曹　洁　陆小英

主　审·邢　红　钱火红

副主编·黄建业　张红燕　高　佩　周玲君　吴　菁　郭娜菲

编　者·（按姓氏笔画排序）

王　汇　尹明赵　吕　春　朱咏梅　任　凭　庄海花　刘　燕
刘伟伟　刘益群　严立群　李月圆　李冬梅　李红梅　李烟花
李淑英　杨钟灵　肖妮妮　沈峰平　邵雪晴　范益生　周万芳
芙恒娅　顾　英　顾海莉　郭林芳　徐冬霆　梁新蕊　彭艳妮
储丹凤　谢明晖　缪英霞　魏　然

# 前 言

随着现代医学的不断发展,高级静脉输液治疗已经成为临床治疗中不可或缺的一部分,为患者提供药物输注、营养支持及液体补充。然而,随着治疗技术和药物种类的不断进步,血管通路的建立和管理也变得更加复杂。在血管通路的置管、留置及移除的过程中,医护人员时常会遇到各种技术难点及并发症,这不仅对患者治疗安全构成威胁,也对临床护理团队的专业能力提出了更高的要求。

本书围绕高级静脉输液治疗中的常见问题和疑难案例展开介绍,通过真实病例的详实记录与深度解析,帮助读者全面了解血管通路置管、携管及拔管全过程中的潜在风险和异常情况。本书共分为三章:第一章重点解析置管过程中可能遇到的导管引导困难、皮肤选址挑战、动脉误入及神经损伤等问题;第二章聚焦携管期间的静脉炎、皮肤损伤、导管相关性血栓等常见并发症,详细阐述预防与处理方法;第三章则针对拔管过程中出现的困难及非计划拔管问题,提供了系统阐述和实践建议。

本书不仅详述了每个案例的患者临床表现、病因分析及解决方法,还强调了预防措施及多学科协作在高级静脉输液治疗实践中的重要意义。通过将严谨的理论知识与丰富的临床经验相结合,力求为读者提供一个全面、系统的高级静脉输液治疗实践指导。

希望本书能够成为广大静脉输液治疗专科护士在面对临床疑难问题时的重要工具,同时帮助静脉输液治疗专科护士提升专业技能,优化实践效果,为静脉输液治疗的长远发展贡献力量。

主　编

# 常用术语汉英对照

| 中文全称 | 英文全称 | 缩写 |
|---|---|---|
| 标准无菌非接触技术 | standard-aseptic non touch technique | standard-ANTT |
| 冲封管原则 | saline-antibiotic-saline-heparin | SASH |
| 磁共振成像 | magnetic resonance imaging | MRI |
| 导管相关性皮肤损伤 | catheter associated skin impairment | CASI |
| 导管相关性深静脉血栓 | catheter-associated deep vein thrombosis | CA-DVT |
| 导管相关性血流感染 | catheter related bloodstream infections | CRBSI |
| 非甾体抗炎药 | nonsteroidal anti-inflammatory drugs | NSAID |
| 急性生理与慢性健康Ⅱ评分 | acute physiology and chronic health evaluation Ⅱ score | APACHE Ⅱ评分 |
| 计算机断层扫描 | computed tomography | CT |
| 经外周静脉置入中心静脉导管 | peripherally inserted central catheter | PICC |
| 静脉血栓栓塞症 | venous thromboembolism | VTE |
| 口服抗凝药 | direct oral anticoagulants | DOAC |
| 美国静脉输液护理学会 | infusion nurses society | INS |
| 门静脉高压症 | portal hypertension | PH |
| 凝血酶原时间 | prothrombin time | PT |
| 深静脉血栓 | deep vein thrombosis | DVT |
| 生理盐水 | normal saline | NS |
| 数字减影血管造影技术 | digital subtraction angiography | DSA |

续 表

| 中文全称 | 英文全称 | 缩写 |
| --- | --- | --- |
| 体外膜肺氧合 | extracorporeal membrane oxygenation | ECMO |
| 体质指数 | body mass index | BMI |
| 透明半透膜敷料 | transparent semipermeable membrane | TSM |
| 外科无菌非接触技术 | surgical-aseptic non touch technique | surgical-ANTT |
| 外周静脉导管 | peripheral intravenous catheter | PIVC |
| 完全植入式静脉输液港 | totally implantable venous access port | TIVAP 或 PORT |
| 微插管鞘技术（改良 Seldinger 技术） | modified Seldinger technique | MST |
| 温哥华瘢痕量表 | Vancouver scar scale | VSS |
| 无菌非接触技术 | antisepsis non touch technique | ANTT |
| 心电图 | electrocardiography | ECG |
| 血管通路装置 | vascular access device | VAD |
| 医用黏胶相关性皮肤损伤 | medical adhesive related skin injury | MARSI |
| 营养风险筛查 2002 | nutrition risk screening 2002 | NRS2002 |
| 永存左上腔静脉 | persistent left superior vena cava | PLSVC |
| 中线导管 | midline catheter | MC |
| 中心导管相关性血流感染 | central line associated blood stream infection | CLABSI |
| 中心静脉导管 | central venous catheter | CVC |
| 中心静脉血管通路装置 | central venous access devices | CVAD |

# 目　录

## 第一章 · 血管通路置管过程中异常　001
第一节 · 送导引导丝、插管鞘、导管困难或失败　002
第二节 · 特殊皮肤置管　015
第三节 · 误入动脉和神经损伤　027
第四节 · 局麻药物过敏　034
第五节 · 原发性导管异位　038

## 第二章 · 血管通路留置过程中异常　047
第一节 · 静脉炎　048
第二节 · 药物外渗　054
第三节 · 导管相关性深静脉血栓　087
第四节 · 导管断裂　103
第五节 · 导管堵塞　126
第六节 · 继发性导管异位　137
第七节 · 导管相关性血流感染　145
第八节 · 导管相关性皮肤损伤　159
第九节 · TIVAP术后早期并发症　168

## 第三章 · 血管通路置管移除异常　181
第一节 · 拔管困难　182
第二节 · 非计划拔管　188

**参考文献**　194

# 第一章

# 血管通路置管过程中异常

# 第一节·送导引导丝、插管鞘、导管困难或失败

经外周静脉置入中心静脉导管（peripherally inserted central catheter，PICC）置管中，最关键的步骤是穿刺成功后送导引导丝，成功置入插管鞘和顺畅送入导管。但实践中往往会碰到种类多样的意外事件，除穿刺不成功之外，还包括送导引导丝、插管鞘或导管困难，甚至送入失败；除此之外，还可能发生导丝断裂、鞘意外滑出静脉、鞘头端卷曲或劈裂、插管鞘内血液凝集、导丝完全滑入血管、撕裂鞘时血液溅入操作者眼睛的职业暴露等其他意外事件。本节围绕专业护士置管操作中最常见的送导引导丝、插管鞘或导管困难，展开详细的介绍。

## ■ 基本概念

1. **送导引导丝**·微插管鞘技术（modified seldinger technique，MST）又称改良 Seldinger 技术，即用套管针或小号针头进行静脉穿刺，进入血管后通过套管或穿刺针送入导丝，再拔出穿刺针或套管，使用手术刀稍微扩张皮肤，将插管鞘（可撕裂型）组件沿导丝送入后同时拔出鞘芯和导丝，通过插管鞘置入 PICC 导管到预测量的长度。相较于传统 PICC 置管技术更为复杂，对较细血管仍可放置，成功率高。送导引导丝是操作中的要点之一。

2. **送插管鞘**·插管鞘的送入是 PICC 置管中承上启下的关键步骤，它可以扩张细针穿刺通道，使 PICC 导管有置入的空间，并保持血管开放的稳定性。PICC 导管外径一般为 1.32～1.65 mm（4～5Fr），大于穿刺针内径 1.1 mm（20G），因此放入插管鞘这一步骤可以扩张穿刺针引导的血管通路，让 PICC 导管有进入的空间。此外，插管鞘的材质应软硬适中，不可太锐利以至于刺破血管，也不宜过软导致塌瘪；两侧各有固定翼，利于手扶持，以保证血管通道的稳定；内芯设计有防逆流装置，止逆阀关闭，防止血液逆流，退芯时须按压插管鞘尖部远端的静脉，以防止血液大量流出。

3. **送导管**·放置插管鞘后，操作者将纱布叠成 2 cm×2 cm 的小方块，压在鞘的尖端以外血管上方，边退鞘芯和导引导丝边压迫血管。完全撤出鞘芯和导引导丝后，将导管经由插管鞘沿血管方向匀速送入，同时观察剩余导管露出体外的刻度，当置入导管超过预计长度 1～2 cm 时，停止送管，防止置入过深。送导管过程中操作不当可导致导管弯折或送管阻力增大，影响 PICC 置管的成功率。应根据患者治疗方案、血管直径大小等条件，选择粗细适中、软硬适宜、韧性良好的导管置管，并手法轻柔，以便导管顺利通过血管狭窄、痉挛及静脉瓣部位。

## ■ 原因分析

### （一）送导引导丝困难或失败的原因

1. **穿刺针不在位或针尖滑出血管**·穿刺针未进入血管内或由血管内滑出，进入皮下组

织，导致送导引导丝时发生导丝尖端阻力增大而失败。这种情况下，退出导丝至体外时，导丝尖端往往出现弯折。置管者需要重新调整穿刺角度和深度，并且在超声引导的时候，注意在超声探头移除时保持针尖的稳定。

2. 穿刺针的角度过大·进针角度过大，常见于距离皮肤表面较深的血管。穿刺针与靶血管走行之间形成一个较大的角度，导致送导引导丝时，其与血管壁之间的摩擦力较大，引发送导丝困难。这种情况下，应及时调整穿刺针的角度，使其与靶血管走行之间的成角变小。

3. 导丝和穿刺针尖摩擦力过大·正常情况下，送导引导丝时，导丝与穿刺针腔壁之间会存在一定的摩擦力。这种摩擦力在导丝与穿刺针之间成角或方向不一致时会增加。这种情况下，新手置管者往往误以为穿刺针不在位而不敢进一步送导丝。此时，应该调整针尖和血管间的成角，顺应导丝与针尖的方向送导丝，切忌粗暴送导丝导致血管痉挛。

4. 穿刺前未全程评估上臂的血管走行·导引导丝送入顺利是PICC置管成功过程中非常关键的一个步骤。靶血管的走行和通畅程度是送导引导丝顺利的先决条件。专业护士不仅需要做穿刺部位的血管评估，还需要全面评估整个上臂的血管走行，规避狭窄、弯曲、闭塞的分支血管。还需要询问患者曾经经外周静脉输注药物史，尤其是血管刺激性药物、发疱性药物等的输注史。

### （二）送鞘困难或失败的原因

1. 扩皮不到位·通常采用手术刀片将穿刺点皮肤朝外侧切开，便于较粗的插管鞘顺利穿过疏松的皮下组织，进入血管内。但操作过程中若扩皮不充分，使置管鞘前行阻力过大，可导致送鞘不成功。

2. 角度过大或过小·无论手术刀片横切还是纵切，其扩皮角度应为刀背或靠近导丝的刀面，紧贴导丝所形成的角度。

3. 患者皮肤松弛·操作者在送鞘时，皮肤绷紧不足或未绷皮，使皮肤起皱，虽导丝未弯曲，也可致送鞘有阻力或失败。

4. 操作者经验缺乏·护士在操作过程中缺乏信心、情绪紧张或操作者持插管鞘手法不当，送鞘用力过猛使插管鞘弯曲前行，也可导致送鞘不成功。

5. 置管物件准备不当·插管鞘针芯和外鞘接触不良、回血帽有松动，也可导致进鞘困难和出血多。

6. 选择血管不合适·对于不可视血管，判断血管走行困难，送鞘时可能顶在血管壁上，此时强力送鞘可能导致插管鞘穿出血管外。送鞘过程中遇静脉瓣、血管分支、动静脉伴行时相互缠绕，也可导致送鞘困难。

### （三）送管困难或失败的原因

1. 操作者因素·操作者血管评估能力不足或缺乏经验，送管受阻时多次穿刺，导致血管内膜损伤，加重血管应激；单次送管过长或过快导致血管瓣膜处受阻，导管打折；送管受阻，强行推入时导致导管弯曲异位。

2. 患者血管因素·与血管痉挛、血管解剖异常有关。患者过度紧张、疼痛、冷刺激均可引起肌肉、血管痉挛，导致送导管不顺畅或送管困难。先天性血管畸形、既往血栓形成史、曾经穿刺置管致血管损伤及瘢痕形成、肿瘤压迫该处血管、长期发疱性药物治疗等均可影响导管正常置入。

3. **患者体位因素·**患者取平卧位,穿刺侧上肢外展90°,常规需要患者予以体位配合,防止导管误入颈内静脉。但病情危重(意识障碍、经口插管呼吸机辅助通气、气管切开、血流动力学不稳定等)、四肢痉挛患者,因受到体位限制不能进行有效体位改变的配合。

4. **导管材质因素·**导管无导丝,导管硬度不够,不利于送管;部分导丝导管尖端相对不圆钝,易在导管进入腋静脉时出现送管送入困难;若导管导丝支撑力不足或尖端设计不圆钝(如开口长导管),可能导致送入困难。

### ■ 处理方法

#### (一)送导引导丝、插管鞘、导管困难或失败的预防

1. **充分评估·**置管前应评估输液史、血栓史、手术史、置管史,排除有胸腔肿瘤、锁骨下和/或颈下淋巴结肿大、血栓及置管史的一侧手臂进行置管,评估方法包括血管超声、胸部CT等方法。

2. **选择合适的靶静脉·**有条件者利用超声血管可视化技术进行靶静脉的选择,确保导管与血管直径的比例≤45%,血管粗直,血管内膜无毛糙、神经及静脉瓣;首选上臂中段的贵要静脉,此处血管内径较大、分支少,稳定性均优于其他区域。

3. **选择恰当的置管方式·**有条件者优选超声引导结合改良Seldinger技术置管结合腔内心电图(electrocardiograhy,ECG)技术定位,避免盲穿。超声引导不但可以术前评估血管情况,还可动态监测导管有无异位至颈内静脉。

4. **选择合适型号和材质的导管·**新生儿导管1.9Fr(直径0.63 mm),儿童导管3Fr(直径0.99 mm),成人导管单腔4Fr(直径1.44 mm)、双腔5Fr(直径1.7 mm)和三腔6Fr(直径2.1 mm)。建议选用有导丝支撑的聚氨酯材质导管。

5. 缓解患者紧张情绪

(1)术前教育,使患者了解成熟置管技术、置管过程、配合体位与方法的练习,以减少术中紧张引起的血管痉挛、配合不到位等情况。

(2)提供舒适环境:温度18~22℃,湿度50%~60%,避免患者过度暴露,保护患者隐私。

(3)采用放松技术,如播放舒缓音乐等。

(4)给予局部镇痛药物:在穿刺前予以0.1~0.2 mL的利多卡因做局部麻醉或穿刺前局部涂抹利多卡因软膏,减少穿刺时疼痛对血管的刺激。

6. **提高穿刺成功率·**评估血管条件,针对困难血管由经验丰富的静脉输液治疗专科护士或静脉输液治疗团队会诊后进行穿刺。超声引导下置管时应稳持探头,防止移位。根据血管深度调整扩皮深度、送鞘角度,对于血管深的患者,加大送鞘角度。沿导丝方向送鞘,送鞘时绷紧穿刺部位皮肤,出现送鞘困难,不应强行送鞘。

#### (二)送导引导丝、插管鞘或导管困难或失败的处理

1. **物理疗法缓解血管痉挛·**术中在患者置管侧手中握40~42℃暖水袋,或用温生理盐水边冲边置管,以缓解血管痉挛。

2. **前撤式配合呼吸运动法·**当导管头端到达锁骨下静脉中部时,超声探头按压颈内静脉起始部(或根部),再将导丝回撤3~5 cm,利用导管漂浮原理,吸气时送管,呼气时停顿,反复至送管成功,目的是防止异位至颈内静脉。

3. **提前撤出插管鞘送法** · 保证导管进入血管后,将插管鞘稍作外移后再进行送管,匀速送管1 cm/s,每插进2 cm暂停1 s,直至送管达预置长度。

4. **推液送管法** · 边推生理盐水边送管,可显著降低患者PICC送管难度。

5. **导丝替换送管法** · 用穿刺套中同型号的导丝替换导管内的导丝,增加管道硬度。但要注意穿刺导丝全长40 cm,短于PICC导管,要保留导丝外露,以防导丝全部进入导管无法取出。

6. **增加导管顺应性** · 聚氨酯材质的导管在恒温的血液中变软、顺应性增加需要时间,可适当延长处理时间。

7. **旋转式送管** · 先通过血管造影了解血管情况,后采用手臂外展将导管边旋转边送入。

8. **体位干预法**

(1)通过曲颈偏头加托肩胛骨挺胸法,可以达到夹闭颈内静脉,防止颈内静脉异位。

(2)采用耸肩法,协助患者耸肩提高肩峰8~10 cm,置管侧耳廓紧贴肩峰再送管,防止颈内静脉异位。

(3)导管置入至10~15 cm时,改坐位或半坐位的方法,防止颈内静脉异位。

(4)使用超声探头压迫同侧颈内静脉起始部达到关闭颈内静脉方法送管。防止压迫颈内静脉中段,以防压迫颈动脉窦,引起心搏骤停。

(5)患者送管困难时,采取外展置管上肢与身体纵轴角度>90°,身体侧向对侧,旋转手臂提高送管成功率。如遇极度消瘦、过度肥胖患者,警惕夹闭综合征引起的送管困难,在送管30 cm左右时出现送管困难(送管遇到阻力或送进后抽不到回血),将手臂外展改为内收<30°。

■ **处理流程**

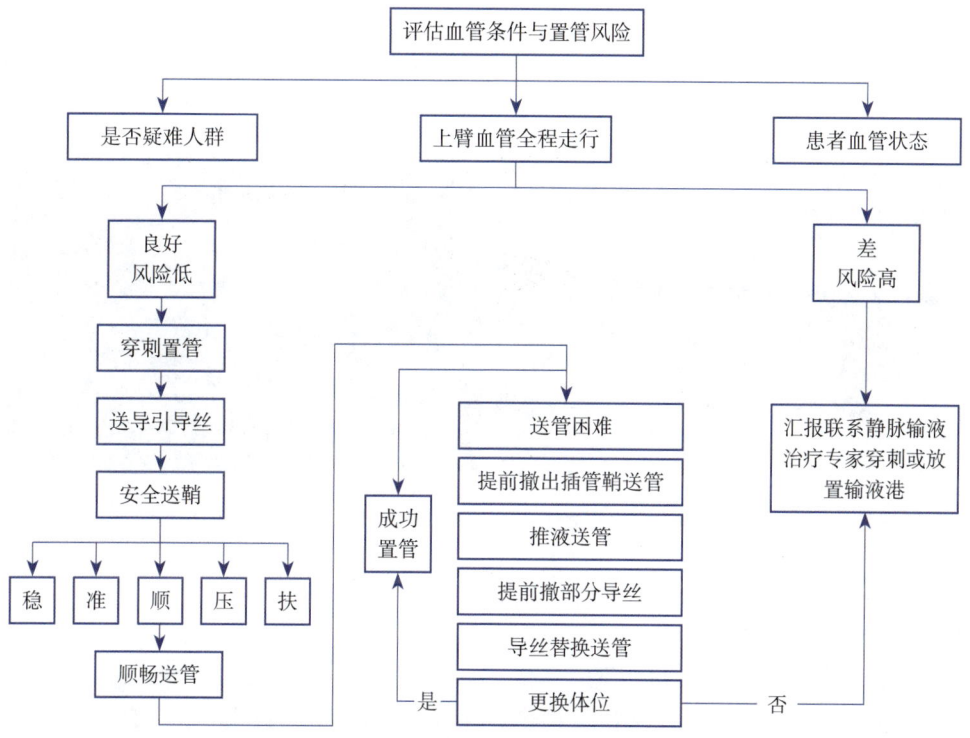

## 案例解析

# 案例一 PICC置管中送导丝困难

### （一）病例介绍

患者，女，56岁，3年前行右侧乳腺癌改良根治术，术后1个月经外周静脉行环磷酰胺+吡柔比星+氟尿嘧啶（CAF）方案化疗6个周期。化疗过程中未发生化疗药物外渗、静脉炎等情况，无肢体肿痛现象发生。化疗结束后按时随访。随访至术后3年，腹部超声提示肝内数个低回声肿块，综合评估发现患者出现转移灶，拟给予多西他赛+卡铂方案化疗。

静脉治疗专科护士在PICC置管操作术前评估患者情况，评估结果：患者预计治疗疗程为半年，化疗药物为发疱性药物。查体发现患者术侧肢体有轻度水肿3年余。患者因经济状况限制，暂不考虑完全植入式静脉输液港（totally implantable venous access port，TIVAP），简称输液港（PORT），拟行左侧上臂超声引导下留置PICC导管。遵医嘱对患者进行宣教，签知情同意书。

操作经过：采用超声在上臂距离肘横纹上方4～6 cm处评估血管（图1-1），发现贵要静脉直径6 mm，深度0.7 cm（图1-2）。穿刺针进入血管后回血顺畅，导丝初始送入顺利，但送至6 cm时出现送导丝困难，患者主诉疼痛。决定撤出导丝，导丝回撤困难，考虑可能的原因是血管痉挛，因此采取以下措施：与患者聊天，消除紧张情绪；嘱患者做握拳、松拳动作；局部热敷。10分钟后撤出导丝，重新选择血管。穿刺点上方（近心端）贵要静脉、肱静脉血管直径均为4 mm，管壁边界不清晰。第二次尝试选择贵要静脉穿刺，穿刺时感觉针尖很难突破血管壁进入血管，故加大力度进行穿刺后有回血但不是很顺畅，尝试送导丝，依然出现送管困难，患者主诉疼痛，采用超声探查发现导丝亮点不在血管内。考虑穿刺力度过大，穿刺针突破血管下方外膜，穿透血管。更换穿刺针，第三次尝试选择肱静脉穿刺，回血顺畅确定针尖在血管内，但是送导丝依然失败。

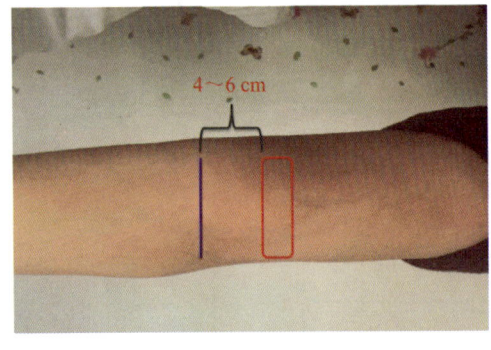

图1-1 肘横纹上方4～6处评估血管　　图1-2 穿刺选择的贵要静脉

### （二）分析、处理与转归

- 为什么会发生送导丝困难

贵要静脉走行至上臂中段时血管突然变细，甚至消失。

原因：① 可能患者先天血管畸形，贵要静脉、肱静脉在上行过程中某一段变细。② 患者在3年前曾行CAF方案化疗6个周期,但患者主诉没有静脉炎的表现。会诊后发现患者中断的血管直径明显变细甚至消失。考虑该患者化疗药物多次经外周静脉输注,对血管造成了不可逆的损害。

- 第二次选择贵要静脉为什么会发生送导丝困难

用力过猛穿刺针已穿透血管,针尖不在血管内导致送管困难。

原因:穿刺针反复使用导致针尖变钝,不锋利。穿刺时,操作者力度较难掌控,用力过猛。同时患者血管直径偏小,很容易导致针尖斜面有部分或全部在血管外。该患者有回血但不是很顺畅,属于针尖斜面部分在血管外的情况。送导丝时,导丝易穿出血管外。患者主诉疼痛,采用超声检查也发现导丝亮点不在血管内,说明穿刺针已穿透血管。

- 为什么更换肱静脉后还是发生送导丝困难

更换血管重新置管后仍然发生了送管困难,通过超声发现,该患者上臂中段的血管:贵要静脉、肱静脉、头静脉均突然变细,直径小于2 mm。

原因:患者的既往病史记录中提示右侧乳腺癌改良根治术后曾经通过外周静脉进行6周环磷酰胺+吡柔比星+氟尿嘧啶化疗方案。化疗药物的刺激可引起局部血管发生痉挛及通透性增强,使血液成分与药液渗出,损伤血管及周围组织等,并发生静脉炎。肿瘤化疗药物可影响脱氧核糖核酸、蛋白质的合成,刺激静脉血管,损伤血管内皮,导致外周血管变细。

- 措施与结局

立即启动静脉输液治疗专家会诊,邀请其现场指导。静脉输液治疗专家对患者的上臂进行全面的评估,发现患者上臂下1/3贵要静脉、肱静脉血管直径尚可,中段变得非常细差,上段血管直径均大于10 mm。

结论:建议选择上臂上段血管进行PICC置管。

结局:在静脉输液治疗专家的现场指导下,置管顺利,患者也顺利完成整个疗程的治疗,无并发症发生。

### (三)思考与启发

护士应该根据药物特性为患者选择合适的静脉给药途径。美国《输液治疗实践标准》指出,专业护士应该根据治疗处方或治疗方案、预期治疗的时间、血管特征、患者年龄、并发症、输液治疗史、对血管通路装置位置的偏好、医疗机构可及的护理能力和资源等,来选择适宜患者的血管通路装置类型。该患者的治疗方案中有发疱性药物、间歇化疗治疗预期超过3个月,因此应采用中心静脉血管通路装置(central venous access devices,CVAD)完成治疗。该患者3年前行CAF方案化疗6个周期,方案中有发疱性药物吡柔比星,采用外周静脉输注,导致患者上臂静脉变细。在后期PICC置管前应考虑到这一特殊的用药史,并对上臂全程血管进行评估,以选择最佳的穿刺部位。

## 案例二 PICC置管中送鞘困难

### (一)病例介绍

患者,女,73岁,直肠癌术后、纳差7天入院。患者4年前行直肠癌切除术,术后行2次介入

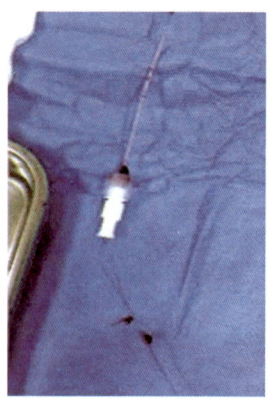 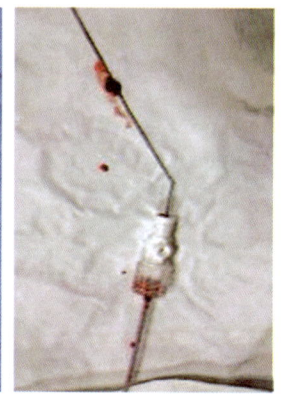

图1-3 导引导丝头端弯折

治疗,患者长期反复住院,且血管条件较差,因外周静脉置管穿刺困难,入院第2天经左上肢贵要静脉置入PICC导管。

操作经过:完善术前各项准备工作及评估,护士向患者解释操作的目的、注意事项及操作中可能发生的并发症,患者签署知情同意书。采用改良Seldinger技术在超声引导下选择左上肢贵要静脉穿刺置入4Fr PICC导管,当穿刺导引导丝送入约25 cm(1/2长度)时,感到有阻力,抬高肢体后,导丝成功送入,但是在置入插管鞘时感觉送鞘困难,鞘体只送入了大约2/3长度,休息片刻还是不能顺利送鞘,立即请示静脉输液治疗专家,经各项评估后撤出插管鞘及导丝,未见血液流出,退出导丝时发现导丝头端打折,置管失败(图1-3)。

### (二)分析、处理与转归

- **送鞘困难时,静脉治疗专科护士应如何操作**

由经验丰富、操作熟练的静脉治疗专科护士负责置管,动作轻柔,穿刺针以15°~30°角进行静脉穿刺;见回血,减小穿刺角度,推进1~2 mm,扩皮时切口不能过浅、过小,一般为0.3~0.4 cm(图1-4)。尽量一次到位,避免扩皮不全使插管鞘置入难度增加。

- **送鞘困难的患者应如何评估血管**

直视判断血管走行困难时,可借助超声来选择合适的穿刺静脉。对患者的血管条件进行评估,一般选择无静脉瓣、分支少、弹性好、粗直的静脉,优先选择贵要静脉(图1-5)。

- **如何选择正确的送鞘手法**

规范送鞘手法,专业护士沿导丝方向送入插管鞘,即顺着导丝方向与皮肤呈一定角度,平行送入(图1-6)。具体步骤为:左手绷紧皮肤,右手示指与拇指捏住鞘的前端,当送鞘阻力骤增时需立即超声定位。短距离逐段轻柔推送,切忌暴力送鞘,避免插管鞘尖端变粗糙或弯曲而对血管和组织造成损伤。最后,逆时针旋松鞘尾部的白色回血帽,将导丝和插管鞘内芯一并撤出,左手轻压插管鞘上方静脉止血,防止血液从开放的外鞘中流出,保留外鞘在血管里。

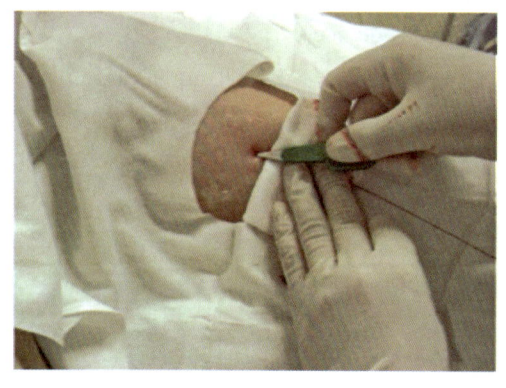

图1-4 扩皮的角度及深度

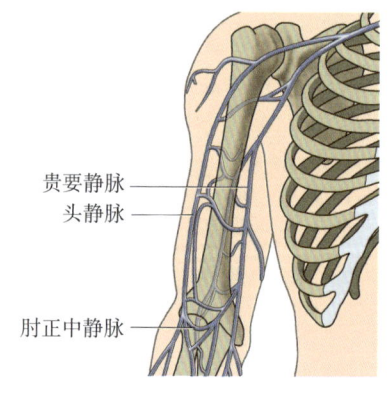

图1-5 PICC置管静脉的选择

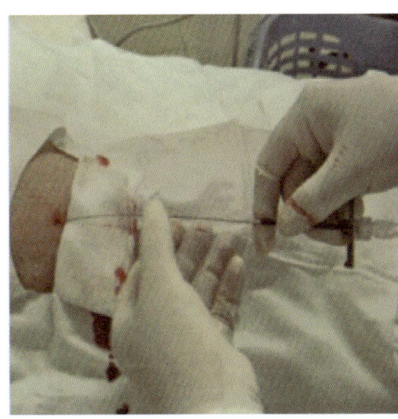 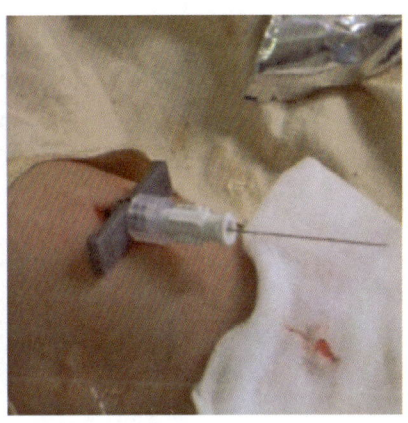

图1-6　顺着导引导丝方向送入插管鞘

- 送鞘不当的不良后果

（1）局部出血：操作者可能为了方便送鞘，尖刀切开皮肤过大，退出插管鞘内芯与导丝时，未进行近心端静脉的按压（图1-7）。

（2）撤出插管鞘内芯及导丝困难：强行送插管鞘，导致导丝弯曲，在撤出插管鞘内芯及导丝时不易拔出（图1-8）。

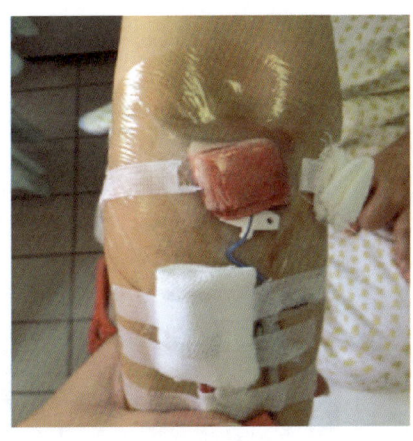 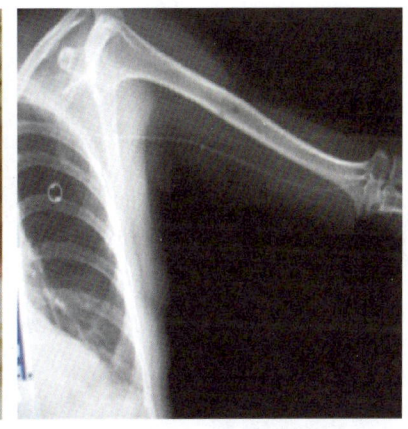

图1-7　局部出血　　　　图1-8　导丝弯曲不易

（3）刺破动脉：上臂的静脉分为浅层静脉和深层静脉，浅层静脉包括贵要静脉、肘正中静脉和头静脉；深层静脉包括肱静脉和腋静脉。浅层静脉和肱静脉汇入腋静脉，最终汇入锁骨下静脉。肘正中静脉显露较好，直视下可看到。通常从头静脉斜向上向内，与贵要静脉相连接，吻合呈N形（图1-9）；或由前臂正中静脉至肘前区分为头正中静脉和贵要正中静脉，呈Y形（图1-10），分别汇入头静脉和贵要静脉。其优点在于固定好，不易滑动，容易看到和触及，是较合适的穿刺血管。但肘正中静脉、肱静脉均伴行肱动脉，且间距仅为10～15mm，送鞘时需要额外小心以避免穿破肱动脉。

（4）机械性静脉炎：穿刺置管过程中插管鞘和导管对血管内膜或静脉瓣的刺激引起的炎症反应（图1-11）。

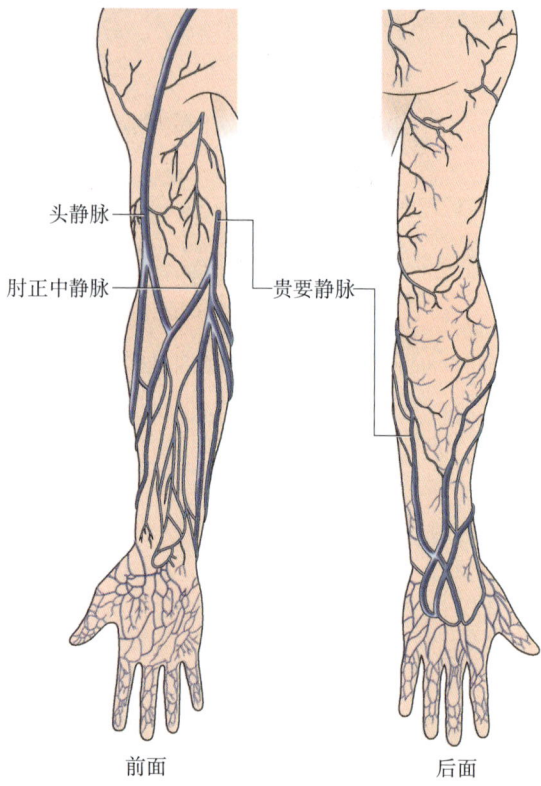

前面　　　　　　　后面

图1-9　N形

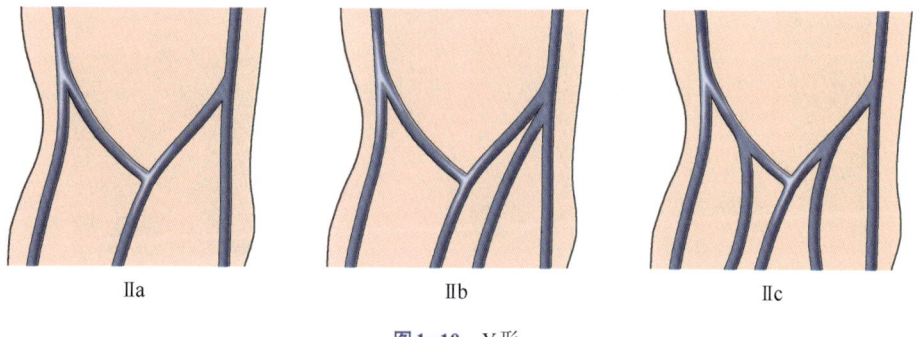

Ⅱa　　　　　　　Ⅱb　　　　　　　Ⅱc

图1-10　Y形

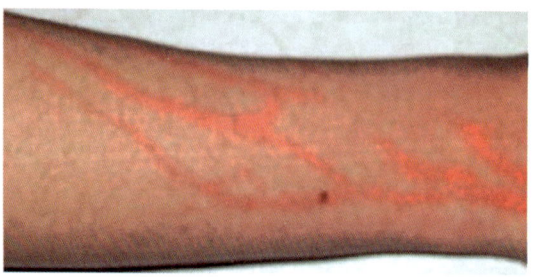

图1-11　机械性静脉炎

（5）静脉血栓：快速置管损伤内膜导致静脉血液流速下降，易形成静脉血栓，常见于直径小的静脉（图1-12）。

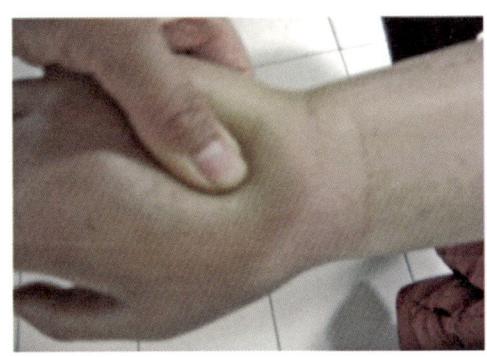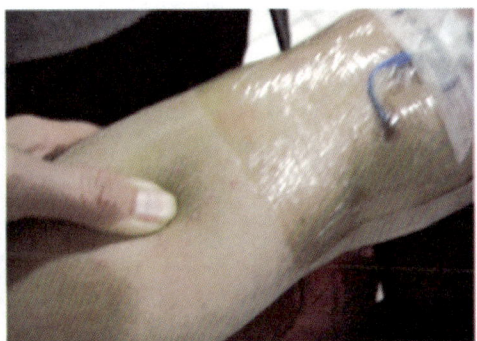

图1-12　静脉血栓

- 措施与结局

经静脉输液治疗专家会诊，重新更换置管套件，进行二次置管成功，患者无不适反应，顺利完成化疗。

### （三）思考与启发

PICC置管中送鞘困难是一个需要引起关注的问题。为了解决这一问题，我们需要从多个方面进行思考和启发，包括血管解剖变异、血流动力学改变、既往置管史、操作技术问题和患者心理因素等。在此基础上，我们可以采取相应的措施来降低送鞘困难的风险，提高PICC置管的成功率。同时，我们也应该加强临床实践中的经验交流和技术培训，以不断提升操作者的技术水平。

## 案例三　PICC置管中送导管受阻后方案调整

### （一）病例介绍

患者，女，37岁，患者因车祸致多发伤、失血性休克，急诊在全麻下行右下肢清创探查+腘动脉血栓切除吻合+外固定支架术、左下肢筋膜综合征减张+腘窝血管探查术，术中留置右侧颈内静脉单腔导管。患者于2周后转入烧创伤病房，拔除颈内静脉置管，遵医嘱留置PICC导管。

患者有右颈内静脉中心静脉导管（central venous catheter，CVC）置管史，PICC置管前血检验异常结果见表1-1：白细胞、血小板、D-二聚体、葡萄糖均偏高，白蛋白、血红蛋白、血钾、凝血酶原时间均偏低。

操作过程：操作者采用改良Seldinger技术选择右上肢肘正中静脉穿刺置入4Fr三向瓣膜PICC导管。采用24G留置针穿刺后置入导丝；利多卡因局部麻醉，扩皮，置入插管鞘。送管时出现以下问题。

表1-1 患者的异常检验值

| 项 目 名 称 | 检 验 值 |
|---|---|
| 白细胞计数（$\times 10^9$/L） | 13.19 |
| 血红蛋白（g/L） | 89 |
| 血小板计数（$\times 10^9$/L） | 389 |
| 凝血酶原时间（秒） | 15.5 |
| D-二聚体（μg/mL） | 2.45 |
| 血钾（mmol/L） | 3.4 |
| 葡萄糖（mmol/L） | 10.9 |
| 白蛋白（g/L） | 33 |

（1）送管至25 cm时有明显阻力，退出导管，重新置入导丝，通畅，再次置入导管，至15 cm处送管再次受阻；再次退出导管，重新送入导管至10 cm开始边送导管边用生理盐水冲管，再次遇到同上问题；请静脉输液治疗专家会诊并安慰患者。

（2）经会诊处理，顺利送管至预测量长度。术后胸部X线片示PICC导管头端位于右侧第9后肋上缘水平（图1-13）。

（3）置管过深，经影像学测量，外退PICC导管2 cm，至第8后肋水平。

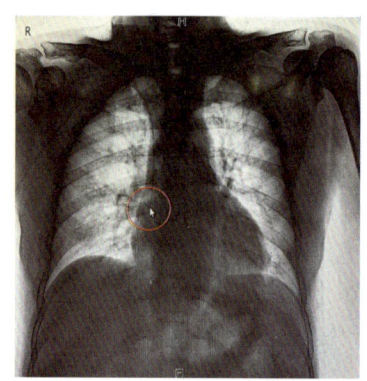

图1-13　PICC置管后胸部X线定位片

### （二）分析、处理与转归

- 该患者为什么会出现送管困难？送管过程中，有哪些原因易导致送管困难

该患者出现送管困难的原因主要有：①患者极度消瘦皮肤松弛，送导管时，血管容易弯曲而发生送管困难；②患者在积极治疗期间，反复多次留置外周静脉导管予以输血、补液、抗休克、手术等对症治疗，存在周围血管受损的情况；③选择患者的肘正中静脉穿刺，其送管难度约高于贵要静脉送管；④送管过程中患者血管发生痉挛；⑤操作者经验不足，对血管评估不全面。

- 措施与结局

立即请静脉输液治疗专家会诊。确认导管在血管内，送入导管至15 cm左右，边送管边拔出插管鞘，同时由另一名专业护士用生理盐水冲管，退出导管内导丝约3 cm（利用导管漂浮原理），再行送管，顺利送至预测量长度。

结论：摄片定位后，调整导管尖端位置，最终顺利置管。

结局：患者因送管困难导致多次送管，易引发机械性静脉炎。在进行置管后做好常规护理，严密观察患者有无穿刺侧手臂肿胀、疼痛、条索状物形成等症状和体征，该患者在置管后未发生静脉炎、导管堵塞等并发症，顺利完成治疗。

### (三)思考与启发

PICC置管中送导管受阻是一个需要引起关注的问题。为了解决这一问题,我们需要从多个方面进行思考和启发,包括血管条件、导管材料和设计、操作技术、患者因素等。在此基础上,我们可以采取相应的措施来降低送导管受阻的风险,提高PICC置管的成功率。

## 案例四 PICC导管置入困难导致血管内反折

### (一)病例介绍

患者,女,31岁,诊断为非霍奇金淋巴瘤。患者因胸前区不适29天,加重伴夜间不能平卧4天,门诊拟以纵隔肿瘤收入院,全麻下行纵隔肿物切除术,术后病理提示弥漫性B细胞淋巴瘤。完善各项检查拟行R-CHOP方案化疗(第1天静脉输注利妥昔单抗600 mg、环磷酰胺1.2 g、多柔比星脂质体40 mg、长春地辛4 mg,连续口服5天泼尼松100 mg)。遵医嘱置入PICC耐高压型单腔管,选择左侧肘上贵要静脉,置管20 cm时送管困难,回退导管后,调整上肢位置置入导管,胸部X线片示导管左侧锁骨下静脉反折,位于左侧锁骨下静脉(图1-14)。CT报告提示,前纵隔占位,左上纵隔见软组织密度影,较大截面约9.0 cm×7.8 cm(图1-15)。

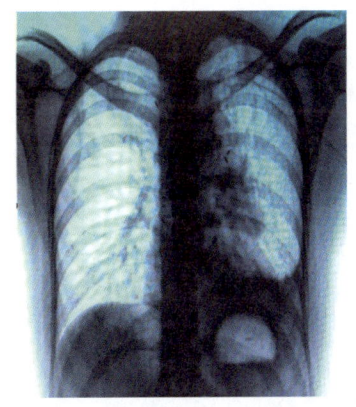
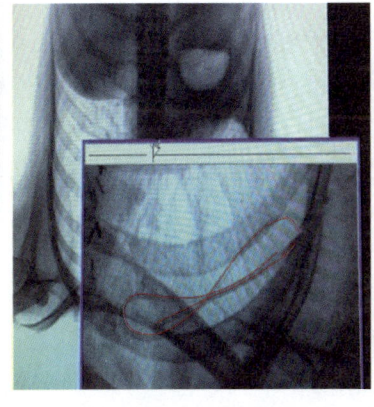
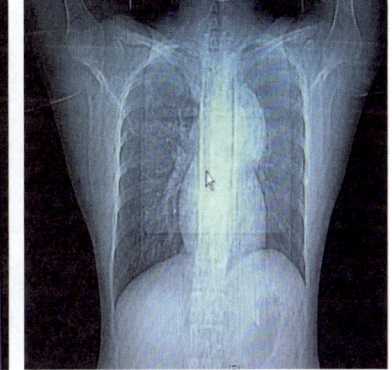

图1-14 置管后胸部X线片示导管头端反折　　　　图1-15 置管后CT示前纵隔占位

### (二)分析、处理与转归

- **该患者为什么会发生导管头端反折**

导管头端反折的发生可能与操作技术、患者自身情况及评估不当有关。技术操作上,撤导丝过多且送管速度过快易导致此情况;锁骨下静脉狭窄、纵隔淋巴结肿大压迫上腔静脉等情况也可能增加其风险;置管前对患者评估不到位,置管时机及部位选择不当也是重要原因。选择PICC置管部位时,需要考虑以下情况:在预定置管部位有放射治疗史、静脉血栓形成史、外伤史、血管手术史、乳腺癌根治术后患侧上肢静脉、肿瘤压迫、置管途径有无感染源或损伤、静脉狭窄或闭塞、已知或怀疑患者对导管成分过敏等。其中,肿瘤压迫容易被忽视,本案例中专业护士因未了解该病史,导致置管后发现导管头端打结。

- **措施与结局**

患者二次胸部X线片显示导管尖端反折,且角度较前缩小(图1-16)。静脉输液治疗专家会诊后,决定拔除导管,在数字减影血管造影(digital subtraction angiography,DSA)下拔除导管,导管尖端完全打结(图1-17)。

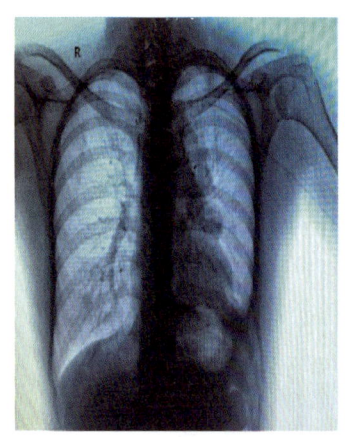
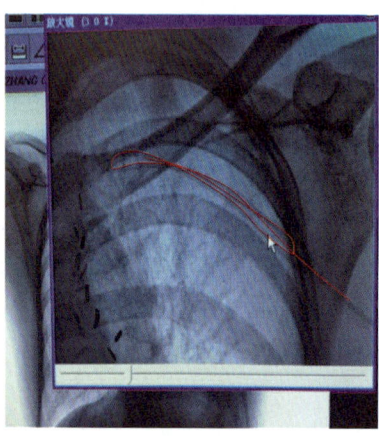
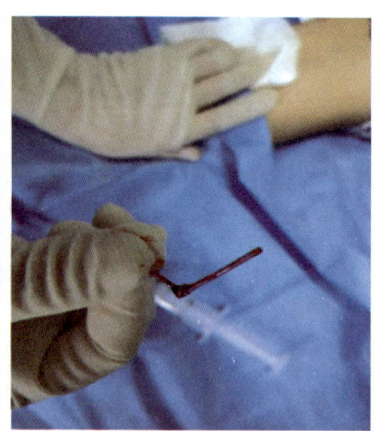

图1-16　导管头端反折,且角度较前缩小　　　图1-17　拔除导管后发现导管头端打结

### (三)思考与启发

为了减少PICC导管置入困难和血管内打结的风险,建议在置管前对患者进行全面的评估,选择适合的导管和置管技术,并确保操作过程中的技术和经验达到最佳水平。同时,对于已经出现PICC导管置入困难和血管内打结的患者,应及时采取相应的治疗措施,多学科联合会诊(multi-disciplinary treatment,MDT),请专业医生在DSA下调整。

- **知识拓展**

- 安全送鞘的"五字口诀"

(1)稳:导丝稳妥地处于静脉内。
(2)准:刀片扩张皮肤一步到位。
(3)顺:绷皮后小角度顺力送鞘。
(4)压:退芯前按压止血力度好。
(5)扶:退导丝扶稳以免鞘出来。

- PICC穿刺部位的选择

临床推荐使用肘上ZIM区域穿刺法(图1-18)。ZIM分区法推荐穿刺区域优选绿色区域,次选黄色区域,避免选择红色区域。如图1-18所示,患者上臂全长为21 cm,将其分为三个7 cm的区域,分别为红色、绿色和黄色。理想的贵要静脉图像在内侧上髁的12 cm处,为最佳穿刺部位。

(1)红色区域:静脉变化较多,表浅及不稳定,此处表浅静脉的路径较倾斜。选择此区域,在置管中或置管后都将带来更高的并发症风险,并且血流缓慢也会带来更高的血栓风险;同时肘部的活动可能会影响敷料的固定;还可能形成肘三角瘀斑,大多发生在多次尝试

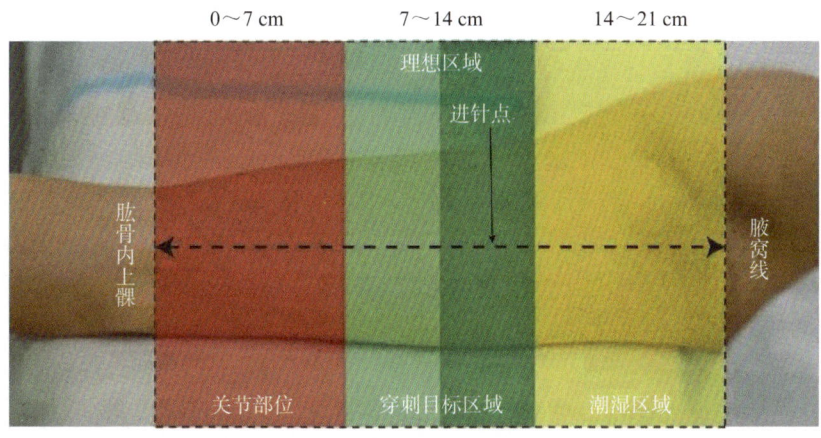

图 1-18　ZIM 区域穿刺法

穿刺及置管后上臂的屈肘活动。肘部弯曲会造成组织、肌肉对静脉内导管的挤压,造成导管的移位、断裂、渗血、渗液。因此,在超声下置管时,专业护士应尽可能避免选择红色区域进行置管。

（2）绿色区域：相比红色区域,此处的贵要静脉和肱静脉更粗大。贵要静脉进入绿色区域后,进入上臂中部的筋膜层内。筋膜层提供一个更佳的穿刺部位,因为它更好地包裹肌肉和血管,提供更好的组织张力及固定性。而选择肱静脉可能误伤肱动脉和正中神经。相比黄色区域,此区域的皮肤表面毛发更少,湿度更低。在此区域,上臂活动不会直接对穿刺点和导管造成挤压,对敷料的固定影响更小,从而减少并发症的发生。

（3）黄色区域：相对于其他两个区域,此区域更靠近腋窝,皮肤相对潮湿和毛发较多,从而使细菌更容易定植,敷料更容易松脱。同时,肩部的活动会造成肌肉和组织对血管、导管和敷料的挤压。选择此区域置管,后期维护时,专业护士需要特别注意敷料的松脱及感染的征象。

## 第二节·特殊皮肤置管

在临床中,特殊皮肤患者的 PICC 置管中选择合适的穿刺入口是临床护士的一大难题。这类患者可能存在烧伤后瘢痕皮肤、烧伤后移植皮肤、血液透析导致的皮肤改变、皮肤组织松弛等问题,这些因素都增加了置管的难度。

■ **基本概念**

1. **烧伤后瘢痕皮肤**·烧伤瘢痕是由高温、化学物质、电或受到强的热辐射引起的组织损伤后的产物。多数患者为深度烧伤,以皮肤、肌肉及骨骼的持久性损伤为主要临床表现,患者在后续恢复过程中会出现瘢痕组织,并导致增生性瘢痕的出现,严重者导致畸形的发生。烧伤后瘢痕皮肤不是单纯烧伤皮肤,瘢痕皮肤是创伤后必然修复的产物,是结缔组织异常增生。烧伤后瘢痕皮肤面积大,范围广,痛苦重,影响严重。瘢痕以增生性瘢痕为主,大范围高出皮面,有红、肿、痛、痒的表现。瘢痕皮肤血管选择困难,进针、送鞘难度大,操作空间局限性大,因此大大增加了穿刺难度。

2. **烧伤后移植皮肤**·对于深度烧伤患者而言,通常需要去除烧伤的皮肤并代之以皮肤移植物。皮肤移植物的来源往往是患者自己的健康皮肤,将皮肤的表层与适当真皮层移植到处理好的创面上,能够与周围组织较好贴合。移植皮肤表皮脆弱,不宜加压暴露血管;且血管损伤会与结缔组织粘连,凝血-抗凝系统的平衡遭破坏,创面丢失大量的体液、血液,极易形成血栓,可发生穿刺困难及送管困难。

3. **长期血液透析患者皮肤**·皮肤损害是长期维持性血液透析患者常见的并发症之一,主要皮肤损害包括瘙痒、干燥、色素沉着、皮肤感染、皮下出血等症状。皮肤瘙痒、色素沉着等增加了静脉通路穿刺部位选择的难度。

4. **皮肤及皮下组织松弛**·脂肪和肌肉是皮肤最大的支撑力,有些患者由于年老、恶病质、多发伤、消化系统疾病(如克罗恩病)、代谢紊乱、营养失调等造成皮下脂肪流失、肌肉松弛而使皮肤松弛下垂,这类患者上臂血管移位、滑动度大,血管细、定位穿刺困难。

■ **原因分析**

**(一)烧伤后瘢痕皮肤穿刺难**

1. **操作者对探头握持不稳**·由于烧伤瘢痕处皮肤凹凸不平,超声探头不能与皮肤贴合,皮肤涂耦合剂后光滑,探头不易固定。

2. **目标血管选择困难**·大面积烧伤早期瘢痕患者由于烧伤面积大,正常皮肤过少,且早期病情危重,常进行创面封闭治疗,待病情稳定后,全身瘢痕增多,血管萎缩,扎止血带后经肉眼及手指触摸来寻找符合置管要求的血管非常困难,且通过血管超声选择到符合PICC置管需求的血管也较难。

3. **进针、送鞘困难**·烧伤后形成的瘢痕和正常皮肤不同,形成过程是皮肤创面愈合的炎症性过程,会形成结构、神经、血管交错纵横的病理组织,皮肤韧性难以预先评估,进针阻力大,进针角度增加进针难度。增生性瘢痕中成纤维细胞来源的生长因子会促进胶原的大量沉积,从而导致血管的硬化变形,扩皮困难时,易导致送鞘失败。

4. **操作体位、环境局限**·PICC置管时需要建立最大化无菌屏障,由于患者的手臂不能自行外展,需要人员的协助选择合适的体位,建立更大的无菌屏障。烧伤早期患者需卧翻身床/悬浮床治疗,床身狭窄,无穿刺的操作台面,需另行在床旁搭建无菌操作台面。

**(二)烧伤移植皮肤穿刺难**

1. **血管充盈度欠佳,穿刺困难**·大面积创面暴露、体液丢失、机体高分解代谢等原因,造成患者循环容量欠佳,血管塌陷,穿刺困难。

2. 有血栓的风险·患者烧伤后,血管损伤会与结缔组织粘连,且体内的凝血-抗凝系统平衡遭破坏,创面丢失大量的体液、血液,造成患者高凝状态,易形成血栓,增加风险。

3. 存在导管尖端异位的可能·烧伤导致血管形态的改变,易使导管尖端反折或异位。患者烧伤部位不同,会出现不同程度的功能障碍,若颈部有创面,不能转头;或有气管切开限制转头,也不能借助外力压迫颈内静脉,会导致送导管时异位到颈内静脉。若四肢挛缩、变形,导致上臂不能外展,易发生异位。

4. 创面渗出,增加穿刺和固定难度·新移植皮肤创面渗出较多,使操作者不宜固定超声探头,且穿刺后创面固定导管困难。

(三) 血液透析患者穿刺难

1. 色素沉着影响血管识别·血液透析患者交感神经过度激活,促进肾上腺髓质分泌肾上腺素和去甲肾上腺素,正反馈作用于垂体,促进黑色素的释放。促黑素可以活化酪氨酸酶,增强酪氨酸酶活性,黑素细胞在酪氨酸酶的作用下向角质输送黑素颗粒,酪氨酸酶活性越强,产生的黑色素就会越多,从而使皮肤黑色素沉积,颜色变暗。变黑变暗的皮肤使血管不易被识别,增加穿刺难度。

2. 血管弹性改变·长期血液透析会使血管发生钙化,血管弹性、脆性增加。同时,反复的内瘘穿刺导致静脉壁破坏,血管弹性消失,血管壁变薄。操作者穿刺时角度控制不好,易刺破血管,增加穿刺难度。

3. 血管管腔改变·血液透析患者动静脉瘘反复定点穿刺,可引起血管壁纤维化,弹性减弱,硬结、瘢痕形成,管腔狭窄。

(四) 皮肤及皮下组织松弛患者穿刺难

1. 血管活动度大、不易固定·患者由于年老或代谢紊乱、恶病质、营养失调使皮下脂肪组织丢失,使其形成有蒂的悬吊,因重力作用而下垂,血管由此失去周围组织的支持,故在皮下活动度较大,造成PICC置管定位和穿刺困难。

2. 皮肤和血管营养不良、韧性下降·松弛的皮肤韧性下降,在PICC穿刺置管时会导致进针卡顿,且由于长期的营养不良,血管弹性也受到影响,当穿刺针进入血管后,血管壁的回弹变慢,回血缓慢,不利于置管者的正确判断。

■ 处理方法

(一) 特殊皮肤置入困难的预防

1. 选用合适的导管·烧伤瘢痕患者优先选择肝素涂层深静脉导管,以减少血栓形成和保持通畅;高感染风险患者可考虑抗菌药物涂层导管;结痂患者推荐使用聚氨酯导管,而皮肤较薄、易损伤的患者可选硅胶导管。

2. 选择恰当的血管·首选静脉为贵要静脉,其管径粗,解剖结构直,静脉瓣少,位置较深;次选静脉为肘正中静脉;末选静脉为头静脉,其位置表浅,显露良好,管径细,有分支,静脉瓣相对较多,在进入锁骨下静脉时近乎直角,穿刺时避免直刺。

3. 患者体位的摆放·对于能够配合的患者,取平卧位,穿刺侧上肢外展90°,头偏向穿刺侧，下颌向下贴紧肩膀。有严重呼吸困难，不能平卧的患者，可取半卧位穿刺。当导管置入至肩关节时，改用坐位的方法，继续将导管置入预测的深度。对于大面积烧伤患者，操作者应在操作前根据实际情况合理布局，以便于操作。必要时，操作者需移位至患者的头端，手臂的外侧进行穿刺。

**4. 辅助穿刺工具的选择·**行血管静脉彩色多普勒超声检查（简称彩超），排查畸形，查看血管走向。

### （二）特殊皮肤置入困难的处理

（1）置管时，利用超声技术达到血管可视化，提高穿刺成功率，同时利用ECG实时识别CVAD尖端位置。

（2）大面积烧伤植皮血容量不足的患者，若扎止血带处无法避开创面，扎得太紧会对止血带以下的创面造成损伤及短暂的缺血，不利于伤口的生长。故止血带不能扎得太紧，使血管略有充盈即可。

（3）置入困难者，可在DSA直视下置管。

（4）对于年龄大、上臂皮肤松弛的患者，穿刺前在穿刺侧上臂下垫小枕，穿刺时助手依托骨性结构，将血管相对固定在肱骨上。

■ **处理流程**

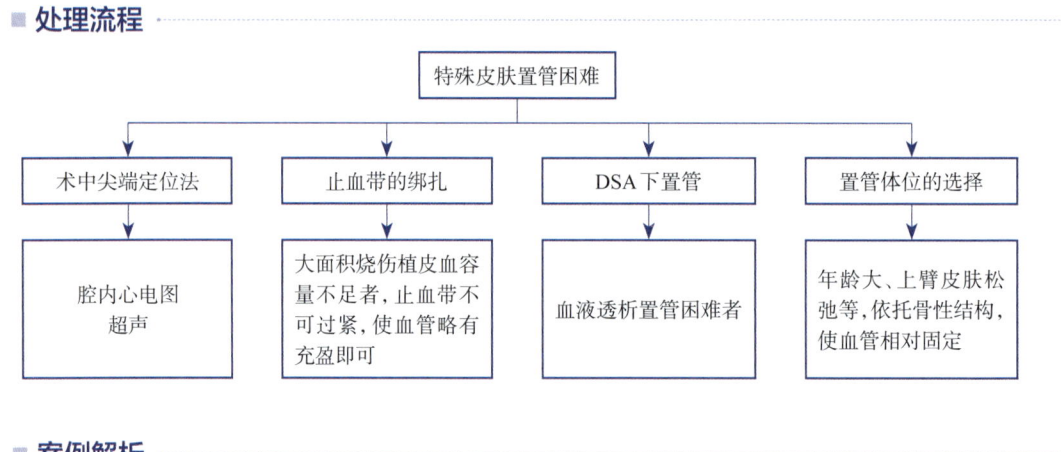

■ **案例解析**

## 案例一  烧伤瘢痕上置PICC导管

### （一）病例介绍

患者，男，38岁，烧伤后全身多处瘢痕增生挛缩、左上下肢截肢8年，拟行颈部瘢痕松解植皮术收入烧创伤病区，考虑患者的静脉条件及手术、治疗需求，入院2天后遵医嘱留置PICC导管。患者大面积烧伤后瘢痕增生挛缩，仅可经右上肢进行PICC置管，置管侧手臂瘢痕增生明显，静脉治疗专科护士在超声评估置管侧血管后，拟实施超声引导下行改良Seldinger穿刺PICC导管置入术。

静脉治疗专科护士从患者一般情况、疾病种类、治疗方案、既往病史及实验室检查五个维度评估PICC置管风险，应用温哥华瘢痕量表（Vancouver scar scale，VSS）评估患者皮肤瘢痕的严重程度。患者有多次CVC置管史，手术前血检验的异常结果为葡萄糖偏高（7.1 mmol/L）、凝血酶原时间偏长（14.9 s），患者置管侧手臂瘢痕挛缩畸形，高出表皮1～3 mm，质硬，故初步评估为困难PICC置管。与患者及家属进行置管前充分谈话并签署知情同意书。

操作经过：操作者采用超声引导下行改良Seldinger技术，选择右上肢贵要静脉穿刺置入4Fr三向瓣膜PICC导管。穿刺前，超声评估局部血管情况，于肘下3 cm处探查至一长约1 cm、直径0.40 cm、深度0.55 cm的较直贵要静脉（图1-19），因瘢痕牵拉限制，患者右肩关节外展仅为19°，且不能外旋（图1-20）。穿刺成功后，由助手送入导丝，局麻、扩皮，送入插管鞘受阻且插管鞘弯曲、尖端开裂，扩张器无法进入血管，联系外科医生急会诊，在外科医生、静脉输液治疗专家的联合操作下，将PICC导管成功送至预测长度，采用超声探查右颈内静脉发现无导管影。术后胸部X线片示PICC尖端位于右侧第7后肋水平。

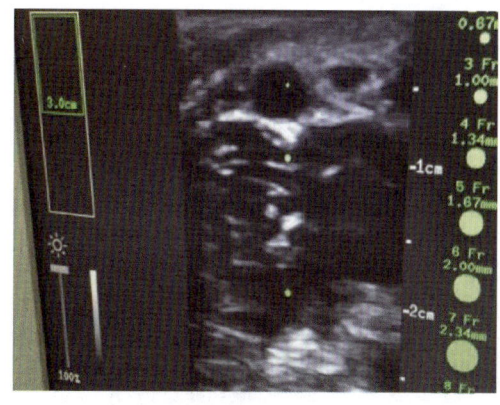
图1-19　置管前血管超声评估

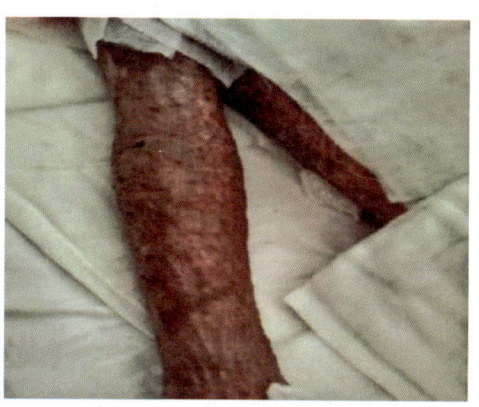
图1-20　肩关节外展情况

### （二）分析、处理与转归

- **瘢痕组织上穿刺需要注意什么**

在超声引导下评估贵要静脉位于皮下0.55 cm，使用21G穿刺针，在超声探视下进针，由于患者皮肤瘢痕增生，穿刺阻力大导致进针极其不易，皮肤表面凹凸不平，超声探头不易固定造成图像不稳，因此专业护士必须边旋转边进针。

- **如何克服置管过程中遇到的困难**

穿刺成功见回血后，压低穿刺针有阻力，见穿刺针弯曲，故直接由助手配合送入导丝顺利。常规局麻，扩皮，顺血管方向切开局部瘢痕皮肤0.5 cm，插管鞘置入受阻、鞘弯曲；扩张器尖端开裂，无法进入血管；更换插管鞘和扩张器，再次切开瘢痕皮肤至0.8 cm，扩张器及鞘均开裂，仍然无法进入血管（图1-21）；第二次更换插管鞘及扩张器，请外科医生会诊，穿刺点上方切开瘢痕皮肤约3 cm，无法暴露穿刺血管，插管鞘置入仍受阻；再次延长瘢痕皮肤切口至4 cm，血管钳撑开瘢痕组织，向深部切开瘢痕皮肤，直至暴露贵要静脉（图1-22），推进插管鞘，最终顺利送达血管（图1-23），退出导丝及扩张器。当缓慢送导管至20 cm时，撤出内导丝5 cm后，推送导管至30 cm。因患者腋窝瘢痕牵拉手臂与躯干成角＜30°，无法外展，颈部瘢痕牵制无法转头、低头，使用超声探头按压同侧的颈内静脉使颈内静脉闭合，导管继续送至预测量长度46 cm。

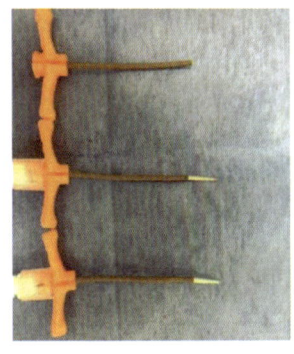 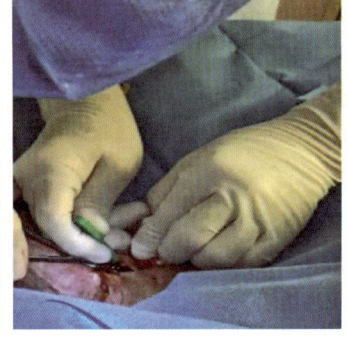 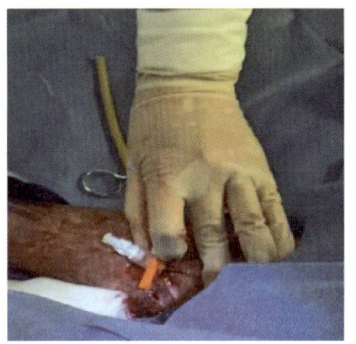

图1-21 插管鞘开裂、弯曲　　图1-22 切开瘢痕暴露血管　　图1-23 置入插管鞘

- 措施与结局

经静脉输液治疗专家与外科医生会诊，最终成功置入PICC导管。患者瘢痕增生，在护理导管时要严密观察，预防导管断裂、皮肤切口出血及延迟愈合、皮肤过敏、堵管等并发症的发生。该患者在导管留置术后1个月穿刺点处皮肤出现皮肤过敏反应（图1-24），静脉输液治疗专科护士应用洁肤霜外涂控制过敏、尿囊素维生素E乳膏外涂保湿，无菌纱布覆盖，绷带环形包扎处理（图1-25）。1周后，过敏反应好转（图1-26）。该患者顺利完成治疗，拔除PICC导管。

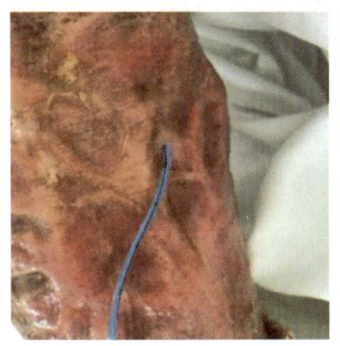 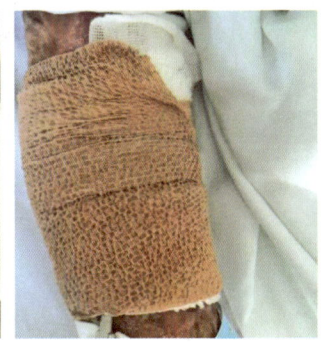 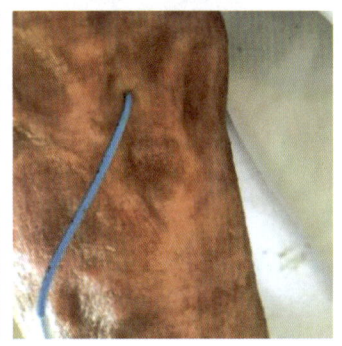

图1-24 皮肤出现过敏反应　　图1-25 外涂药物纱布绷带换药　　图1-26 过敏反应好转

（三）思考与启发

超声引导下的PICC穿刺，不仅降低大面积烧伤后瘢痕增生的患者重复穿刺率，还可提高穿刺成功率，对大面积烧伤伴瘢痕增生的患者具有较高的临床应用价值。置管前应对置管侧瘢痕进行充分评估，详细了解瘢痕的厚度、质地、颜色，以此进一步评估置管时是否需要请外科医生切开瘢痕组织，增加置管成功率。可以借助VSS进行瘢痕的评估。穿刺处瘢痕增生，易对PICC导管造成摩擦，所以应选择耐高压型导管，防止导管断裂。

## 案例二　烧伤移植皮肤上留置PICC导管

（一）病例介绍

患者，女，24岁，因火焰烧伤导致80%体表面积（total body surface area，TBSA）Ⅱ～Ⅲ度

烧伤,并合并中度吸入性损伤,烧伤后1小时急诊收治入烧伤ICU。查体示烧伤范围涉及颈部、前后躯干、双上肢、双侧大腿、双侧小腿、会阴部及臀部,除头面部及双侧小腿创面可见散在小水疱外,其余创面均呈苍白、质硬,皮下可见栓塞的血管网,双手血运差,皮温较低,毛细血管充盈不明显。患者因吸入性损伤入院后出现呼吸困难、低氧血症,经评估后于入院6小时内行紧急气管切开术,实施机械通气以维持气道通畅并改善氧合状况。因严重烧伤导致血管条件较差,患者左右股静脉交替行中心静脉导管(CVC)置管5次,平均留置时间仅2.5天,提示血管通路长期维持存在困难。入院第3天,患者在全麻下行头部取皮、双上肢切痂+烧伤创面微型皮移植术,入院第21天,因治疗需求,遵医嘱留置PICC导管。

静脉输液治疗专科护士针对患者一般情况、疾病种类、治疗方案、既往病史及检验检查等全面评估患者的置管风险。患者有反复CVC置管史,置管前血检验结果异常(表1-2):血糖、白细胞、血小板、凝血酶原时间、纤维蛋白原、血浆D-二聚体均升高,中性粒细胞偏高,白蛋白、血红蛋白、红细胞计数均偏低,故评估患者为PICC困难置管。

表1-2 患者的异常检验值

| 检 验 项 目 | 检 验 值 |
| --- | --- |
| 血糖(mmol/L) | 7.1 |
| 白蛋白(g/L) | 31 |
| 白细胞计数(×10$^9$/L) | 16.20 |
| 红细胞计数(×10$^{12}$/L) | 3.18 |
| 血红蛋白(g/L) | 95 |
| 血小板计数(×10$^9$/L) | 427 |
| 凝血酶原时间(秒) | 16.2 |
| 纤维蛋白原(g/L) | 6.01 |
| 血浆D-二聚体(μg/mL) | 1.31 |
| 中性粒细胞(×10$^9$/L) | 7.3 |

操作过程:操作者采用超声引导下改良Seldinger技术选择右上肢贵要静脉穿刺置入4Fr三向瓣膜PICC导管,穿刺过程送管顺畅。送至预测长度后,超声探查颈内静脉无导管影,生理盐水冲管,无水花状影像。术后胸部X线片示PICC导管尖端位于右侧第8后肋水平(图1-27)。

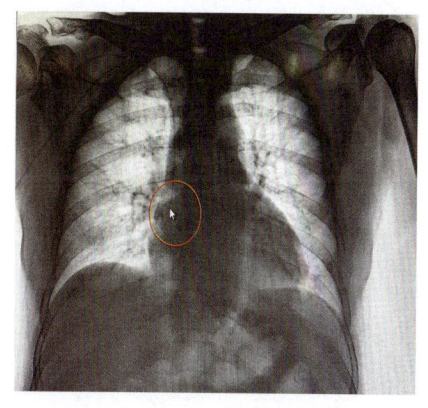

图1-27 PICC置管后胸部X线定位片

### (二)分析、处理与转归
- 如何避免导管异位至颈内静脉

导管极易异位至颈内静脉,主要原因为:① 颈部创面造成患者不能转头;② 气管切开限制转头;③ 不能借助外力压迫颈内静脉。

操作者可采取以下方法避免异位：① 操作前测量穿刺点至颈内静脉的长度，边送管边冲生理盐水至颈内静脉位置后，停止生理盐水的推注，将导管内导丝抽出5 cm，导管尖端利用重力顺着血流方向向下进入上腔静脉；② 使用超声探头按压同侧的颈内静脉，使颈内静脉闭合。

- **烧伤移植皮肤上留置PICC导管，应如何控制感染**

穿刺前必须评估穿刺点创面有无感染，穿刺必须在无感染的创面上进行，因创面可能存在大量定植菌，需采用一些无刺激抑菌消毒液。在创面上扎止血带时必须垫一块双层无菌纱布，止血带的松紧度一指为宜，不宜过紧，血管略有充盈即可，避免移植皮瓣再损伤与异位。穿刺时，治疗车与托盘拼接，扩大操作区域。操作者选择合适的穿刺站位，如站于患者的头端、手臂外侧进行穿刺，稳定操作手法，力争一次穿刺成功，减少对移植皮片的损害，使用碘伏纱布覆盖创面，为保持创面相对无菌宜使用无菌自黏绷带固定，每8小时更换敷料，观察穿刺点及创面的情况。

- **烧伤患者穿刺处皮肤消毒方法**

消毒前移除预置管附近的纱布敷料，充分暴露皮肤，使用2%葡萄糖酸氯己定（不含酒精）或碘伏进行皮肤消毒。创面或植皮术后愈合的皮肤先用生理盐水清洗后再消毒，消毒范围以穿刺点为中心直径20 cm，消毒3遍。

- **措施与结局**

因穿刺点有创面，不能使用常规的透明贴膜固定，使用无菌碘伏纱布覆盖，无菌自黏绷带固定，5天后发现导管滑出2 cm，与医生沟通后，因皮片生长良好，用蝶翼缝针固定，未再发生导管滑脱的现象。置管期间未发生导管相关性感染、血栓、导管脱出、堵管等并发症，顺利完成治疗。

### （三）思考与启发

对于烧伤患者来说，选择合适的PICC导管非常重要。特别是在烧伤面积较大、皮肤脆弱的情况下，需要谨慎选择PICC导管的尺寸和材质，以免引起进一步损伤。在留置PICC导管时，应考虑皮肤移植的部位。避免将PICC导管留置在刚刚移植的皮肤区域，以免影响伤口愈合和移植皮肤的成活率。在留置PICC导管的同时，需要加强皮肤护理工作。保持周围皮肤的清洁干燥，避免感染的发生，从而降低移植皮肤受到损害的风险。烧伤患者需要得到专业的护理团队的支持和关注，护士定期检查PICC导管的情况，确保通畅和安全，及时发现并处理并发症。总之，烧伤患者移植皮肤上留置PICC导管需要综合考虑患者的情况、护理措施和专业团队的配合，以确保导管的顺利置入和安全使用。

## 案例三　皮肤组织松弛患者建立PICC

### （一）病例介绍

患者，男，78岁，车祸后重伤，气管切开，呼吸机辅助呼吸。住院长达1年，左侧锁骨下行深静脉置管15天。患者因长期禁食，营养风险筛查2002（nutrition risk screening 2002，NRS2002）营养评分3分，身体质量指数（body mass index，BMI）17.5 kg/m$^2$，外周静脉条件极差，上臂皮肤极度松弛，超声探查静脉管腔细、充盈差、血管易滑动。

## (二)分析、处理与转归

### • 为什么皮肤松弛的患者会出现置管困难

脂肪和肌肉是皮肤最大的支撑力,有些患者由于年老或患病后代谢紊乱、营养失调等造成皮下脂肪流失、肌肉松弛而使皮肤松弛下垂,这类患者上臂血管移位、滑动度大,血管定位、穿刺困难。

### • 皮肤松弛的患者穿刺时,应如何进行操作

超声引导下PICC穿刺技术实施过程中,消毒铺巾前可在拟穿刺部位手臂下方垫一个方枕或一包纸巾,然后再铺无菌巾,以托举起松弛下垂的皮肤和肌肉,便于超声探头定位靶血管进行穿刺。或者由定位前助手站在患者穿刺侧的后上方,用手掌掌心托患者穿刺侧上臂,利用拇指和鱼际肌及其他4指指腹将松弛的皮肤绷紧,操作者左手将探头,从患者上臂内侧、向上慢慢移动,用探头压迫,可压扁、不见搏动的血管超声影像即为所选的目标穿刺血管,在看到自然状态下大于2.96 cm的目标静脉时做预穿刺点定位标记。穿刺操作时,助手戴无菌手套再次用上述绷紧皮肤法固定血管,穿刺者左手固定好探头,保持探头位置垂直立于皮肤以显示目标静脉,助手动态调整固定手的松紧度使血管达到最佳穿刺状态时穿刺,穿刺成功后送导丝。

### • 措施与结局

顺利置入PICC导管,X线摄片确定导管头端位于右侧第6~7后肋间。留置期间未发生异位、脱出等并发症。

## (三)思考与启发

上臂皮肤松弛的患者由于年老或代谢紊乱、营养失调使皮下脂肪组织丢失,使其形成有蒂的悬吊因重力作用而下垂,血管由此失去周围组织的支持,故在皮下活动度较大,造成常规超声引导下PICC置管定位和穿刺困难。因此,对于皮肤松弛的老年患者,置管前的评估尤其重要,一定要尽量选粗直、静脉瓣少的血管。全程需请助手协助绷皮,固定血管,在整个穿刺过程中保持稳定。穿刺者进针速度不宜快,注意观察超声显示血管情况。如血管有滑动,注意调整进针方向,确认穿刺针进入血管后稍停观察回血,确保回血正常后再继续操作。高龄患者皮下组织松弛,为减少穿刺点出血,扩皮时应采用纵切法,即操作者竖握扩皮刀,将刀背紧贴导丝,刀刃向上与皮肤垂直,然后将刀尖沿导丝进入皮肤,角度约20°。注意助手在整个过程中切勿突然松手,以防血管移位或穿刺针滑出血管。如果患者紧张或保持姿势时间太长,肌肉血管挛缩,送管遇到阻力,可适当抬高床头30°,减慢送管速度。调整手臂位置,按摩血管。分散患者注意力,舒张血管后再送管;如果仍有阻力,可以边推生理盐水边缓慢送管,不可强行送管。在送管过程中为避免导管异位,可在送内置导管到15 cm时,用超声探头找到颈内静脉的位置,用探头直接将其压闭静脉,避免导管异位。

### ■ 知识拓展

### • 温哥华瘢痕量表(Vancouver scar scale, VSS)评估患者瘢痕程度

VSS是目前国际上较为通用的瘢痕评定方法,该量表不需要借助特殊的设备,仅依靠测试者的肉眼观察,徒手触诊患者瘢痕,从色泽、厚度、血管分布和柔软度4个方面进行测定,具有操作简单、内容较全面的特点,在国外广泛应用于烧伤后增生性瘢痕的评估,详见表1-3。

表1-3 温哥华瘢痕量表

| 特 征 | 分 数 | 描 述 |
|---|---|---|
| 色 泽 | 0分<br>1分<br>2分<br>3分 | 瘢痕颜色与身体正常部位皮肤颜色近似<br>色泽较浅<br>混合色泽<br>色泽较深 |
| 血管分布 | 0分<br>1分<br>2分<br>3分 | 瘢痕红润程度与身体正常部位颜色近似<br>粉红色（血供略高）<br>红色（血供明显）<br>紫色（血供丰富） |
| 厚 度 | 0分<br>1分<br>2分<br>3分<br>4分 | 正常<br><1 mm<br>1～2 mm<br>2～4 mm<br>>4 mm |
| 柔软度 | 0分<br>1分<br>2分<br>3分<br>4分<br>5分 | 正常<br>柔软（在最少阻力下皮肤能变形）<br>柔顺（在压力下能变形）<br>质硬（不能变形，移动成块状，对压力有阻力）<br>弯曲（组织如绳状，瘢痕伸展时会退缩）<br>挛缩（瘢痕永久性短缩导致残疾与功能障碍） |

注意事项：① 色泽评估用透明质硬塑料板，按压瘢痕表面2秒以上，使其变苍白后观察，消除血供影响，然后与邻近正常皮肤对比；② 血管分布评估用透明质硬塑料板，按压瘢痕表面2秒以上，使其变苍白后再撤去，颜色恢复越深，越快，得分越高。若不能完全变白或已发现血管阻塞，血液再充盈缓慢，划归紫色类别；③ 柔软度评估应先把瘢痕置于最小张力位置，评估者用拇指、示指触摸瘢痕，判断其在外力下变形的难易情况；④ 量表总分15分，评分越高表示瘢痕越严重

- 超声评估血管静脉瓣、神经的方法

超声对血管的辨认和评估：超声探查可对上臂动脉、静脉进行辨认和评估，超声检查可清晰显示上臂血管的特征、走向、内径及其毗邻关系。贵要静脉在超声下显示为单个、圆形，通常无动脉伴行。肱静脉在超声下显示为常有动脉伴行，通常2个肱静脉与1个肱动脉呈米老鼠头样影像。

静脉瓣及静脉血管异常超声表现：静脉瓣呈曲线状，位于静脉管腔中央，随血流开启、闭合。血栓为静脉走行区呈条索状的低或中强回声，边界清晰或模糊。内有血栓的静脉管腔不能被超声探头压瘪。血管内膜损伤静脉管壁回声增强，管壁增厚，超声检查时表现为内膜呈灰白色，静脉边缘有白色条索，静脉不易被探头压扁，易滑动，固定性差。

超声对神经的辨认和评估：超声下神经在横截面上呈"筛网状"的特征性表现，在纵截面上则显示为条状弱回声。上臂正中神经常位于静脉与动脉之间，特别是静脉与动脉毗邻，神经紧贴于动脉内侧的情况下，穿刺时最易伤及神经。

- 营养不良患者的评分方法

NRS2002营养评分的量表见表1-4。

表1-4 NRS2002营养评分的量表

| 一、患者资料 | | | |
|---|---|---|---|
| 姓名 | | 住院号 | |
| 性别 | | 病区 | |
| 年龄 | | 床号 | |
| 身高(m) | | 体重(kg) | |
| 体重指数(kg/m²) | | 白蛋白(g/L) | |
| 临床诊断 | | | |
| 二、疾病状态 | | | |
| 疾病严重程度 | | 分数 | 若"是"请打钩 |
| 骨盆骨折或慢性病患者合并有以下疾病:肝硬化、慢性阻塞性肺疾病、长期血液透析、糖尿病、肿瘤 | | 1 | |
| 腹部大手术、脑卒中、重症肺炎、血液系统肿瘤 | | 2 | |
| 颅脑损伤、骨髓移植、重症病患(APACHE≥10分) | | 3 | |
| 合　计 | | | |
| 三、营养状态 | | | |
| 营养状况指标(单选) | | 分数 | 若"是"请打钩 |
| 正常营养状态 | | 0 | |
| 3个月内体重减轻＞5%或最近1周进食量低于正常食物需求量的50%～75% | | 1 | |
| 2个月内体重减轻＞5%或BMI18.5～20.5 kg/m²或最近1周进食量为正常食物需求量的25%～50% | | 2 | |
| 1个月内体重减轻＞5%(或3个月内减轻＞15%)或BMI＜18.5 kg/m²(或血清白蛋白＜35 g/L)或最近1周进食量为正常食物需求量的0～25% | | 3 | |
| 合　计 | | | |
| 四、年　龄 | | | |
| 年龄≥70岁加算1分 | | | |
| 五、营养风险筛查评估结果 | | | |
| 营养风险筛查总分 | | | |
| 处理 | | | |
| □总分≥3:患者有营养不良的风险,需营养支持治疗 | | | |
| □总分＜3:若患者将接受重大手术,则每周重新评估其营养状况 | | | |
| 执行者: | | 时间: | |

续　表

NRS2002是欧洲肠外肠内营养学会（ESPEN）推荐使用的住院患者营养风险筛查方法
NRS2002总评分包括三个部分的总和，即疾病严重程度评分+营养状态降低评分+年龄评分（若70岁以上加1分）
1. NRS2002对于营养状态降低的评分及其定义
　（1）0分：定义为正常营养状态
　（2）轻度（1分）：定义为3个月内体重下降5%或食物摄入为正常需要量的50%～75%
　（3）中度（2分）：定义为2个月内体重下降5%或前1周食物摄入为正常需要量的25%～50%
　（4）重度（3分）：定义为1个月内体重下降5%（3个月内体重下降15%）或BMI＜18.5 kg/m²，或者前1周食物摄入为正常需要量的0～25%
　注：3项问题任一个符合就按其分值，几项都以高分值为准
2. NRS2002对于疾病严重程度的评分及其定义
　（1）1分：慢性疾病患者因出现并发症而住院治疗。患者虚弱但不需要卧床。蛋白质需要量略有增加，但可以通过口服补充剂来弥补
　（2）2分：患者需要卧床，如腹部大手术后，蛋白质需要量相应增加，但大多数人仍可以通过肠外或肠内营养支持得到恢复
　（3）3分：患者在ICU中靠机械通气支持，蛋白质需要量增加而且不能被肠外或肠内营养支持所弥补，但是通过肠外或肠内营养支持可使蛋白质分解和氮丢失明显减少
3. 评分结果与营养风险的关系
　（1）总评分≥3分（或胸腔积液、腹水、水肿且血清蛋白＜35 g/L者）表明患者有营养不良或有营养不良风险，即应该使用营养支持
　（2）总评分＜3分：每周复查营养评定。以后复查的结果如果≥3分，即进入营养支持程序
　（3）如患者计划进行腹部大手术，就在首次评定时按照新的分值（2分）评分，并最终按新总评分决定是否需要营养支持（≥3分）

• **大面积烧伤患者导管的固定方法**

由于大面积烧伤患者存在皮肤缺损，导管的固定是一个难题。可用于大面积烧伤患者PICC导管固定的方法有：① 水胶体敷料固定法；② 思乐扣固定法，思乐扣是一种无需缝合的导管固定装置，它不含乳胶，固定垫上有一层强力胶合剂，能与皮肤紧密联合在一起，固定牢靠可保护导管不移位（图1-28）；③ SecurAcath锚钉固定装置；④ 缝合固定法。可以根据患者局部的创面情况选择不同的方法，如果是湿性创面，不宜使用水胶体敷料固定法和思乐扣固定法，使用锚钉和缝合固定也必须评估创面的承受情况，不能引起二次损伤。无菌弹力绷带的使用比较好地解决了固定的问题，但是要注意松紧度。患者新移植皮肤感觉缺失，固定时应避免过松或过紧，应以轻拉敷料无移动为宜；固定后观察15～30分钟皮肤无压痕，末梢血液循环良好。

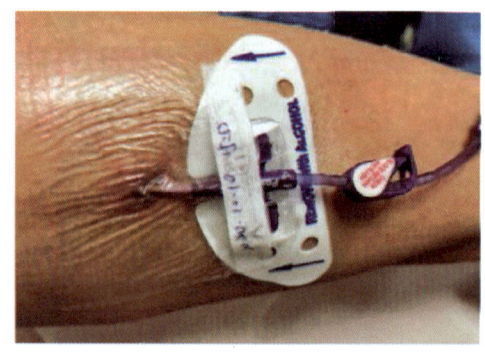

图1-28　思乐扣

## 第三节 · 误入动脉和神经损伤

在进行PICC置管时,由于上臂穿刺区域解剖复杂,肱静脉属于深静脉,且与肱动脉伴行,神经淋巴管丰富,不仅增加穿刺难度,还易引起误穿动脉、神经损伤、淋巴管损伤等并发症,其中神经损伤是较为严重的并发症,轻者指端麻木,重者可导致肢体功能永久丧失。

### ■ 基本概念

**1. 误入动脉** · 当PICC导管误穿入动脉时会出现喷射状回血,颜色鲜红、渗血多、推送液体阻力大及血液反流。误入肱动脉,可引起出血量增多,伤口渗血,患者无明显不适,尽早发现拔除后重置;误入主动脉,可引起心悸、心慌、呼吸困难等;误入降主动脉,可引起大出血、心悸、胸闷等。

**2. 神经损伤** · PICC置管术中引起患者手臂及手指麻木、触电感、肢体活动受限的周围神经损伤。

### ■ 原因分析

#### (一) 误入动脉的原因

**1. 患者因素** · 与患者年龄较大、肥胖、化疗次数多等相关。年龄较大患者血管条件差,动脉弹性下降,动脉搏动较弱,使动静脉血管在超声影像上的差异度降低,置管时选择血管的难度增高;肥胖患者的血管较深,穿刺难度增加;化疗次数多造成化疗后患者血管损伤严重,血管条件变差,置管时可供选择的静脉少,增大穿刺难度。

**2. 穿刺血管选择** · 穿刺血管选择肱静脉误入动脉的风险大于贵要静脉,因肱静脉和肱动脉两者伴行,且间距仅为10~15 mm,拟行肱静脉穿刺时导管易滑行误入肱动脉。

**3. 频繁穿刺** · 穿刺次数较多,每次穿刺都会破坏血管周围组织或血管本身,使可供选择的血管减少,同时穿刺部位的视野变差,加大了操作者对于靶血管的辨识难度。

**4. 操作者缺乏解剖知识** · 置管过程虽使用超声引导辅助穿刺,但未能准确分辨肱动脉和肱静脉。

**5. 缺乏辅助设备** · 术前未使用超声全程探查血管神经,采用盲穿的方法进行穿刺;术中未使用超声及ECG等定位技术。

#### (二) 误伤神经的原因

**1. 解剖因素** · PICC置管中,贵要静脉起于手背静脉网的尺侧,上行至臂中部穿深筋膜汇入肱静脉,其紧密伴行的仅一条较细的前臂内侧皮神经至肘关节前下方逐渐与贵要静脉分行。头静脉位于肘关节上方,其后方伴行前臂外侧皮神经,穿刺头静脉时不易损伤神经。肱静脉位于肱动脉的两侧，上行至大圆肌下缘处汇合成腋静脉，其伴行较粗的神经有正中神经、尺神经、桡神经，其中正中神经伴肱动脉沿肱二头肌内侧沟下行，在臂上部位于肱动脉的外侧，在臂中点平面越过动脉前方，向下行于肱动脉内侧至肘窝；尺神经在臂上部位于肱动脉内侧，在臂中点上方离开肱动脉，穿臂内侧肌间隔入臂后区；桡神经在臂上部行于肱动脉后方，绕肱骨中段背侧转向外下方至臂后区。肱静脉穿刺置管导致神经损伤的概率高于贵要静脉和头静脉；而正中神经紧密伴行肱动脉，发生损伤的概率最高。

2. **置管人员技术因素**·穿刺前未做好评估与定位，未借助血管超声分辨神经/神经束；置管人员反复穿刺。

3. **穿刺部位选择**·穿刺部位在静脉瓣、血管神经丰富处。

### ■ 处理方法

#### （一）误入动脉的预防方法

（1）置管护士均需取得资质准入，并且有临床实践经验，定期进行培训。2024年我国《静脉治疗护理技术操作标准》中明确要求操作人员须经过专业培训且考核合格，熟练掌握管路置入、维护和导管相关性感染的预防与控制。提高置管者的临床操作能力和操作经验，避免主观武断，避免盲目自信，才能避免判断失误及拔管重置。

（2）穿刺或置管前充分评估患者情况及血管的类别，评估患者有无其他基础病史、凝血指标结果及置管侧肢体的情况。置管前应用超声评估患者穿刺点处的动静脉走向。动静脉特点不明显时，选择置管经验丰富的护士操作，仔细确认血管位置，提高一次穿刺成功率。

（3）靶向静脉的选择首选贵要静脉，尽量避免选择肱静脉，以免穿入肱动脉，降低其他并发症风险。

（4）置管全程均需关注患者主诉，多与患者沟通，注重患者感受，如有不适应立即查找原因。

（5）穿刺成功后观察针尾是否有搏动，见回血是滴血还是快速出血，血液颜色是鲜红还是暗红，判断是否误入动脉。

（6）多普勒超声引导下可直观动、静脉的彩色血流显像和血流频谱，进而予以区别，避免误操作。

（7）针对特殊患者，如多次化疗的患者置管时，送管易穿出静脉误入动脉，因此送管需十分小心，宜减慢送管速度，轻柔送管。

#### （二）误伤神经的预防方法

（1）做好评估与定位，可借助血管超声分辨神经/神经束，超声显示神经束内有无血流信号分布。知晓静脉穿刺位置可能会增加神经损伤，风险最大的静脉穿刺部位包括：① 在手背部位桡神经和尺神经远端的感觉神经分支。② 桡侧腕头静脉的桡神经浅支。③ 手腕掌面上的正中神经。④ 肘窝部位或上方的正中神经和骨间前神经。⑤ 肘窝的横向和前臂内侧皮神经。⑥ 锁骨下和颈部的臂丛神经。

（2）使用超声引导进行可视化穿刺操作；根据静脉深浅调整进针角度，避免角度太大。

（3）上臂置管首选上臂中段区域的贵要静脉；避免在静脉瓣处进针。

（4）减少与穿刺静脉有关的神经损伤。穿刺前评估患者是否应用全身性抗凝药物，对于尝试或已成功穿刺的部位,使用适当的方法控制出血,避免因血肿造成对神经的压迫。

(5)穿刺过程中应避免反复穿刺,切勿使用皮下探查技术或反复置入穿刺针,重视患者主诉。

### (三)误入动脉的处理方法

(1)如误穿动脉,拔出导丝,充分加压止血,重新穿刺。

(2)交替拔管的方式有利于止血。在导管已误入动脉情况下,先置入导丝,然后拔出插管鞘,再拔出导丝,最后拔管,这种方式有利于血管逐级弹性回缩,有利于止血。

(3)穿刺误入动脉拔出穿刺针后,若加压不够,易造成皮下瘀血,这时穿刺点可以给予水胶体敷料覆盖,同时给予弹力绷带加压包扎,密切观察肢体局部的血液循环。穿刺后肢体制动6小时,以防出血。

(4)误入动脉后液体不滴,又可见回血,这时候严禁暴力冲管及封管,以防导管破裂。

(5)管道回血易形成血栓,避免加压输液将血栓带入循环系统,堵塞重要的动、静脉。

### (四)损伤神经的处理方法

(1)若患者主诉手指麻木、刺痛、电击样疼痛,应立即拔出穿刺针,按压数分钟后,重新使用超声评估后更换部位,如果选择同一条静脉,应上移或下移2～3 cm后再次进针。

(2)若患者情况严重,护士做好肢体疼痛、肌力评估,请神经科会诊并行肌电图检查,安慰患者及家属,消除紧张情绪。24小时后穿刺点热敷,每天3次,每次30分钟,甲钴胺片0.5 mg、维生素$B_1$ 10 mg口服每天3次,指导患者行肢体功能锻炼,如握拳、松拳、旋腕等活动,促进受损神经及肢体功能的恢复。

(3)密切观察患者皮肤的温度、颜色、上臂围周径、手指麻木感等,做好功能恢复的动态评估与干预,防止严重神经损伤导致永久性的功能丧失。

■ **处理流程**

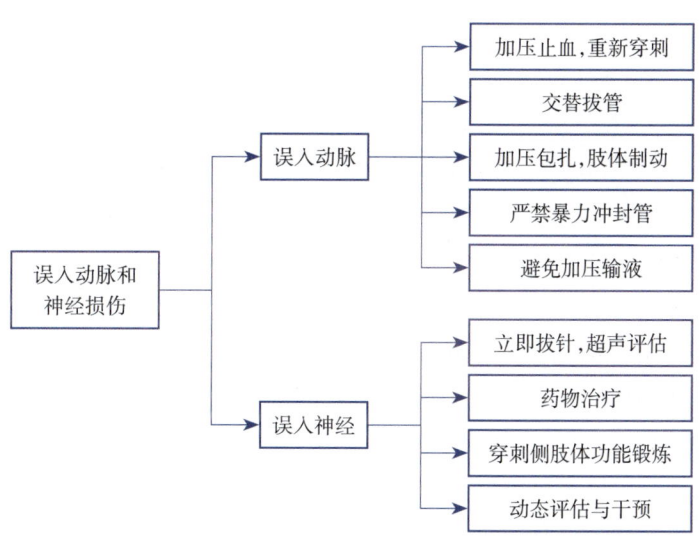

### 案例解析

## 案例一　PICC穿刺误入动脉

### （一）病例介绍

患者，男，70岁，因乙状结肠癌行乙状结肠切除术，术后病理检查示结肠低分化黏液腺癌，肠系膜、淋巴结转移，行卡培他滨+奥沙利铂（XELOX）方案治疗4个疗程。

操作经过：静脉治疗专科护士评估患者PICC置管风险。与患者家属进行置管前谈话，并签署知情同意书。因左侧上肢贵要静脉直径0.2 cm，较细，选择肱静脉置管，测量所需置入长度为51 cm，臂围28 cm（肘横纹上10 cm）。消毒铺无菌区域，准备所有器械。使用超声引导，选择肱静脉进行穿刺，穿刺顺利，沿导丝送入微插管鞘，撤出导丝和扩张器，使用指压止血。沿插管鞘插入PICC导管，缓慢匀速推进。当导管推进至15～30 cm时，提醒患者将头转向置管侧，下颌（下巴）紧贴肩膀，确保导管顺利进入。助手用超声探头判断导管是否异位至颈内静脉。导管推进至46 cm时，遇阻力，导管自动弹出，穿刺口持续有鲜红色血液渗出。考虑误入动脉，使用无菌纱块压迫穿刺口并会诊。发现患者上臂内侧肱动脉搏动明显，超声检查确认导管影在肱动脉内。立即拔出PICC导管，与患者沟通后，选择另一侧手臂重新穿刺，最终成功完成置管。

### （二）分析、处理与转归

- 如何预防穿刺时误入动脉

穿刺或置管前充分评估血管的类别，分清患者血管穿刺点处的动静脉走向。动静脉特点不明显时，置管前应用超声仔细确认置管位置，避免误入动脉。靶向静脉的选择首选上臂中部贵要静脉，尽量避免选择肱静脉，以免滑入肱动脉，降低其他并发症风险。

- 误入动脉后如何进行处理

确诊PICC置管误入动脉，需拔管后重新置管。拔管后按压15～30分钟，再采用弹性绷带加压包扎，包扎后穿刺侧肢体制动6小时；严重者使用动脉压迫器，同时观察穿刺点渗血和末梢血运情况，一旦出现末梢皮温变凉、血肿等情况，及时处理。

- 措施与结局

拔除异位导管后，在超声引导下采用改良Seldinger技术，重新在对侧肢体贵要静脉置入PICC导管，顺利完成治疗。

### （三）思考与启发

护士对理论知识和操作技能掌握程度越高，越能熟练地使用超声影像学技术做好置管前的评估，通过辨别动脉、静脉的影像和位置来避免置管中误入动脉。穿刺前做好评估，准确定位，用超声探头加压的方法结合局部血管解剖特点区别动脉和静脉，但是对于血压低、心血管疾病、循环功能差的患者，动脉易压扁、搏动不明显，易将动脉误判断为静脉，全程使用超声引导进行操作，避免盲穿带来误入动脉的风险。

## 案例二 门静脉高压与误入动脉的误判

### （一）病例介绍

患者，男，66岁，入院后行前列腺癌根治术。术后病理提示前列腺双侧叶低分化腺泡腺癌，侵犯膀胱及直肠壁，Gleason评分4+5分，病理分期：T4bN0Mx。术后4个月收入泌尿外科，遵医嘱行PICC置管术后行多西他赛联合顺铂（DP）方案化疗。

护士置管前评估患者的一般情况、疾病种类、治疗方案、既往病史及化验检查，了解患者PICC的置管风险，患者既往有肝硬化门静脉高压病史5年，高血压病史15年，糖尿病病史11年，前列腺癌根治手术时有右颈内静脉CVC置管史，化疗前血检验发现异常结果（表1-5）：纤维蛋白原偏高、D-二聚体偏高、凝血酶原时间延长、凝血时间长、血红蛋白低、血脂高、血糖偏高，故初步评估为PICC置管风险高。患者外周静脉条件差，遵医嘱超声引导结合改良Seldinger技术置入PICC导管，与患者及家属进行置管前谈话并签署知情同意书。

表1-5 患者的异常检验结果

| 项 目 名 称 | 检 验 值 |
| --- | --- |
| 白细胞计数（$\times 10^9$/L） | 3.5 |
| 血红蛋白（g/L） | 90 |
| 血小板（$\times 10^9$/L） | 60 |
| 白蛋白（g/L） | 21 |
| 纤维蛋白原（g/L） | 7.2 |
| 血浆D-二聚体（μg/mL） | 0.71 |
| 凝血酶原时间（秒） | 16.2 |
| 甘油三酯（mmol/L） | 2.3 |
| 总胆红素（μmol/L） | 125 |
| 血糖（mmol/L） | 7.2 |

操作经过：操作者采用Seldinger技术在超声引导下选择左上臂肱静脉穿刺，置入4Fr三向瓣膜PICC导管。物品准备：常规测量预测送管长度后及选择最佳位置，用超声区分动脉和静脉，确定静脉深度，根据静脉深度及穿刺针尺寸选择合适的导针器，探头垂直90°通过导针器进针，刺入血管后，血液急速流出，颜色为暗红色，快速沿着穿刺针送入导丝到预定的深度，退出穿刺针，穿刺点出血较快，按压穿刺点，止血效果不佳，局部麻醉并做好扩皮工作，然后将导管鞘送入其中，回血快，出血量较多，压迫导管鞘进入血管处，增加局部按压时间和按压力度，缓慢送入导管，导管尖端出现回血，立即用生理盐水20 mL脉冲式冲管，送至预测长度后，

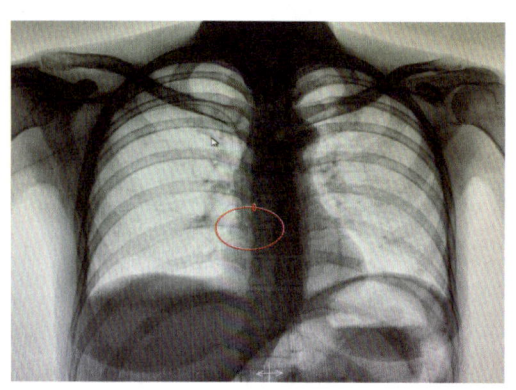

图1-29　PICC置管后胸部X线片定位导管头端位置

导管内无血液反流,采用超声探头探查左颈内静脉未发现有导管影,生理盐水冲管未见水花状影像,接无针接头后脉冲式正压封管,并且在穿刺点覆盖纱布,贴上透明贴膜,穿刺点持续按压30分钟,并用弹力绷带加压24小时。术后胸部X线片示PICC头端位于右侧第7后肋水平(图1-29)。

### (二)分析、处理与转归

- 什么是门静脉高压

门静脉高压症(portal hypertension,PH)是由多种原因引起的门静脉系统血流受阻、血流量增加和门静脉系统血管舒缩功能障碍,导致门静脉系统压力异常升高。肝硬化患者肝内凝血因子分泌发生不同程度紊乱,引起全身或局部的血流动力学变化,特别是影响肝内外血管床或括约肌,导致门静脉系统血管容量和阻力的改变,从而使门静脉变粗增宽,引起脾大、脾功能亢进、食管胃底静脉曲张、呕血、黑便、腹水等症状。门静脉正常压力为13～24 cmH$_2$O。门静脉高压症时,压力增至30～50 cmH$_2$O。

- 门静脉高压血流急速的原因

① 患者肝功能差,各种凝血因子合成减少、凝血功能差、血小板降低,导致患者出血不易自止;② 肿瘤术后机体抵抗力下降、肝功能减退等因素;③ 门静脉系统血管内压力高。

- 转归与结局

在怀疑误入动脉时,及时行血气分析检查,准确地排除导管误入动脉可能。穿刺点未出现渗血、肿胀情况,导管尖端到达目标血管位置。顺利完成治疗。

### (三)思考与启发

穿刺前充分地做好血管及血红蛋白、凝血功能、血压、肝功能等评估,准确定位是穿刺成功的关键。操作时动作要迅速、轻柔、敏捷,避免重复穿刺造成出血,门静脉高压患者血流压力高,退出插管鞘时为减少穿刺点渗血,宜小切口扩皮,如扩皮刀锐面避开导丝扩出一个0.2～0.3 cm小切口,以能刚好置入插管鞘为宜。扩皮时需掌握深度及大小,以防误伤血管、加重局部出血、延长伤口愈合时间。插管鞘匀速缓慢短距离地推进PICC,切忌暴力送管,穿刺后3天内重点观察局部渗血情况。对于凝血功能差的患者置管后,对穿刺部位进行有效压迫及包扎。

## 案例三　PICC置管侧手臂桡侧皮肤感觉异常

### (一)病例介绍

患者,男,46岁,重症急性胰腺炎、急性肾衰竭、急性呼吸窘迫综合征、胰性脑病。入院后予以禁食、胃肠减压、心电监护、呼吸机辅助呼吸、床旁血滤(CRRT)、制酸、抑酶、扩容、利尿、镇静、营养神经等对症治疗,因躁动遵医嘱予以腕部约束带约束,请家属签署使用约束带知情同意书。患者外周静脉条件差、用药种类多，遵医嘱行PICC置管术。

在超声引导下联合改良Seldinger技术选择右侧肱静脉穿刺置入4Fr耐高压型PICC导管，送管顺畅。送至预测长度后，用超声探头查右颈内静脉无导管影、生理盐水冲管无水花状影像，胸部X线片见导管头端位于右侧第5～6后肋（图1-30）。

置管后2周，患者停用镇静药物，意识清醒，拔除气管插管，停用约束带。住院期间患者共抽动脉血送血气分析36次，主要穿刺部位在桡动脉、股动脉，未留置动脉留置针。置管1个月后，患者主诉右手桡侧麻木10余天，查体见右手桡侧轻度水肿，拇指、示指的触觉减退，痛觉消失。

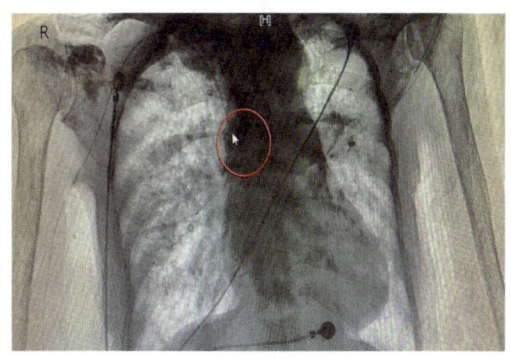

图1-30　PICC置管后定位胸部X线片设备

### （二）分析、处理与转归

- 置管侧手臂桡侧皮肤感觉异常的原因分析

约束引起的患者伤害缺陷高达27%，与约束相关的缺陷表现在皮肤的损伤、关节的脱位与损伤、血液循环障碍、坠床、烦躁加剧等不良事件。患者住院期间出现胰性脑病，较烦躁，使用约束带15天，在试脱机的过程中，停止使用镇静药，患者有拉扯、撕拽等动作，出现对抗的力量。患者麻木疼痛怀疑由长期使用约束造成。

患者住院期间多次抽取动脉血气，桡动脉穿刺占50%，部位选择在桡骨茎突近端1 cm处，该部位桡动脉的走行较直且相对表浅，穿刺容易成功，而且桡动脉在该部位的分支相对较少，穿刺误入分支血管的概率较小，但是桡动脉直接穿刺法的一个大的缺点就是容易出现血肿，导致局部肿胀压迫神经，引起神经损伤。注射性损伤及局部长期受压会出现桡神经麻痹的感觉障碍症状。

- 措施与结局

患者肌电图检查考虑为右侧桡浅神经损害。启动静脉输液治疗专家、超声科、神经外科、神经内科多学科会诊。神经内科会诊考虑为周围神经病，外伤性可能大，予以腺苷钴胺、维生素$B_1$营养神经，地塞米松软膏外涂消炎、消肿，康复科随诊行康复锻炼。患者出院后继续上述治疗，15天后电话回访患者主诉仍有麻木感，水肿较前稍消退，外力刺激时有痛感。30天后来院复查已无水肿，无麻木感，无功能障碍。

### （三）思考与启发

护士利用超声做好评估与定位，置管前超声探头沿着神经分布区系统地纵向和横向扫描检查，明确神经的位置与静脉的关系，选择最安全的区域及静脉穿刺；可以在穿刺过程中调节一些变量，如穿透深度、增加亮度、对比度等参数更好地识别神经，同时充分做好血管评估，仔细观察血管周围的结构，尽量避免在动静脉伴行处穿刺，尤其是动脉重叠在静脉上方时；避开与神经伴行处，以免损伤神经组织。使用约束带时，应加强医护人员对约束相关知识、评估技巧、约束替代方法等方面的掌握。尽量避免使用约束带，可采用其他镇静方法替代；如必须使用,减少肢体约束的时间。对于危重患者,有预见性地留置动脉留置针进行动脉采血,减少反复穿刺带来的损伤。加强病情观察,重视患者主诉,必要时行肌电图检查,及时发现神经损伤,并正确处理。

### ■ 知识拓展

#### • 误入动脉的识别方法

1. **形态、回声及有无静脉瓣** · 正常动脉血管超声表现为形态规则,壁厚,呈三层结构,分别为内膜、中膜和外膜,可见明显内膜线,搏动明显。正常静脉血管超声表现为形态不规则,壁薄,追踪可见静脉瓣,搏动不明显或随动脉搏动而搏动。

2. **探头加压法** · 探头扫查血管短轴切面,适当加压探头,静脉随着加压力度的增加而逐渐闭合;动脉不随加压而变化,会看到血管搏动。对于动脉识别困难的患者,可使用重压动脉3~5秒后,轻压观察判断动脉。

3. **彩色多普勒法** · 以"动脉血为离心血,静脉血为回心血"为依据。血流方向:朝向探头流动的血流呈红色,背离探头流动的血流呈蓝色。将探头扫查血管方向倾斜指向患者头侧,由以上内容得到,此时动脉的血流颜色应为红色,静脉血流应为蓝色。如果将探头扫查方向倾斜指向患者足侧,此时动脉的血流颜色应为蓝色,静脉血流应为红色。

4. **频谱多普勒法** · 是判断导管误入动脉的金标准,利用频谱多普勒的原理进行测量。频谱形态,在动脉频谱表现为随心率而呈间歇性高尖频谱,在静脉呈相对平缓的频谱。音频在动脉间歇性高,在静脉连续低。

5. **根据血流速度判断** · 误入动脉后常见表现为血流速度快,患者若存在循环障碍时,回血较慢,穿刺前应评估患者是否存在脱水、贫血等循环障碍性疾病。

6. **根据套管鞘渗血的位置判断** · 误入动脉后,扩张器与套管的连接处有渗血;正常穿刺静脉后,只在套管鞘的末端流出血液。

# 第四节 · 局麻药物过敏

局部麻醉药在临床上应用广泛,其诱发的不良反应并不少见,且绝大多数为非过敏反应,真正的过敏反应占所有不良反应的比例不足1%。局麻药本身亦非蛋白质,不能成为抗原,过敏主要是局麻药注入人体后与血浆蛋白结合形成半抗原与抗体结合的结果。但极少数患者在使用局麻药后出现皮肤黏膜水肿、荨麻疹、哮喘、低血压或休克等症状,称为过敏反应。

■ **基本概念**

1. **局麻药** · 是指在用药局部，能暂时、完全和可逆性地阻断神经冲动传导，在意识清醒的条件下，使局部的痛觉和感觉消失的药物。局麻药包括酯类和酰胺类药物。临床上常用酯类局部麻醉药包括普鲁卡因、氯普鲁卡因、丁卡因和可卡因等；酰胺类包括利多卡因、丁哌卡因、依替卡因和罗哌卡因等，此类局麻药引起过敏反应极为罕见。

2. **局麻药过敏反应** · 局麻药引发的过敏反应分为两类，即速发型变态反应（Ⅰ型）和迟发型变态反应（Ⅳ型）。速发型变态反应是由IgE介导，通常在用药后数分钟至1小时内即出现症状和体征，可累及全身各个系统：皮肤表现包括急性荨麻疹、血管神经性水肿等；呼吸道反应可表现为咽喉瘙痒、咽喉梗阻感、声嘶、气紧、胸闷、咳嗽、喘息、血氧饱和度下降等；心血管系统反应包括晕厥、心悸、心率下降或增快、低血压等；消化系统症状表现为腹痛、腹泻、恶心、呕吐等；严重者甚至出现过敏性休克、意识障碍和丧失。迟发型变态反应为T细胞介导，较速发型变态反应发生概率高，常表现为用药部位的变应性接触性皮炎和迟发性肿胀，严重者可出现水疱或大疱。症状通常在用药后数小时开始出现，有时用药后2小时即可出现，72小时达高峰，这类迟发型过敏通常没有生命危险。

■ **原因分析**

1. **与用法相关的因素**
（1）局麻药使用过量时诱发患者发生过敏反应。
（2）使用途径选择导致单位时间内药物吸收过快，如注射到血管内。
（3）反复穿刺造成血管损伤。

2. **与患者相关的因素** · 机体对局麻药的耐受性降低，多见于恶病质、血浆中酯酶降低、肝肾功能减退、严重感染、严重贫血、肝功能不全、维生素缺乏、饥饿、体衰、高热等患者。

3. **与药物性质相关的因素** · 利多卡因属酰胺类局麻药，对中枢神经系统有明显的兴奋和抑制双相作用，因其局麻作用较普鲁卡因强而持久在临床上应用广泛。利多卡因为非蛋白质类物质，其不良反应罕见，本身不会致敏，其发生过敏反应的机制可能为利多卡因中的防腐剂（对羟基苯甲酸甲酯和对羟基苯甲酸丙酯）或利多卡因在肝的分解产物（单乙基甘氨酸和二甲基苯胺）在机体内形成半抗原，与蛋白质结合形成抗原，从而刺激机体产生过敏反应。利多卡因过敏患者有无家族遗传，未见相关报道，但临床中发现家族遗传倾向。由于利多卡因在肝内代谢，肝功能不全的患者，发生利多卡因过敏的风险高。

■ **处理方法**

**（一）局麻药物过敏的预防**
（1）在操作前询问患者有无药物过敏史时，亲属有无相关麻醉药物过敏史，以确保患者安全。
（2）对于有药物过敏史的患者应做皮试，如在皮肤黏膜处涂抹稀释的利多卡因，判断患者是否存在过敏反应。严重过敏体质者慎用。
（3）应用局麻药时，安全剂量是关键，避免单次用药过量；可先注射实验剂量以观察患者反应。

（4）适量加入血管收缩剂，减慢吸收速度，应用肾上腺素减慢吸收，延长阻滞时间。

（5）防止局麻药误入血管内，注药前回抽针栓，确保无回血的情况下注射药物。

### （二）局麻药物过敏的处理

（1）停止使用局麻药，监测患者生命体征，主动询问患者主诉。

（2）发生晕厥时注意保护患者，避免发生意外的损伤。

（3）保持呼吸道通畅，给氧，必要时行气管插管或气管切开术。

（4）开放静脉通路，维持血流动力学稳定，必要时遵医嘱用药，如脱敏药物异丙嗪 25 mg 肌内注射，5%葡萄糖 200 mL 加地塞米松 5 mg 静脉注射。危重患者静脉缓注 2%硫喷妥钠 50 mg，5%葡萄糖 200 mg 加氯丙嗪 250 mg 静脉滴注。血压低时静脉泵注升压药，以及采用其他方法对症处理。

（5）若心搏骤停时行胸外按压。

### ■ 处理流程

局麻药物过敏 → 停止输注，监测体征 → 安抚患者，询问主诉 → 保持呼吸道通畅 → 开放静脉，药物治疗 → 心搏骤停者胸外按压

### ■ 案例解析

## 案例　PICC 置管过程中利多卡因过敏

### （一）病例介绍

患者，女，38岁，入院后全麻下行左侧乳腺癌保乳根治术，术后恢复良好，需进一步行化疗。患者入院时意识清楚，面色正常，营养状况良好。

静脉治疗专科护士从患者一般情况、疾病种类、治疗方案、既往病史及化验检查等方面评估 PICC 置管风险，患者无 PICC 置管相关禁忌证，无药物过敏史，超声评估置管侧血管后，拟实施超声引导下改良 Seldinger 穿刺 PICC 导管置入术。

操作经过：护士在超声引导下遂行右上臂 PICC 置管术，穿刺顺利，在使用利多卡因做穿刺点局部麻醉后、扩皮、置入插管鞘，置管顺利。导管置入 20 cm 后，用超声探头按压右侧颈内静脉时发现患者右侧面部出现潮红（图 1-31），同时患者主诉足底部瘙痒，随后出现全身多处散在红疹伴明显瘙痒感（图 1-32），2 分钟后患者出现呼吸困难。

### （二）分析、处理与转归

- 利多卡因在使用前是否需要皮试

利多卡因因其毒性小，组织穿透强，持续时间较长等优势而被广泛使用。近年来，有关利多卡因不良反应的报道日趋增多，应引起重视，使用利多卡因局部浸润麻醉前应详细询问患者病史，了解其药物过敏史和药物不良反应史，尤其是有过敏倾向和特异质的患者。过敏体质患者可能对多种物质过敏，不论其是否使用过局部麻醉药，体内都可能形成抗体而易发生变态

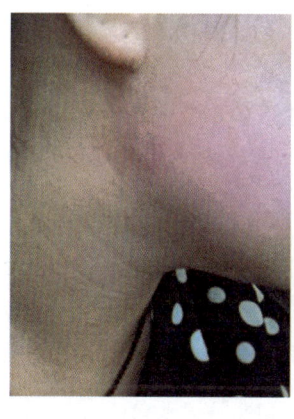
图1-31 右侧面部出现潮红

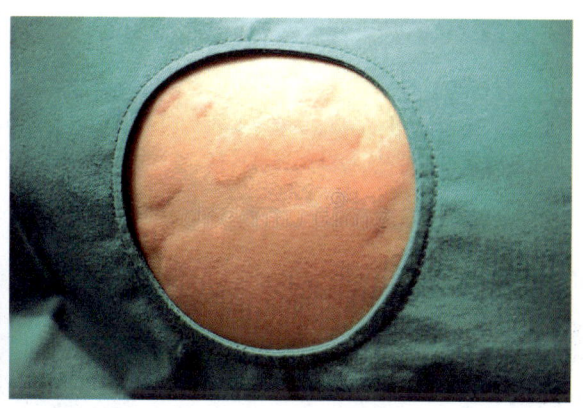
图1-32 全身多处出现散在红疹

反应,可在使用前做利多卡因皮试。
- 局部麻醉的注意事项有哪些

注入组织内的药液需有一定容积,在组织内形成张力,借水压作用使药液与神经末梢广泛接触,从而增强麻醉效果;为避免用药量超过一次限量,可稀释药液浓度。每次注药前都要回抽,以免注入血管内。

- 措施与结局

立即暂停穿刺,给予面罩吸氧,保持气道通畅、生命体征监测、开放静脉通路,配合医生抢救。患者出现风团样皮疹,心率快、呼吸急促、氧饱和度低于90%,遵医嘱立即给予生理盐水10 mL+氢化可的松100 mg静脉推注。10分钟后,患者呼吸困难症状缓解,血氧饱和度95%,主诉全身瘙痒感消失,全身红疹控制,30分钟后患者面色潮红缓解并渐渐消退(图1-33),3小时后患者面色正常,生命体征平稳。全身皮疹消退后,行普鲁卡因黏膜试验,结果阴性后,重新穿刺时用普鲁卡因局麻,顺利完成PICC置管。

(三)思考与启发

PICC置管过程中局麻药物过敏反应较少见,回顾分析本

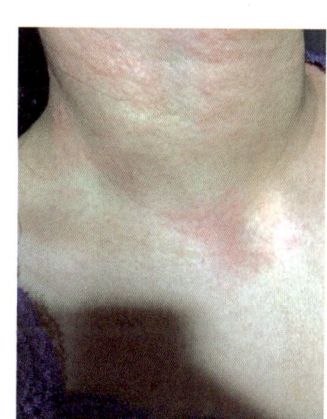
图1-33 右颈部红疹消退

案例患者,母亲曾在10年前拔牙使用利多卡因时,也发生过敏并出现休克症状。因此,护士在使用局麻药前要询问家族史、用药史、过敏史,必要时进行过敏反应试验,确保患者的用药安全。

■ 知识拓展

- 利多卡因过敏反应症状

利多卡因的药物反应有3类:过量、低耐量和过敏反应。若患者在用药后突然出现下述症状,应考虑过敏性休克的发生:由喉头和支气管水肿及痉挛引起的呼吸道症状,如胸闷、气短、呼吸困难、窒息、发绀;循环系统症状,如面色苍白、出冷汗、脉搏细弱、血压下降;以及意识丧

失、大小便失禁、晕厥、昏迷。

- 常用局麻药过敏试验

1. 普鲁卡因皮内试验·0.25%普鲁卡因0.1 mL皮内注射。20分钟后局部出现红肿、痒感,红晕直径超过1 cm者为阳性(图1-34),皮试阴性表现为皮丘大小无改变,周围不红肿,无红晕,无自觉症状,无不适主诉(图1-35)。

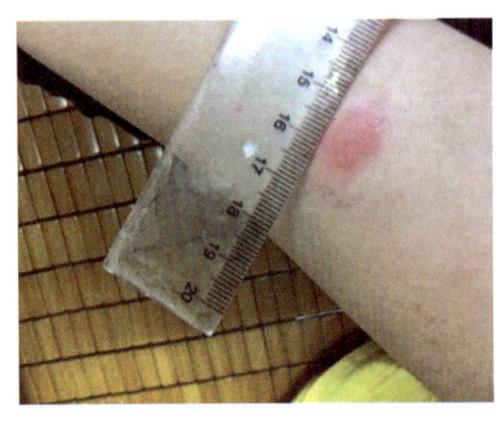   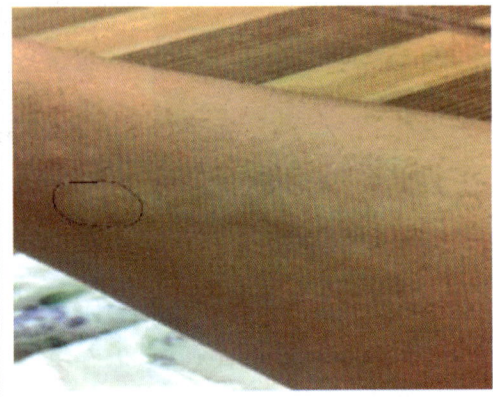

图1-34 皮试阳性　　　　　　　　　　　图1-35 皮试阴性

2. 普鲁卡因黏膜试验·用上述稀释液涂布一侧鼻腔黏膜,然后每隔2分钟观察局部反应。黏膜充血肿胀,甚至该侧鼻腔完全阻塞者为阳性。

3. 利多卡因皮内试验·2%利多卡因0.1 mL稀释至1 mL,皮内注射0.1 mL。20分钟后观察反应。阳性标准同普鲁卡因。但局麻药可使局部血管扩张充血,假阳性率可达40%以上,因此不建议行常规局麻药皮试,且不能仅以皮试为依据。如果患者对酯类局麻药过敏,可选用酰胺类局麻药。如患者为过敏体质,或在之前其他治疗过程中发现有药物不良反应史,应在麻醉前做过敏试验,皮试时使用浓度递增的方法可排除假阳性或假阴性。

# 第五节·原发性导管异位

原发性导管异位是指导管在置管过程中发生的异位,导致导管尖端位置不正确,在PICC的发生率为6.7%～34.2%,在TIVAP的发生率为2.9%～13.1%。原发性导管异位容易导致穿刺点处液体渗漏、所在肢体肿胀及疼痛、堵管、静脉炎、血栓、后颈神经损伤等,在置管时及时调整能够纠正,可避免原发性导管异位,对保证患者输液安全、节约医疗资源、缩短置管时间、减少置管后并发症发生具有重要意义。

■ **基本概念**

原发性导管异位是指穿刺成功后，X线检查导管尖端在腔静脉以外的位置。

■ **原因分析**

**（一）TIVAP原发性导管异位的原因分析**

1. **置入路径** · 不同的置入路径是导致原发性导管异位发生率差异的重要原因，由于上臂静脉中贵要静脉、头静脉或肱静脉的解剖变异较多，血管直径比中心静脉小，上臂静脉发生原发性导管异位的风险最高。颈内静脉发生原发性导管异位的风险最低。

2. **置入方式** · 胸壁输液港植入术通常采用体表标记穿刺静脉的"盲穿法"，穿刺过程易引起气胸、血肿、神经损伤、导管异位及夹闭综合征等并发症。利用超声可视化技术辅助穿刺可减少原发性导管异位的发生，可实现实时监测、及时调整。

3. **操作者水平** · 手臂输液港植入术多由医护合作完成，护理人员熟练掌握血管通路装置置管技术可缩短置管时间，降低导管并发症风险。

4. **患者体位** · 患者由直立位转换为平卧位时导管尖端会向右心房方向移动，因此直立位胸部X线片所显示的导管尖端位置比预计位置更深。

5. **血管解剖变异** · 原发性导管异位与患者血管瓣膜、血管角度、血管痉挛等局部血管解剖变异有关。

**（二）PICC原发性导管异位的原因分析**

1. **血管解剖** · 贵要静脉因管径粗、直、静脉瓣少常作为首选静脉，是经过腋静脉、锁骨下静脉到达上腔静脉最直接的途径。头静脉前粗后细，在进入腋静脉处形成较大的角度，并且与小分支和锁骨下静脉及颈外静脉相连导致经头静脉穿刺时易发生异位。肘正中静脉粗、直，作为交通支，个体差异大，静脉瓣较多，其穿刺异位率位于两者之间。

2. **置管方式** · PICC置管方式包括传统盲穿和超声辅助穿刺两种，传统盲穿易出现导管异位，超声探查可以了解血管的走行及瓣膜情况，做好充分评估，选择好穿刺点。置管中能探查颈内静脉有无强光点，及时发现颈内异位，及时调整。

3. **患者配合** · 患者因意识障碍、听力、语言功能有程度不一的下降，不能配合操作，或因机械通气、气管切开，使压肩、转头等颈部活动受限，无法使颈内静脉处于闭合状态，就会引起导管异位。

4. **患者体位** · 患者取坐位，后肩部高于心房平面，可增加上腔静脉的回流血量与流速，血流作用于PICC管，能促使其向下进入头臂静脉，而避免进入颈内静脉。

5. **既往置管史** · 既往深静脉置管史患者，因刺激性药物的输入而造成血管损伤，拔管后静脉穿刺处会有瘢痕出现，再次置管时易有导管反折异位现象发生。

6. **操作者技术** · 操作者解剖知识缺乏，因头静脉在肘上粗、直且表浅，而贵要静脉位置较深且暴露不明显，选择头静脉。送管时未掌握送管技巧，未正确识别送管过程中的卡顿感，未及时出现异常回血，抽回血困难等提示导管可能异位的情况。

## 处理方法

### （一）TIVAP原发性导管异位的预防

1. **选择最佳置入路径** · 置管前充分评估患者情况，选择最适合患者的血管路径。胸壁港首选颈内静脉、锁骨下静脉；上臂港首选贵要静脉。

2. **使用可视化辅助设备** · 可通过透视、超声、经食管超声心动图、ECG等一种或多种可视化技术来确认导管尖端位置。

3. **掌握送管技巧** · 回撤导丝的方法：将导管送至锁骨下静脉后回撤3 cm，再继续送管比常规方法的导管异位发生率低，可有效预防导管异位，其原因为撤出部分导丝后导管头端无导丝支撑，在血流的冲击下可顺利进入上腔静脉。阻断颈内静脉的方法：压迫颈内静脉起始部可有效预防原发性导管异位至颈内静脉，在植入手臂港时，可嘱患者头转向穿刺侧、下颌紧贴术侧肩部或使用超声探头压瘪同侧的颈内静脉，防止导管误入颈内静脉。

4. **加强医护合作** · 对团队进行培训，提高对原发性导管异位的认识，可预防导管异位的发生；进行静脉治疗专科护士培训及多学科团队合作。

### （二）PICC原发性导管异位的预防

1. **准确的外测量** · 准确地进行导管预置长度的体表外测量是预防导管误入头臂静脉、右心房或右心室的有效措施。

2. **置管前认真评估** · 静脉血栓、畸形、瘢痕或狭窄可导致导管在静脉内反折或送管有阻力，置管前应认真评估手术外伤史、放疗史、置管史等。

3. **正确选择血管** · 首选贵要静脉，其次选择肱静脉、肘正中静脉（肘下穿刺首选肘正中静脉），最后选择头静脉。

4. **精细的操作** · 导管置入时，动作必须轻柔、匀速、缓慢，遇阻力时切勿强行送管，适当退管后，调整导管角度及上臂位置后再送管。导丝回撤时，动作缓慢，将导丝直线拉出，并观察导丝有无打折。

5. **预防颈内静脉异位**

（1）偏头法：让患者头转向穿刺侧手臂45°～60°，下颌靠近置管侧的肩部。

（2）指压法：需借助助手帮忙，原理同转颈法，阻断颈内静脉，防止导管误入颈内静脉的措施。助手的示指、中指及环指并拢后在患者锁骨上缘内1/2段用力按压其锁骨上窝，阻断导管入颈内静脉的通路。

（3）超声探头压迫法：由助手将超声探头置于穿刺侧锁骨上窝区域探查颈内静脉，找到颈内静脉宽大的横截面后，通过轻压探头法将其压瘪，阻断颈内静脉起始部，切勿压迫动脉窦。

（4）回撤导丝法：将导管内支撑导丝向外撤出3～5 cm，再缓慢送管至预测量长度，再缓慢将导丝送入。

（5）耸肩法：借助耸肩的方法阻断颈内静脉，预防导管误入颈内静脉。

（6）脉冲式生理盐水推注法：将导管尖端延长管与10 mL以上注射器连接，边脉冲式推注生理盐水边缓慢送管至预测量长度。

（7）呼吸运动配合法：由于上腔静脉血流频谱随心动及呼吸周期的变化规律，上腔静脉回心血流速度的峰值出现在吸气末,操作者宜选择在患者吸气末前后一段时间内把握时机进行送管操作。

（8）头高足低法：改变患者的体位为半坐卧位,即抬高床头45°。

6. 预防锁骨下静脉异位

（1）导管回撤至少10 cm,然后助手站在对侧,一手抬高患者对侧肩部,使患者向置管侧倾斜30°,另一手将患者置管对侧上臂向上抬高,增加局部血流量,使导管易于通过。

（2）将术侧肩部抬高,将头部转向对侧,扩大锁骨下静脉与头臂静脉之间的角度,使导管易于下降至上腔静脉。

7. 预防腋静脉异位·如导管在腋静脉反折,只需要变换上肢与躯干之间的角度,一般过度消瘦的患者需要减小上臂与身体之间的角度,可以让上臂与身体呈40°~60°,如过于肥胖,可加大角度至100°~120°。

8. 预防对侧头臂静脉异位·患者可取坐位,将导管回撤至少5 cm,然后嘱患者挺胸端坐,略向前倾,然后一边快速直推生理盐水,一边送管,使其顺利下降至上腔静脉。

### （三）TIVAP原发性导管异位的处理

原发性导管异位后需尽快调整,可采用介入放射学技术复位或手术切开透视下调整导管至上腔静脉内,如使用超声定位、血管内声探技术、血管造影、X线等方式调整尖端位置。

### （四）PICC原发性导管异位的处理

（1）一般处理原则：导管异位发生后,应根据异位的情况及时采取科学的正位方法,根据异位的原因采取正位方法,禁止盲目地退管与送管。6小时后不得再调整导管,严格无菌技术操作原则。

（2）导管异位至右心房或右心室、对侧头臂静脉的正位处理：与放射科医师共同评估导管异位至右心房或右心室的长度或从头臂静脉至最佳位置的差距；常规消毒后,使用消毒包,建立最大化无菌屏障,在无菌技术操作原则下,将导管的异位部分缓慢退出,重新推进并固定。

（3）导管异位至颈内静脉的正位处理：常规消毒后,在无菌技术操作原则下,铺巾,将导管拨至腋静脉（拔出15~20 cm）,协助患者将下颌靠近导管侧肩部,匀速、缓慢地送管至预定长度。如果支撑导丝已撤除,则由助手用20 mL生理盐水注射器接导管尖端进行脉冲式冲管,以增加导管的硬度。采取"举臂靠头法",即协助患者将导管侧上臂向头部靠拢,与头部形成20°~30°夹角,将导管撤至腋静脉处（拔出15~20 cm）后,再匀速、缓慢地送管至预定长度。或者由助手用超声探头压闭颈内静脉起始部（切勿压迫颈动脉窦）后再送管。

（4）导管异位至锁骨下静脉、腋静脉的正位处理：对异位至锁骨下静脉的导管,纠正反折后,再次送管至最佳位置。锁骨下及腋静脉,应内收贴近躯干,导管通过腋静脉后（送管15~20 cm）,再将手臂外展,继续送管至最佳位置。如遇特殊情况（实体肿块占位、血管内血栓等）导致无法调整至最佳位置时,在无需化疗的情况下,可将导管作为中长导管使用。

（5）借助不同的设备,进行导管正位处理：在超声、X线透视下、采用模拟定位机、DSA都可以进行导管正位处理,成功率高。

### ■ 处理流程

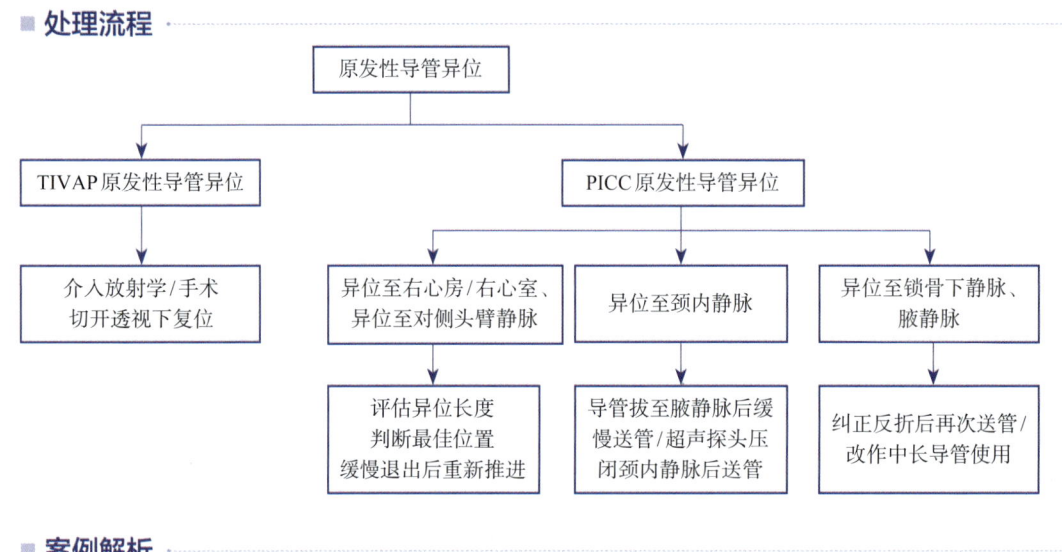

### ■ 案例解析

## 案例一 先天性双上腔静脉致PICC导管尖端异位

### （一）病例介绍

患者，男，54岁，行胃癌根治术，术后病理提示（贲门、胃底）低分化腺癌，T3N2Mx。术后1个月经外周静脉行第1次奥沙利铂200 mg静脉滴注1天（D1）+替吉奥60 mg口服1天两次（bid），服用14天（bid，D14）（奥沙利铂+替吉奥，SOX）方案化疗，化疗后局部静脉呈静脉炎表现。术后2个月第二次化疗时收住消化内科，遵医嘱行PICC置管术。

静脉治疗专科护士针对患者情况全面评估患者PICC的置管风险。患者手术时有右颈内静脉CVC置管史，化疗前行血液检验，发现异常结果（表1-6）：纤维蛋白原偏高、D-二聚体偏高、血糖偏高，故初步评估为PICC相关血栓高危风险。与患者及家属进行置管前谈话并签署知情同意书。

表1-6  患者的异常检验

| 检 验 项 目 | 检 验 值 |
| --- | --- |
| 白细胞计数（×$10^9$/L） | 2.11 |
| 血红蛋白（g/L） | 105 |
| 纤维蛋白原（g/L） | 6.41 |
| D-二聚体（μg/mL） | 0.66 |
| 血糖（mmol/L） | 6.7 |
| 甘油三酯（mmol/L） | 1.9 |
| 低密度脂蛋白（mmol/L） | 4.11 |
| 高密度脂蛋白（mmol/L） | 0.94 |

操作经过：操作者在超声引导下改良Seldinger技术选择左上肢贵要静脉穿刺置入4Fr耐高压型PICC导管，穿刺过程送管顺畅。送至预测长度后，采用超声探头探查左颈内静脉发现有导管影，生理盐水冲管有水花状影像，安慰患者并退出导管20 cm后，嘱患者左侧手臂外展靠近头部，并用超声探头按压阻断颈内静脉，缓慢送管成功。再次用超声探头检查颈内静脉未发现导管影。术后胸部X线片（图1-36）示PICC头端位于左侧第8后肋水平。

### （二）分析、处理与转归

- **导管尖端位置为什么位于左侧**

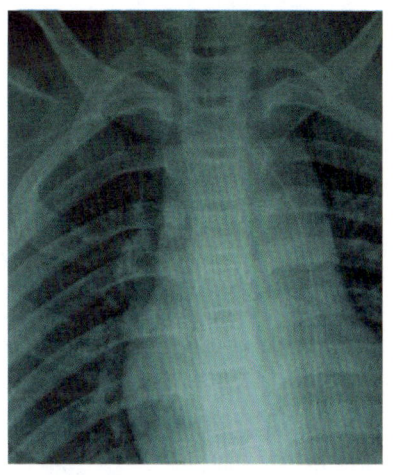

图1-36 PICC置管后胸部X线定位片

该患者的PICC导管进入了左侧上腔静脉，所以患者术后胸部X线片显示导管尖端位置位于左侧。上腔静脉胚胎发育及退化发生异常，导致永存左上腔静脉（persistent left superior vena cava, PLSVC）。仅留存左上腔静脉的发生率为0.04%，留存左右双侧上腔静脉的发生率为0.12%～1.6%。75%以上的上腔静脉畸形无血流动力学的异常，但也有部分合并肺静脉连接异常、房间隔缺损、室间隔缺损、动脉导管未闭等，属于胸部静脉先天畸形。

- **如果辅助检查确诊是双上腔静脉，是否一定要把尖端从左侧调整到右侧**

不一定，应通过CT或彩超检查后进行多学科会诊，请超声科、影像科等多学科专家进行专业判断。CT示双上腔静脉结构影且左上腔静脉管腔内可见导管影，左上腔静脉的直径13 mm，血流正常，故导管后续可以使用，血流异常应当调整。该患者左上腔静脉下行经冠状静脉窦引流入右心房，未向左心房分流，也无发绀、左心容量负荷过重等改变，因此导管可保留。

- **尖端位于左侧能否正常用药**

需要判断导管尖端位置没有异位于冠状窦内，才可输注药物。

原因：PICC作为化疗患者输液途径，长期放置于冠状窦内，导管本身对血管壁的刺激、输液时冠状窦内的压力改变、高刺激性化疗药对血管壁的化学性损害及由此造成的外渗将给患者带来心律失常、冠状窦血栓形成甚至心绞痛、心肌梗死等严重并发症，后果不堪设想。因此，强调在心脏血管超声检查下动态调整导管的必要性，最终使导管准确地放置在左上腔静脉下1/3的位置。

- **转归与结局**

立即启动多学科团队，邀请超声科、放射影像科、心血管外科会诊。心脏彩超和胸部CT检查，判断患者PICC尖端位置及对其功能影响。该患者心脏超声（图1-37）示左心房偏大，冠状静脉窦内径增宽，约13 mm，考虑永存左上腔。左心室肌顺应性下降，左心室收缩功能正常。胸部CT检查提示PICC

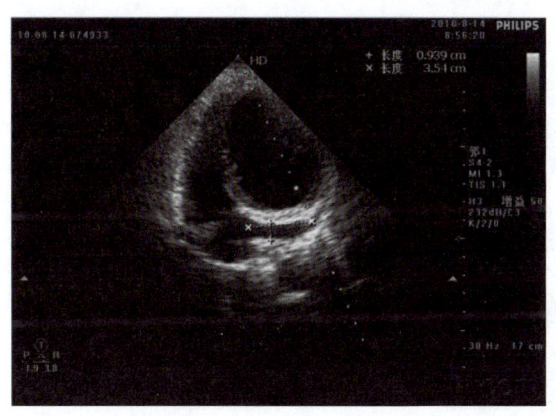

图1-37 PICC置管后心脏彩超结果

置管术后，左上腔静脉管径约13 mm。经多学科专家教授会诊，最终确定PICC可正常使用。该患者在置管过程中未发生胸部不适、心律失常等症状，顺利完成化疗。

### (三) 思考与启发

对于术前已发现可能存在PLSVC的患者，应在置管前充分评估静脉解剖结构，建议完善心脏超声或胸部CT检查，明确血管走行及是否存在异常血流分流。由于PLSVC具有一定的遗传性，在临床实践中可进一步询问家族史，了解其直系亲属是否存在类似情况，以提高对该类静脉异常的识别能力。在PICC置管过程中，如发现导管异位，应及时调整穿刺手法或导管送入策略，必要时启动多学科会诊，联合超声科、影像科、心血管科等多学科团队共同评估导管的可用性，确保导管安全、有效。对于长期置管的患者，需密切关注导管相关并发症，如心律失常、血栓形成及化疗药物外渗风险，并定期复查心脏超声及影像学检查，动态调整导管位置，以确保化疗安全顺利进行。静脉治疗专科护士需不断提升对先天性血管畸形的认知，形成标准化的筛查和处理流程，优化PICC置管策略，提高患者的治疗安全性和舒适度。

## 案例 二　纵隔占位致PICC导管头端异位

### (一) 病例介绍

患者，女，31岁，胸前区不适29天，加重伴夜间不能平卧4天，门诊拟以纵隔肿瘤收入胸外科，全麻下行纵隔肿物切除术，术后病理提示弥漫性B细胞淋巴瘤，为进一步治疗于术后3周转入血液科。完善各项检查拟行R-CHOP方案化疗 [ 第一天静脉输注美罗华（利妥昔单抗）600 mg、环磷酰胺1.2 g、多柔比星脂质体40 mg、长春地辛4 mg静脉输注，泼尼松100 mg连续口服5天 ]。根据患者诊疗计划及个人意愿，化疗前拟行左侧上臂超声引导下PICC置管。

操作经过：与患者沟通并签署知情同意书。选择左侧肘上贵要静脉进行穿刺，穿刺针进入血管后回血顺畅，导丝送入顺利，使用利多卡因局部麻醉，扩皮，置入插管鞘，送管至20 cm时有明显阻力，回退导管10 cm，调整上肢位置，送管至20 cm时仍有阻力，再次回退导管至10 cm，开始边送导管边用生理盐水冲管，顺利送入导管。行胸部X线片示头端反折，位于右侧第4后肋间水平（图1-38），请静脉输液治疗专家会诊，结合患者纵隔肿瘤病史，考虑调整导管

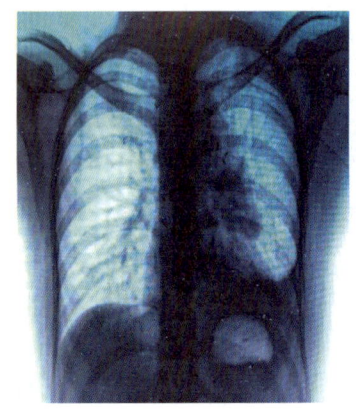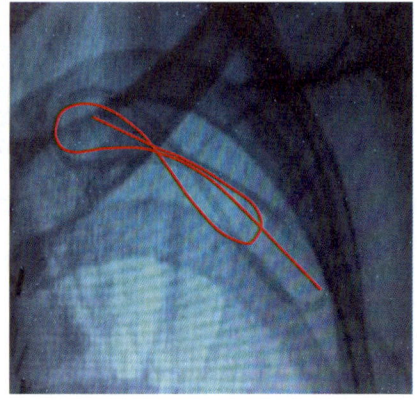

**图1-38　PICC置管后胸部X线定位片**

困难，且PICC导管回血好，输液通畅，暂不予调整，顺利完成第一疗程化疗。21天后患者入院做第二次巩固治疗，入院当日行PICC导管维护时发现导管堵塞，予以拔除。

### （二）分析、处理与转归

- **为什么会发生送管困难**

患者CT检查提示前纵隔占位、左上纵隔见软组织密度影，较大截面约9.0 cm×7.8 cm（图1-39），纵隔淋巴结肿大压迫上腔静脉，导致PICC导管从左头臂静脉无法跨过纵隔到达右侧，导致置管过程中送管困难。

- **为什么会发生堵管**

导管尖端位置、导管材质、操作方式及药物因素均是导致PICC堵塞的独立危险因素。本案例中PICC导管头端反折，在日常活动中，可能会导致导管反折角度发生改变（图1-40），纵隔肿瘤压迫，胸腔压力大导致血液回流，从而造成堵管。

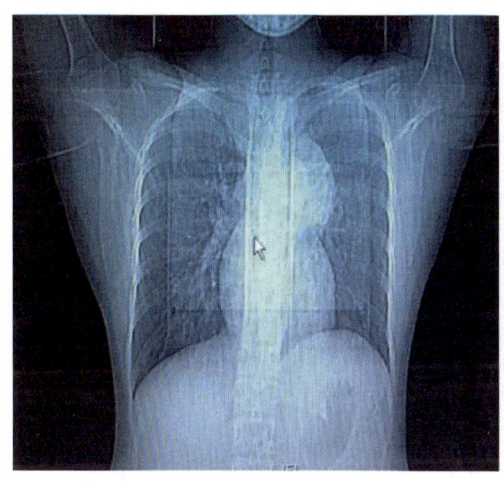 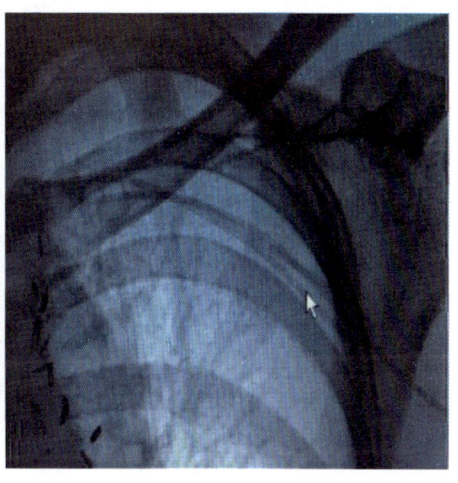

图1-39　患者胸部X线片示纵隔占位　　　　图1-40　PICC导管反折

- **措施与结局**

立即启动专家会诊，对患者的病史、CT检查结果进行了全面的评估，考虑纵隔肿瘤压迫上腔静脉导致导管头端异位，调整困难，决定保留导管，并进行第一疗程化疗。

结局：PICC导管头端异位导致PICC堵管，于第二次入院治疗时拔除。

### （三）思考与启发

纵隔占位致PICC导管头端异位，可能导致严重的并发症，如血栓形成、心律失常等。对于这种情况，在放置PICC导管时，医护人员应严格按照操作规范进行，确保导管的位置准确。术后定期检查导管位置，及时发现问题并处理。患者在使用PICC导管期间应进行密切监测，包括体征、症状和相关检查结果。一旦发现异常，应及时进行评估和处理。对于发现PICC导管尖端异位的患者，需要多学科的合作，共同制定治疗方案。一旦发生严重并发症，如心律失常等，需要立即采取紧急处理措施，确保患者的生命安全。总体来说，对于PICC导管尖端异位的案例，需要及时发现、评估和处理，同时加强预防工作，确保患者的安全。

■ **知识拓展**

• PLSVC 的相关知识

PLSVC 是最常见的先天性静脉畸形。正常人左头臂静脉横跨主动脉分支的前方斜向右下，与右头臂静脉汇合，然后汇入上腔静脉，当左头臂静脉发育异常时，胚胎期形成的左上腔静脉可持续存在。当左头臂静脉发育异常出现狭窄，内腔闭锁或未能形成者，左颈总静脉与左锁骨下静脉汇合后不能向右斜行回流到右位的上腔静脉时，便在主动脉弓与左肺肺门之前向下行进，并接受左上肋间静脉及半奇静脉的来血，然后穿过心包与心脏连接，形成所谓的 PLSVC。常见的 PLSVC 与冠状静脉窦连接，开口于右心房，多伴有冠状静脉窦扩张。少见的 PLSVC 开口于左心耳与左上肺静脉之间。极少数引流入左肺静脉。

高级静脉输液治疗
疑难案例解析

# 第二章
# 血管通路留置过程中异常

## 第一节·静脉炎

血管通路装置（vascular access device，VAD）使用时，以短外周静脉导管（peripheral intravenous catheter，PIVC）、中线导管（midline catheter，MC）、PICC导管发生静脉炎较常见，是静脉治疗最常见的并发症。PIVC静脉炎的发生率为6.2%~53.0%，MC静脉炎的发生率为2.2%~13.3%，PICC静脉炎的发生率为0.6%~9.7%。PICC导管尖端直接进入上腔静脉，因上腔静脉血流速度为2.0~2.5 L/min，能够迅速稀释化疗药物，减少药物对血管的刺激，同时可以避免化疗药物与外周静脉内膜直接接触而产生静脉炎，因此，使用PICC置管可降低静脉炎的发生。

### ■ 基本概念

静脉炎是静脉输液中常见的并发症，在接受静脉输液的患者中近80%可发生不同程度的静脉炎，是由于物理、化学或感染等危险因素刺激血管壁而发生的血管壁炎症。临床表现为穿刺点周围或上方的皮肤疼痛/敏感、红疹、肿胀、化脓、可触及的静脉条索，甚至硬结，症状严重时可伴发热。美国静脉输液护理学会（infusion nurses society，INS）制定的《输液治疗实践标准》将静脉炎按发生原因分为化学性静脉炎、机械性静脉炎、感染性静脉炎和输液后静脉炎。

目前国际上公认的静脉炎分级标准为静脉炎量表（phlebitis scale），相关标准见表2-1。

表2-1 静脉炎的分级量表

| 等级 | 临床标准 |
| --- | --- |
| 0 | 没有症状 |
| 1 | 穿刺部位发红，伴有或不伴有疼痛 |
| 2 | 穿刺部位疼痛，伴有发红和/或水肿 |
| 3 | 穿刺部位疼痛伴有发红<br>条索状物形成<br>可触摸到条索状的静脉 |
| 4 | 穿刺部位疼痛伴有发红疼痛<br>条索状物形成<br>可触摸到条索状的静脉，其长度大于2.54 cm<br>脓液流出 |

### ■ 原因分析

#### （一）化学性静脉炎的原因

化学性静脉炎是静脉输液的主要并发症，由于化学物质直接损伤输注的静脉而引起无菌性炎症。化学性静脉炎的风险因素包括患者自体对导管材料的过敏反应、输注高渗溶液、刺激性较大的药液、不同种类的微粒物质、导管置入前消毒液未充分干燥等，其中以化学性药物刺激最常见。静脉炎的程度与药物的浓度、酸碱度、渗透压及药物本身的毒性作用有关。

刺激性药物在短时间内大量而快速地进入血管内，超过了血管本身的缓冲承受能力或在血管受损处堆积，引起血管内膜进一步受损，使得血管通透性增加，组织炎性渗出，受损静脉周围组织形成水肿。刺激性药物长时间输入血管，持续刺激血管内膜，使内皮细胞破坏，引起化学性静脉炎。

#### （二）机械性静脉炎的原因

机械性静脉炎是由导管摩擦或撞击血管内膜而引起的血管痉挛及周围组织的机械性损伤。常见患者主诉沿着导管走行方向有疼痛感。它常发生在置管后2～3天，其发生率占静脉炎的2%～26%。它是PICC置入后较常见的一种并发症，原因包括：导管材质（硅胶材质静脉炎发生率为2.2%，聚氨酯材质静脉炎发生率为8.3%）、硬度、外径及穿刺角度选择不适，多次穿刺、送导丝及导管手法不当，尖端位置不佳、导管固定不良或因穿刺侧肢体活动幅度过大导致导管移位，输液速度、时间及方式选择不当等。除以上原因之外，静脉选择是否合理也会影响机械性静脉炎的发生，如头静脉内静脉瓣较多，在汇入腋静脉时角度较大，置管过程中易损伤血管内膜或静脉瓣发生静脉炎。

#### （三）感染性静脉炎的原因

感染性静脉炎是由于细菌等感染源入血而引起的静脉内膜炎症反应。原因包括内源性及外源性两个方面。

1. **内源性原因**·机体自身免疫力低下，其他部位感染因素致病菌迁移和定植、菌血症及脓毒血症等全身感染情况。

2. **外源性原因**·置管环境不符合要求、手卫生不到位、消毒方法不当、无菌区域及物品被污染、穿刺部位选择不佳，致皮肤表面细菌带入穿刺点内；反复穿刺过度致皮肤屏障受损，增加感染风险。

#### （四）输液后静脉炎的原因

输液后静脉炎的发生主要与以下因素相关：药物或液体的理化性质刺激血管内膜，如高渗透压、极端pH（如部分抗生素、化疗药物）或某些药物成分引发的化学性损伤；机械性损伤，包括反复穿刺、导管留置时间过长或导管材质过硬导致的静脉壁物理性创伤；微生物感染，多因无菌操作不规范或输液器具污染引起细菌定植；此外，患者个体因素如血管弹性差（老年人、慢性病患者）、过敏体质或免疫功能低下，可增加炎症反应风险；输液速度过快或药物浓度过高导致局部血管内皮细胞持续暴露于刺激性环境，进一步加剧损伤。多种因素共同作用诱发血管内皮损伤、血栓形成及炎症介质释放，最终表现为静脉红肿、疼痛等炎性症状。

## ■ 处理方法

### （一）静脉炎的预防

**1. VAD置入前**·首先应规范评估和正确识别各类静脉炎的风险因素，根据患者自身血管条件、治疗类型、治疗周期与时长、药物的化学性质等风险因素，合理选择VAD、材质（聚氨酯、硅胶、抗感染）、功能（耐高压、抗反流）及型号（4Fr、5Fr）、单腔、双腔或三腔（满足治疗需要的前提下，选用最小规格及最少管腔的导管），并选择最佳的置入部位（如短外周静脉导管避免在肘窝等弯曲、关节、瘢痕、受伤、感染部位置入，成人静脉治疗避免选择下肢静脉，PICC的最佳置入部位是上臂中1/3处）及静脉（PICC首选贵要静脉，其次是肘正中静脉或肱静脉，最后是头静脉；选择弹性好、回流通畅的血管，避开曾经输注过高渗透性或强刺激性药物的血管），可有效预防静脉炎的发生。置管前加强与患者的沟通与交流，缓解患者紧张情绪，告知置管过程，使患者更好地配合置管操作。

**2. VAD置入时**·选择符合国家医院环境要求的场所进行置管，穿刺人员应执行《医务人员手卫生规范（WS/T313）》进行手卫生。PICC、CVC、TIVAP置入时需建立最大化无菌屏障，执行外科无菌非接触技术（surgical-aseptic non touch technique，surgical-ANTT），PIVC置入时宜使用清洁手套，执行标准无菌非接触技术（standard-aseptic non touch technique，standard-ANTT）措施。穿刺前首选浓度为>0.5%葡萄糖酸氯己定醇溶液（2个月以下婴儿慎用），并确保消毒液充分待干。置管时动作轻柔，送导丝或送管时勿持续用力按压穿刺点上方，切忌暴力送导丝或送导管，送导丝或导管困难时，不可强行推送；避免暴力送插管鞘，预防穿刺点近端静脉炎的发生；避免同血管反复穿刺或置管过程时间过长，造成血管损伤。

**3. VAD置入后**·立即拍摄胸部X线片确定导管尖端是否最佳，并根据需要进行调整。PICC置入24小时后，在穿刺点上方10 cm局部热敷每次15～30分钟，每天2～3次，连敷3天，或使用静脉炎预防贴，促进血液循环，加速炎性物质的吸收，预防机械性静脉炎的发生。应遵照2023版《静脉治疗护理技术操作标准》流程做好导管维护，定期评估导管留置的必要性，治疗结束后，尽早移除导管。紧急条件下置入的导管应做好标记，以便及时移除并根据需要重新置管。VAD使用过程中，在病情允许的情况下，可预防性用药或合理安排药物输注顺序；控制给药速度，药液温度、pH、浓度等；每次输完刺激性的液体后应用生理盐水正压冲洗导管，可预防化学性静脉炎的发生。选用精密输液器过滤微粒；一旦发生导管部分脱出勿再送入血管内，可预防细菌性静脉炎的发生。

**4. VAD移除后**·移除PIVC、MC或PICC后，考虑到导管对血管的机械性刺激，落物对血管的化学刺激及感染源对血管内膜的损伤等因素，建议对血管穿刺部位进行48小时的监测，以判断是否出现输液后静脉炎。或在出院时，为患者及其家属提供有关静脉炎症状和体征的书面说明，以及出现静脉炎后的联络人员及联系方式。

### （二）静脉炎的处理

#### 1. 处理原则

（1）发生静脉炎时，应分析确定静脉炎发生的原因，针对不同原因采取恰当的干预措施。

（2）结合患者实际情况，根据导管类型来确定是否需要拔除导管并选择可替代的其他血管通路。一旦发生静脉炎，应立即拔除PIVC；根据实际情况对CVAD予以相应的处理或拔除导管。不应仅因发热而拔除导管,应采用临床思维判断有无其他感染或发热的非感染性原因,再做决策。

（3）除透析导管外,不应在穿刺部位使用外用抗生素软膏或乳膏,因其有引起真菌感染和耐药性的风险。

2. 物理治疗

（1）血栓性静脉炎：应抬高患肢,配合规范抗凝治疗,必要时遵医嘱止痛或其他干预措施,以减轻静脉炎相关不适。静脉炎的物理治疗方式包括冷敷、热敷、激光照射、电磁波照射等,这些方法改善局部微循环。物理治疗与药物治疗相结合更具优势,为难治性静脉炎提供有效的治疗方法。

3. 药物治疗

（1）如意金黄散：是一种复方中药粉剂,具有消炎、活血散瘀、消肿、止痛、改善微循环、解除局部血管痉挛、疏通气血等作用,同时如意金黄散渗透性好、见效迅速、药性温和,皮肤给药除了局部作用显著外,还可以透过皮肤进入全身血液循环,影响体液免疫、细胞免疫的抗感染和抗炎作用。地塞米松属于肾上腺皮质激素类药,能够抑制炎症细胞,包括巨噬细胞和白细胞在炎症部位的积聚,并抑制吞噬作用、溶酶体酶的释放,以及炎症化学中介物的合成和释放,从而缓解由于药物外渗导致的皮肤局部炎症反应。茶叶水也具有清热解毒的功效。静脉炎的治疗可使用如意金黄散+地塞米松+茶叶水调成糊状湿敷,以穿刺点上方为起点,沿着静脉走向,涂抹在皮肤上,厚度控制在 0.3～0.4 cm,然后取保鲜膜包裹,胶带固定,每天 2 次,湿敷 10 小时,间隔 1 小时。在使用过程中应防止湿疹的形成。

（2）多磺酸黏多糖乳膏：能迅速穿透皮肤,抑制组织中蛋白质分解酶及透明质酸酶的活性,促进水肿与血肿的吸收,促进局部血液循环,刺激受损组织再生,有抗炎、抗渗出和促进伤口愈合的作用,且对皮肤无刺激性。挤出多磺酸黏多糖膏体 3～5 cm,每天 2 次,顺血管方向以螺旋式轻柔涂抹患处,涂药后用塑料薄膜包扎,以减少药物挥发。

（3）50%硫酸镁的高渗透作用：能迅速消除局部组织炎性水肿,镁离子具有保护局部血管内皮细胞及增加内皮细胞前列环素的合成及释放,增强抗凝活性,抑制血小板聚集,改善局部血液循环。持续湿敷加用保鲜膜将治疗部位包裹,有效抑制微血管的通透性,短时间内缓解静脉炎症,但硫酸镁味苦、咸,有风化性,皮肤表面容易形成无色结晶,令皮肤干燥,有时患者感到不适。硼酸联合硫酸镁湿外敷效果更佳。

4. 其他治疗

（1）马铃薯洗净削成 0.1～0.2 cm 厚的薄片敷于静脉炎处,用保鲜膜覆盖；或使用冰片马铃薯泥,制作方法为：取新鲜马铃薯 100 g 加冰片 10 g,用榨汁机搅成糊状,放 2～8℃冰箱备用。现配现用,放置不能超过 8 小时。

（2）水胶体敷料：可促进血液循环,加速炎症消退。近些年逐渐用于静脉炎的治疗,通常使用 8 天后,静脉炎临床症状消失,患者疼痛减轻。

（3）海带、海藻、芦荟汁、木芙蓉花和叶外敷,但过敏者慎用。

（4）0.02%呋喃西林 250 mL 联合地塞米松 25 mL 湿外敷。硝酸甘油皮肤贴剂外敷。

（5）中药治疗：墨旱莲、鲜蒲公英捣碎加龙血竭调糊,或以复方红花酊、红花当归酊湿敷,或用龙珠软膏、京万红软膏涂擦等。

### ■ 处理流程

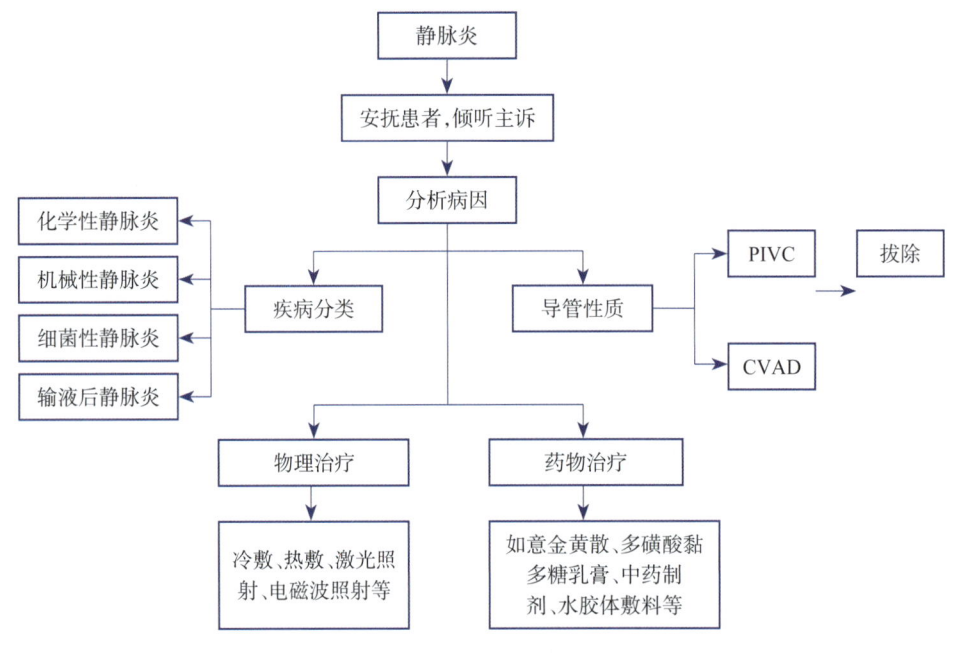

### ■ 案例解析

## 案例　外周静脉留置针导致静脉炎

### （一）病例介绍

患者，男，72岁，半年前发现足底肿物，4个月前肿物开始增大，表面皮肤破溃，周边出现黑色素沉着，门诊活检，病理结果显示黑色素瘤；门诊以恶性黑色素瘤收入院。入院后在全麻下行左足恶性肿瘤扩大切除术+皮瓣转移术+自体取皮植皮+左腹股沟淋巴结清扫术+左下肢石膏托外固定术。

术后患者遵医嘱接受了化痰、止痛、消炎、保护胃黏膜、改善微循环、营养、止血药物治疗。患者留置20G留置针进行液体输注，留置第3天，输液过程中患者主诉穿刺处疼痛，当时输注的液体是生理盐水+盐酸丙帕他莫注射剂，滴速为78滴/分，回抽有回血。护士评估后怀疑液体速度过快，调慢速度，疼痛缓解。输液结束后发现穿刺处稍有红肿，皮温增高，稍有压痛（图2-1），立即拔除留置针，未做相关处理。次日重新留置留置针，输注过程无异常情况；第2天输注过程中发现穿刺处出现红肿、疼痛情况，立即拔除留置针。

### （二）分析、处理与转归

• **留置针输液患者为什么会出现静脉炎**

患者因外周静脉留置针导致静脉炎，可能由多种因素共同作用。输液速度过快（78滴/分）

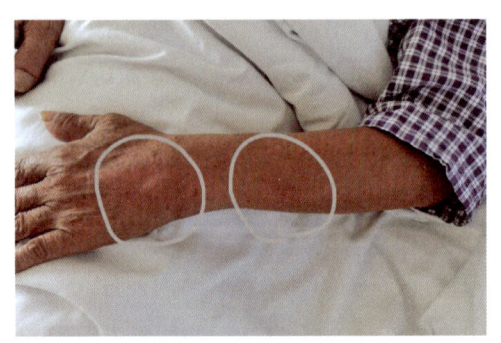

图2-1　患者穿刺处皮肤红肿

增加了静脉壁的剪切力,导致血管内皮损伤,同时盐酸丙帕他莫注射剂可能具有一定刺激性,长时间输注或浓度较高时易引发化学性静脉炎。此外,首次输液结束后已出现局部红肿、皮温升高等炎症表现,但未及时采取护理干预,可能导致炎症加重或继发感染。机械因素同样不可忽视,20G留置针可能因血管较细或穿刺部位固定不佳,在输液过程中反复摩擦静脉壁,引发炎症反应。患者高龄(72岁),血管弹性较差,术后炎症状态可能进一步降低血管耐受性,增加静脉炎风险。

- 患者如何进行静脉通路的选择

根据血管评估分级标准对患者进行静脉治疗前的评估;尽量选择血管直、管径粗、弹性好、血流通畅、易于穿刺、便于固定及观察的部位,左右肢体交替进行,不选择末梢循环差的表浅静脉。尽可能选择能满足治疗需求的最小型号留置针。

- 措施与结局

停止使用盐酸丙帕他莫注射液,必要时遵医嘱给予止痛片口服;加强观察用药后的不良反应,穿刺点红肿有无进行性发展情况等;必要时可行血管彩超,观察血管受损情况。红肿区域处理:使用如意金黄散+地塞米松+茶叶水湿敷,每天1~2次。3天后患者红肿消失。

### (三)思考与启发

静脉炎的诊断目前主要依赖患者主诉和肉眼观察,缺乏客观化、标准化的评估体系,导致部分病例在早期未能得到及时干预,从而加重病情。临床上应采用动态血管评估,结合影像学检查(如血管彩超)监测静脉炎的进展,以便采取更有针对性的防治措施,提升输液安全性。同时,对于已发生的静脉炎,应根据炎症程度选择合适的局部处理方案,如使用如意金黄散+地塞米松+茶叶水湿敷,但需根据静脉炎的面积和严重程度合理调整配比。例如,对于1级和2级静脉炎可使用如意金黄散+地塞米松溶于茶叶水湿敷,每天1~2次;对于3级以上静脉炎则可适当增加地塞米松剂量至10 mg,并延长湿敷时间至30~40分钟,以促进局部消炎消肿。此外,还可联合水胶体敷料,通过其促进局部血液循环、减少机械刺激、缓解疼痛等作用,加速静脉炎的恢复。未来,建议建立更加客观化、标准化的静脉炎评估体系,优化输液管理,提高静脉治疗的安全性和有效性。

■ 知识拓展

- 水胶体敷料在静脉炎中的应用

水胶体敷料具有较好的弹性及透气性,其防水、防菌、保温,可有效保持伤口湿润,创造低氧、微酸的环境,加速伤口愈合,且具有自溶性清创作用,可溶解坏死组织和纤维蛋白,还可吸收少量或中量渗液。其主要用于患者的创面,从而促进创面愈合。

水胶体敷料用于浅静脉留置针置管患者,作为一种闭合型敷料,可以形成低氧张力,刺激释放巨噬细胞及白细胞介素,促进局部血液循环加速,消退炎症。同时,水胶体敷料可吸收渗液,保持局部干燥,减少菌落生长。

另外,水胶体敷料是高分子材料,很少导致患者出现皮肤过敏反应,且水胶体敷料可通过形成凝胶,从而保护暴露的神经末梢,减轻疼痛,不会造成二次机械性损伤。水胶体敷料薄且有弹性,能够顺应皮肤的移动,使肢体活动不受影响,其外观透明,方便观察皮肤情况;而且操作简单,价格便宜,容易被患者接受。水胶体敷料应用后,患者静脉炎临床症状消失,疼痛减轻。

## 第二节 · 药物外渗

药物外渗是PIVC置管后最常见的并发症,其发生率为0.4%~21%。MC、PICC、TIVAP导管体内断裂后也会导致药物外渗。药物外渗对机体的影响因药物种类不同、渗出药物量的多少而异,如处理不当,轻者可出现局部组织发红、肿胀和不同程度的疼痛,重者可导致组织溃疡、坏死、功能障碍、永久性的形态改变甚至功能丧失,严重者须外科清创、植皮,给患者带来了极大的痛苦。

### ■ 基本概念

药物外渗是指静脉治疗过程中,腐蚀性药液进入静脉管腔以外的周围组织,引起局部发红、疼痛、发热或发凉等现象,是静脉输液过程中常见的不良事件。药物外渗的临床分期分三期:局部组织炎性反应期、静脉炎性反应期和组织坏死期;其表现为:轻度炎性改变,局部组织出现大片红肿,沿血管出现条索状的红线,局部肿痛;局部皮肤苍白继而出现水疱;患者出现紫黑色,如不及时处理皮下组织坏死、形成溃疡,甚至累及深层组织。与药物外渗不同,药物渗出是指非腐蚀性药液进入静脉管腔以外的皮下组织,可引起组织的肿胀不适,但通常不会引起组织的坏死等严重问题。在临床上应根据输注药物的性质,鉴别药物渗出与药物外渗。

### ■ 原因分析

**1. 药物因素**·药物的细胞毒性、渗透压、浓度、pH等容易引起血管痉挛、血管内膜组织及通透性增加等情况,使药物出现外渗,引发局部皮肤水疱、破溃及组织坏死等症状。引起外渗的常见药物包括高渗性药物、化疗药物、血管活性药物、抗生素、强酸和强碱性药物等。

(1)高渗性药物:人体正常的血浆渗透压是280~320 mOsm/L,渗透压影响血管壁细胞水分子的移动。药液渗透压越高,对血管内膜刺激越大,易引起血管内皮细胞的损伤而导致药物外渗。低于或高于此渗透压的药液都将对血管产生影响,渗透压<280 mOsm/L为低渗溶液(如0.45%氯化钠溶液),渗透压>320 mOsm/L为高渗溶液(如10%葡萄糖、20%甘露醇)。

(2)化疗药物:化疗药物因其毒副作用和潜在的变态反应,容易引发组织损伤,尤其是对静脉的损伤。化疗药物的毒性作用可导致静脉壁塌陷、硬化,使血管弹性丧失,脆性及通透性增加,从而增加静脉炎的发生风险。根据药物对组织的损伤程度,化疗药物可分为三类:① 发疱性药物(腐蚀性药物),如长春新碱、阿霉素等,外渗后可引起组织发疱甚至坏死;② 刺激性药物,如环磷酰胺、氟尿嘧啶等,可引起注射部位或静脉路径疼痛,局部炎症反应、静脉炎及局部变态反应;③ 非发疱性药物,外渗后一般不对组织产生不良反应,但在大量输注或反复刺激下,也可能导致静脉内膜损伤,引发静脉炎。

(3)血管活性药物:血管活性药物是指通过改变血管舒张收缩状态,调节血管功能和改善微循环血流灌注,达到抗休克目的的一类药物,包括血管舒张药和血管收缩药。临床上常用的血管活性药主要有肾上腺素、去甲肾上腺素、垂体后叶素(催产素、加压素)、多巴胺、多巴酚丁胺、间羟胺、异丙肾上腺素、α受体阻滞药、M胆碱受体阻滞药等。血管活性药物使用时,可使外周血管收缩、痉挛,引起组织缺血缺氧,致血管通透性增加,药物外渗进入组织间隙,导致组织受损甚至坏死。

(4)强酸性和强碱性药物:生理情况下血浆pH为7.35~7.45,药物过酸或过碱均会干扰血管内膜的正常代谢和功能,影响血管内膜通透性,从而引起药物外渗。药物pH<4.1为强酸;pH>9.0为强碱。在强酸或强碱的药物输入血管后,静脉内膜组织发生改变,导致内膜粗糙,甚至血栓形成。尤其强酸具有腐蚀性,可迅速吸收组织水分,溶解组织蛋白,损坏细胞膜结构,形成坏死、溃疡。环丙沙星的pH为3~4.5,万古霉素的pH为2.5~4.5,对血管内皮细胞刺激性大,易引发药物外渗。推荐使用PIVC输注药物的pH在6~8,其余pH区间的药物建议使用CVC导管或PICC导管,可以起到保护血管,降低内膜损伤的作用。以下是常用静脉输液治疗药物pH(表2-2)。

表2-2 常用静脉输液治疗药物的pH

| pH | 常见药品 | pH | 常见药品 |
|---|---|---|---|
| <5 | 环丙沙星、左氧氟沙星、万古霉素、妥布霉素、多巴胺、肾上腺素、去甲肾上腺素、异丙肾上腺素、纳洛酮、多西环素、缩宫素、垂体后叶素、氨甲苯酸 | >9 | 氨苄西林、氨苄西林-舒巴坦钠、别嘌醇、泮托拉唑钠、苯巴比妥钠、苯妥英钠、硫苯妥钠、磷霉素、氨茶碱、阿昔洛韦、更昔洛韦 |

2. 个体因素

(1)患者年龄是引起外渗的危险因素,如婴幼儿血管壁薄、血管细小难以穿刺,且固定后容易发生脱落致药液外渗;老年人痛觉迟钝、血管硬化或脆性高,外渗的危险性增加。

(2)特殊疾病致血管条件差、血管硬化、管腔变小,从而使血流减慢、静脉压增高,局部药液浓度相对高,会增加药物外渗的危险,如癌症患者由于反复化疗,血管脆性增加,易致静脉受损,易在输液过程中发生外渗;昏迷、休克、肺心病重症患者由于微循环障碍,血管通透性增加,容易发生外渗;糖尿病患者,糖、脂肪代谢障碍,致外周血管病变使得外渗容易发生;静脉血栓、上腔静脉压迫综合征及乳腺癌术后,致静脉压增高,容易外渗。

(3)患者依从性差、对疾病和治疗缺乏知识,如穿刺后习惯性地以右侧手臂支撑身体,导致局部血管受压,药液输注不顺畅;患者过多的肢体活动,也会使药液回流外渗等。

3. 其他因素

(1)药物存在配伍禁忌,在同一血管中输注不同的药物,药物入血后发生反应,形成络合物等沉淀,堵塞静脉通路,造成输液不顺畅,增加外渗的风险,如硝普钠与呋塞米、去乙酰毛花苷同时使用,托拉塞米、呋塞米与多巴胺、多巴酚丁胺注射液同时使用,会产生白色絮状物。

(2)静脉治疗人员专业知识缺乏,静脉穿刺技术水平差,穿刺部位选择不当,穿刺靶血管选择不当,如穿刺部位选择在关节处,穿刺点上方有止血带或手镯等物品压迫。

(3)选择VAD不当,如对于连续输注发疱性药物时,使用PIVC。

## ■ 处理方法

### （一）药物外渗的预防

#### 1. PIVC药物外渗的预防

（1）PIVC装置的选择：化疗给药不应使用一次性静脉输液钢针；对于连续输注发疱性药物时，不应使用PIVC；MC有不可监测的外渗风险，需谨慎进行间歇性发疱性药物给药。

（2）穿刺部位的选择：宜选择上肢粗、直、有弹性、不易滑动的静脉，输注部位首选前臂，手背次之，肘部内侧应尽量避免；经常更换穿刺部位，同一静脉在24小时内不应重复穿刺；患儿输注发疱性药物不应选择头皮静脉；除有上腔静脉压迫综合征外，一般不宜下肢静脉给药。

（3）输液过程的预防：宜使用透明无菌敷料固定导管，静脉输注腐蚀性药物前，应建立新的静脉通道并评估导管的安全性，总输注时间应＜60分钟，导管留置时间应≤24小时；不应使用注射泵、输液泵、＜5 mL的注射器抽吸或注射；静脉输液过程中，重视患者主诉，输注高危药物及老年、危重、静脉循环差的患者，要挂上警示标识，每30分钟观察输液部位。对于化疗药物的外渗，不能只局限于肿胀这一外渗显著特征的观察，经PIVC输液时，应嘱患者减少肢体活动，输液部位出现肿胀、疼痛等异常情况应及时报告护士处理。

#### 2. CVAD药物外渗的预防

（1）预期超过3个月的不定期化疗、输注发疱性药物时间＞60分钟或使用便携式输注给药时，宜选择CVAD。

（2）给药前应通过抽回血及推注生理盐水确认CVAD通畅，在没有血液回流的情况下，不应给药。输注发疱性药物时，静脉推注2～5 mL药液或输注5～10分钟后应评估并确认导管功能。

（3）TIVAP给药时，应确保无损伤针固定在输液港体内。

（4）输注过程中应定时观察穿刺区域有无液体渗出、发红、肿胀等。

### （二）药物外渗的处理

（1）发生化疗药物外渗时，应立即停止输液，保留VAD。回抽外渗药物，目前关于造影剂外渗抽吸，没有一致的证据表明抽吸的成功性，通过插入的针头或血管导管吸出外渗的造影剂可以减轻外渗的影响。在尝试吸出造影剂时，通常只能成功吸出少量外渗造影剂，因此，不建议进行抽吸。临床护理过程中应根据患者具体情况决定是否进行抽吸。抬高患侧肢体，测量标记渗出/外渗范围，观察和记录皮肤的完整性、疼痛水平、感觉和肢体的运动功能。

（2）使用注射器回抽静脉通路中的残余药液后，拔除PIVC或TIVAP无损伤针。

（3）发生中心静脉化疗药物外渗至深部组织时，应遵医嘱行X线检查确定导管尖端位置。

（4）应评估肿胀范围及外渗液体量，确认外渗的边界并标记；观察外渗区域的皮肤颜色、温度、感觉、关节活动和外渗远端组织的血运情况，若外渗引起水疱，直径＞0.5 cm的水疱，宜在无菌技术操作下抽出疱液，用无菌敷料包扎；新生水疱待水疱皮肤张力降低后再行处理。

（5）发疱性药物外渗时，应遵医嘱进行局部封闭，封闭时应避免损伤CVAD。

（6）根据外渗药物的种类，遵医嘱可使用相应的解毒剂和治疗药物（表2-3）。围绕外渗部位进行环形局部封闭或静脉注射；若无明确解毒剂时，可在1小时内使用盐水冲洗技术作为解毒剂的替代疗法。透明质酸酶与干热敷法具有协同作用，可用于长春花物碱类和紫杉烷类

表 2-3　常见化疗药物解毒剂及给药方式

| 解毒剂/拮抗剂 | 外渗化疗药 | 给药方式 | 用量 | 配制 | 保存 |
|---|---|---|---|---|---|
| 右丙亚胺（dexrazosane） | 应用于DNA结合的蒽环类药物外渗 | 应避开外渗部位静脉内输注，宜选择对侧肢体大静脉，维持超过1~2小时。输注前15分钟应移除冷敷 | 按患者体表面积计算：第1天 1 000 mg/m$^2$，在外渗发生6小时内使用，单次最高剂量 2 000 mg/m$^2$；第2天 1 000 mg/m$^2$，单次最高剂量 1 000 mg/m$^2$；第3天 500 mg/m$^2$ | 每支500 mg右丙亚胺用50 mL特定稀释液混匀，再取出患者使用的剂量，加入1 000 mL生理盐水中 | 室温 25℃ |
| 50%~100%二甲亚砜（dimethyl sulfoxide, DMSO） | 宜用于与DNA结合的蒽环类药物和丝裂霉素外渗，建议外渗10分钟内开始使用，不可与右丙亚胺同时使用 | 二甲亚砜1~2 mL用棉签或纱布涂抹于大于外渗面积2倍的皮肤表面，自然晾干，4~8小时一次，持续7~14天 | — | — | — |
| 1/6 mol/L硫代硫酸钠（sodium thiosulfate） | 宜用于氮芥、丝裂霉素、更生霉素和高浓度顺铂（＞0.5 mg/mL）发生大范围外渗（＞20 mL） | 在外渗部位皮下注射 | 每外渗氮芥1 mL使用2 mL硫代硫酸钠 | ① 若用10%硫代硫酸钠配制：4 mL加15~30℃ 6 mL注射用水；② 若用25%硫代硫酸钠配制：1.6 mL加8.4 mL注射用水 | 室温 15~30℃ |
| 150 U/mL透明质酸酶（hyaluronidase） | 宜用于非DNA结合的长春花碱类和紫杉醇类化疗药物外渗，建议外渗1小时内开始使用 | 平均分5次在外渗部位顺时针方向皮下注射 | 每外渗1 mL药液使用1 mL透明质酸酶 | — | 2~8℃ 冷藏 |

药物的解毒剂，使用剂量与外渗范围、药物性质和人群有关，婴儿外渗及小范围外渗用15 U，成人及较大范围外渗用150 U。

（7）化疗药物外渗发生24~48小时，宜给予干冷敷或冰敷，每次15~20分钟，每天≥4次；奥沙利铂、植物类化疗药物外渗可给予干热敷，成人温度不宜超过60℃，患儿温度不宜超过42℃。外敷面积大于渗出面积。蒽环类、表柔比星等抗肿瘤药物发生外渗应选择冷敷，奥沙利铂、长春花碱类抗肿瘤药物发生外渗应选择热敷。遵医嘱使用治疗性敷料外敷或局部药物涂抹，外敷面积大于渗出面积以限制外渗范围，防止发生组织坏死。

（8）应抬高患肢，避免局部受压。若局部肿胀明显，可给予50%硫酸镁、如意金黄散等湿敷。

（9）应记录症状和体征、外渗发生时间、部位、范围、局部皮肤情况、输液工具、外渗药物名称、浓度和剂量、处理措施。

（10）严重的外渗或保守治疗后效果不佳或出现组织坏死、慢性溃疡，进行清创治疗、负压创面治疗、皮瓣移植术等外科手术治疗。

## ■ 处理流程

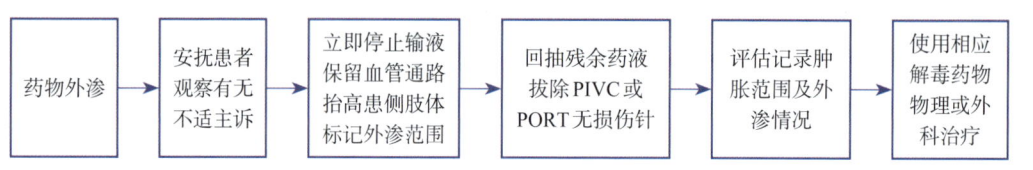

## ■ 案例解析

### 案例 一  外周静脉留置针处表柔比星外渗

#### (一) 病例介绍

患者,女,68岁,诊断为恶性淋巴瘤。合并疾病:高血压,服药后血压控制良好,维持在110/70 mmHg,贫血血红蛋白65 g/L,白蛋白25 g/L,血糖11.3 mmol/L。行美罗华、环磷酰胺、表柔比星、长春地辛、泼尼松(RCHOP)方案化疗,未行CVAD,左手手背静脉留置针,化疗结束后封管,化疗第3天发生表柔比星外渗,当时外抽药液,生理盐水推注后拔出留置针,并局部冷敷、多磺酸黏多糖乳膏外涂。外渗第2天未有好转,金黄散+地塞米松+茶叶水调成糊状外敷。外渗第4天左手背肿胀,少量水疱,磺胺嘧啶(SD)银霜外涂。外渗第6天出院,院外继续涂SD银霜。

#### (二) 分析、处理与转归

- 根据患者病情,选择左手背外周静脉留置针输注表柔比星是否合适

不合适。表柔比星又称表阿霉素,为蒽环类抗肿瘤药物。它对急性白血病、淋巴瘤、乳腺癌、肺癌及多种其他实体肿瘤均有效,在肿瘤治疗中应用极为广泛,为许多癌症化疗时必备的药物。表柔比星pH为3.0,属于强酸性药物,对静脉血管壁内膜刺激性强,可引起化学性静脉炎。外渗时,可表现为局部皮下或深部组织红肿、疼痛,甚至坏死、溃疡,经久不愈。小静脉注射或反复注射同一血管会造成静脉硬化。此患者使用左手背外周静脉留置针已经3天,且患者高血压、白蛋白低、血红蛋白低、血糖高、血管弹性差,更容易造成外渗。建议以CVC或PICC输注较好。

- 表柔比星外渗的处理流程是否合适

本案例中护士发现外渗后根据经验进行了处理,处理后效果不佳,未能及时请静脉输液治疗专家会诊,也未根据进展动态调整方案,且未跟踪结果。

- 此患者表柔比星外渗发生为何如此严重

肿瘤患者化疗时由于血管条件、药物毒性等原因,经外周静脉给药者化疗药物外渗发生率达5%~6%;表柔比星在注射部位发生外渗进入组织细胞内会与DNA中的核酸结合,造成立即性连锁性细胞死亡,或形成游离根直接破坏细胞膜造成细胞死亡,引起强烈的炎症反应,甚至发展为深层皮肤的溃烂及局部组织的坏死;护士未准确评估患者血管条件,选择合适的输液工具;且对表柔比星使用方法、药物机制及外渗处置流程等知识掌握不全面。

- 措施与结局

患者外渗后55天,至伤口门诊就诊,左手背表面有伤口(图2-2),面积4.5 cm×3.5 cm,不

规则形;部分黑痂,去除黑痂后可见50%黑色、25%黄色、25%红色的创面;渗出液中量,脓性分泌物;基底组织少部分肌腱外露;周边皮肤创周红肿,色素沉着,无卷边;无窦道;无潜行;疼痛明显(长海痛尺评分8分)(图2-3)。给予以下措施:外周皮肤安尔碘消毒,生理盐水清洗伤口后,水凝胶敷料保护外露肌腱(图2-4),亲水性纤维含银敷料(爱康肤银)控制伤口感染(图2-5),生理盐水打湿爱康肤银保持湿润环境,外用超薄型泡沫敷料(美皮康)固定(图2-6),减少患者换药疼痛感。多次按上述方法处理后伤口逐渐好转(图2-7),外渗72天后伤口愈合(图2-8)。

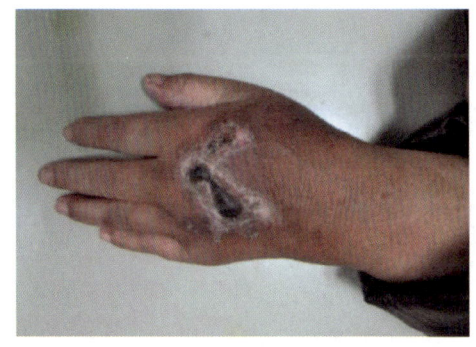
图2-2 外渗后第55天局部皮肤情况

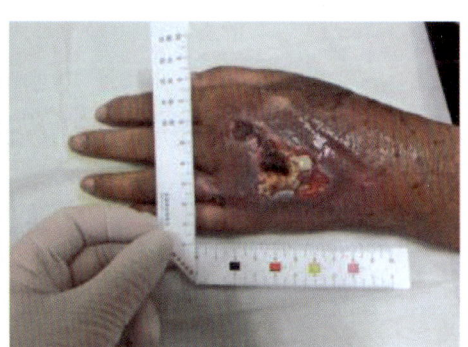
图2-3 去痂后局部皮肤情况

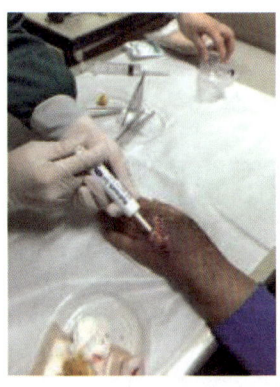
图2-4 保护外露肌腱

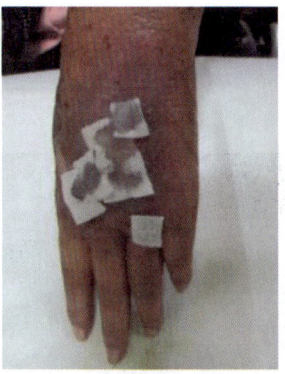
图2-5 控制伤口感染

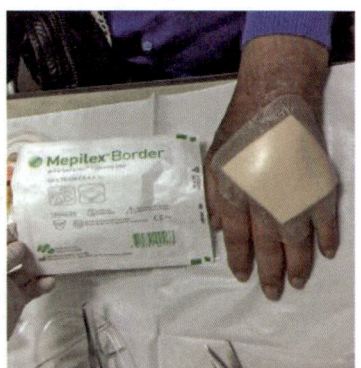
图2-6 固定

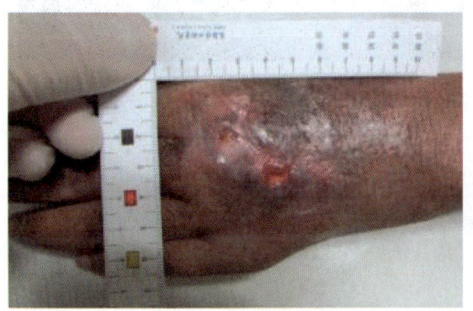
图2-7 伤口逐渐好转

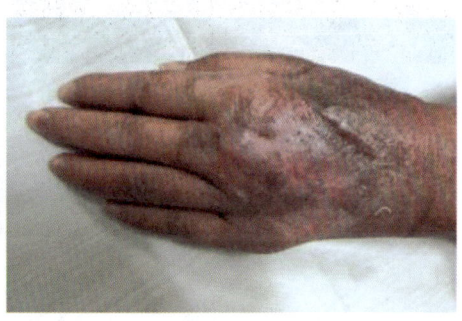
图2-8 伤口愈合

### (三)思考与启发

表柔比星(epirubicin,EPI)为一种蒽环类抗肿瘤抗生素,抗瘤谱广,主要作用机制是EPI直接嵌入DNA碱基对之间,干扰转录过程,阻止mRNA形成。EPI能抑制DNA和RNA的合成,对细胞周期各阶段均有作用,为细胞周期非特异性药物。EPI对细胞膜和转运系统均有作用,但最主要的作用部位还是细胞核。静脉用药后,可快速分布到全身各组织。在其注射部位易发生水肿、静脉炎、皮炎、蜂窝织炎等。表柔比星外渗后,常造成局部组织充血、水肿,组织间压力升高,造成周围组织细胞破坏、疼痛,甚至溃烂坏死,给患者造成痛苦,因此表柔比星外渗后应在短时间内积极处理。

## 案例 二　手背外周静脉留置针处长春瑞滨(诺维本)外渗

### (一)病例介绍

患者,女,71岁,诊断为左乳腺癌。因左乳腺癌术后2年余,复发转移4个月余,在门诊行长春瑞滨化疗及曲妥珠单抗治疗,未行CVAD,右手手背静脉留置针,化疗结束后拔除。回家当天出现手背部静脉发红、疼痛,急诊就诊嘱给予如意金黄散外敷。1周后,患者在门诊右手臂肘下留置三向瓣膜PICC管。

置管后3天,长春瑞滨外周输注后9天,患者出现PICC穿刺处皮肤肿胀,局部皮下有硬块,无发红,压之疼痛,考虑有机械性静脉炎(图2-9),嘱回家后继续如意金黄散外敷。手背处皮肤有局部发白、静脉发红(图2-10)。

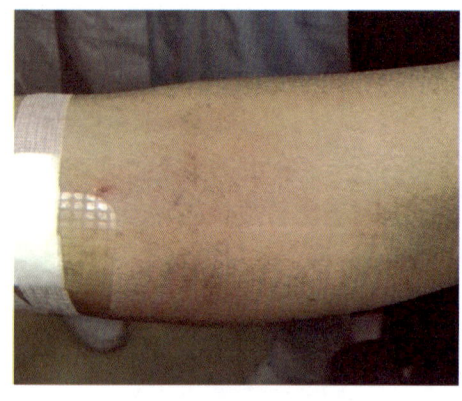
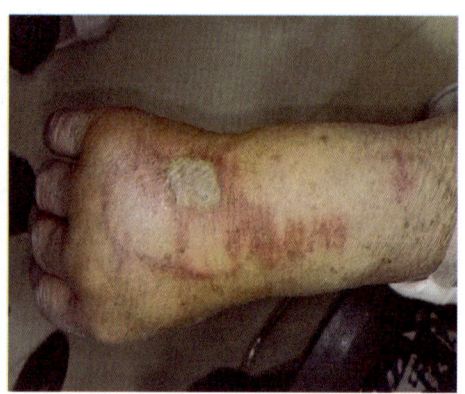

图2-9　PICC置管后3天局部皮肤情况　　图2-10　输注9天后局部皮肤情况

置管后第8天、长春瑞滨外周输注后14天,门诊PICC维护,肘部机械性静脉炎在家用热毛巾湿敷后痊愈(图2-11)。手背部局部皮肤溃烂破损,用碘伏外涂,纱布包扎(图2-12)。

长春瑞滨外周输注21天后,门诊PICC维护时,手背皮肤破损处已结痂(图2-13)。长春瑞滨外周输注28天后手背部皮肤破损处结痂已脱落,愈合良好(图2-14)。

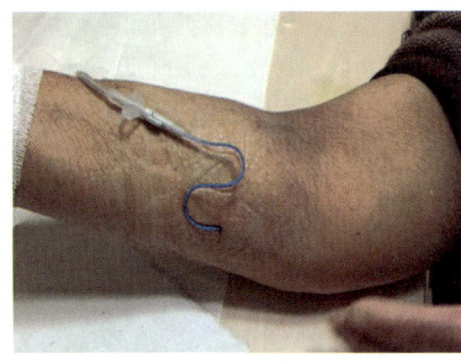

图 2-11　肘部局部皮肤情况

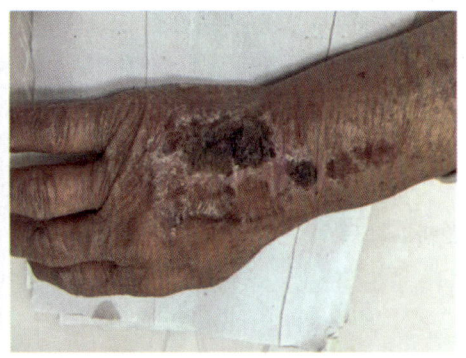

图 2-12　输注 14 天后局部皮肤情况

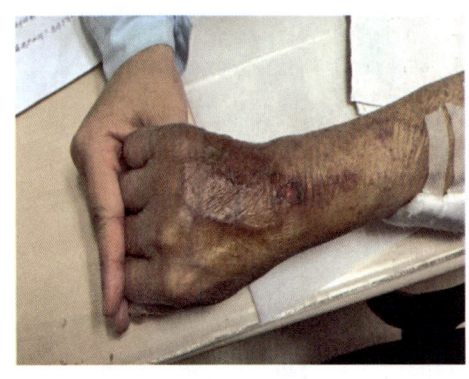

图 2-13　输注 21 天后局部皮肤情况

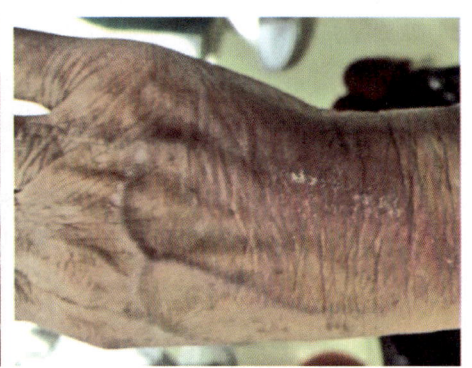

图 2-14　输注 28 天后局部皮肤情况

### (二) 分析、处理与转归

- **长春瑞滨外渗的判断标准**

长春瑞滨的患者外渗程度标准：Ⅰ度为局部出现红斑；Ⅱ度为局部出现干性脱皮、水疱、瘙痒；Ⅲ度为局部出现湿性脱皮、溃疡；Ⅳ度为局部出现剥脱性皮炎、坏死。

- **长春瑞滨药物渗漏的原因**

长春瑞滨为新型半合成长春碱类抗肿瘤药物，是一种较强的发疱性药物，对非小细胞肺癌、转移性乳腺癌等有较好疗效。但由于该药刺激性大，并且为高渗溶液，药物易渗入皮下间隙，导致局部药物浓度过高、pH 改变引起静脉或毛细血管痉挛，局部血供减少，组织缺血、缺氧造成皮肤损害和坏死、肢体功能障碍等严重后果。

- **如何预防长春瑞滨药物毒性反应的发生**

毒性反应的发生与药物浓度成正比，静脉推注药物压力大、浓度高、在血管内滞留的时间越长，对局部血管刺激性越大，易引起外渗及静脉炎的发生；配制化疗药时要尽可能加大药物的稀释浓度。相同剂量长春瑞滨稀释时，溶液量越多，静脉炎发生率越低。长春瑞滨尽量稀释于 125～250 mL 液体内，在 15～20 分钟快速输注完毕，输注前后生理盐水冲管。

- **长春瑞滨引起的局部静脉、周围皮肤等毒性反应如何处理**

如果在输注过程中穿刺点周围皮肤、静脉出现红肿、疼痛等外渗情况，立即停止输注，并给予地塞米松注射液 5 mg+2% 利多卡因 1 支（100 mg, 5 mL）以进针点为中心进行封闭及早期热敷,抬高患肢,并外涂多磺酸黏多糖乳膏。激素有很强的抗炎作用,能抑制感染,增加血管紧张性,减轻充血和降低毛细血管通透性,抑制炎症介质的合成和释放,故可降低静脉炎的发生率和严重度。利多卡因是局部麻醉药,常用于局部封闭治疗,能阻断注射局部对神经反射的不良刺激,减轻疼痛,它与地塞米松联合用药,能提高局部血管内膜对化疗药物刺激的耐受力。用药前应认真评估所用药物的药理特性,选择合适的输注途径,做好与患者沟通及健康教育。

- 措施与结局

立即请静脉输液治疗专家会诊,最终确定PICC可正常使用。患者左乳腺癌术后,在门诊经右手手背浅静脉输注行长春瑞滨化疗后回家当天就出现手背部静脉发红、疼痛,急诊就诊给予如意金黄散外敷。2周后手背部局部皮肤溃烂破损,用碘伏外涂,纱布包扎,3周后手背部皮肤破损处结痂。4周后结痂脱落,愈合良好。

### (三)思考与启发

经手背外周静脉留置针输注长春瑞滨,会很大程度上增加穿刺部位药液外渗的风险。因此,护理人员应注意确保穿刺技术的准确性和安全性,避免损伤血管壁或穿透血管等情况发生,从而降低外渗的风险。密切观察留置针穿刺部位的情况,及时发现外渗。长春瑞滨外渗会导致局部疼痛、肿胀、灼热感等症状,需要及时评估处理。一旦发现药物外渗,应立即停止药物输注,并与医生协商进一步处理方案。根据外渗情况的严重程度,可能需要更换穿刺部位,进行局部处理或紧急处理。对于药物外渗引起的局部不适,可以采取适当的措施,如热敷、局部按摩促进吸收、避免压迫等,有助于减轻症状。护理人员应及时记录药物外渗事件的发生情况、处理过程和效果,加强内部沟通,确保团队之间的协作和信息共享,提高对此类情况的处理水平。综上所述,护理人员应加强早期识别与监测、积极局部处理、做好预防措施、及时记录与沟通等,通过综合措施的落实,可有效处理外渗,减少患者的不适。

## 案例 三 前臂外周静脉输液时垂体后叶素外渗

### (一)病例介绍

患者,女,63岁,因肝硬化伴消化道出血于凌晨1:00被送至急诊留观。医嘱给予生理盐水500 mL+垂体后叶素80 U,以30滴/分的速度持续静脉滴注。选择左上肢前臂浅静脉留置针给药,每小时巡视一次。13:00护士巡视时患者主诉穿刺处刺痛,观察穿刺部位见局部无肿胀、回血通畅,判断为穿刺点针眼疼痛。17:00患者主诉疼痛范围扩大,穿刺点上方也有疼痛感。见穿刺部位局部皮肤苍白,但回血通畅,患者穿刺部位出现药物外渗,立即拔除留置针给予更换穿刺部位。第2天护士长查房时发现患者局部沿着穿刺点有一条10 cm条索状深褐色静脉,周围皮肤出现紫斑及大小不等的水疱(图2-15)。立即汇报院静脉输液专家,请求专业指导。

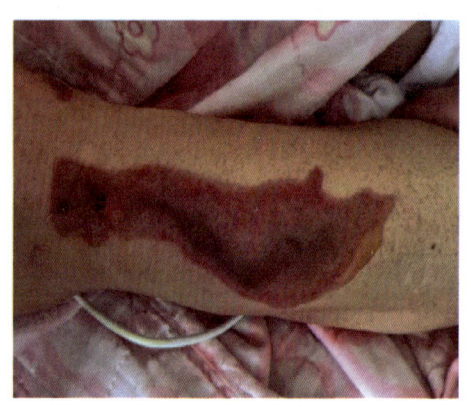

图2-15 皮肤出现紫斑及大小不等的水疱

## （二）分析、处理与转归

- **为什么静脉回血通畅，但还是发生了外渗**

1. 血管的原因·患者为肝硬化患者，伴有门静脉高压，可能引起下腔静脉血液回流受阻，造成小静脉和毛细血管淤血；门静脉高压并发上消化道出血时可引起低血压、低血容量和缺氧等。由于这些原因，小静脉和毛细血管内皮细胞完整性受到破坏，血管内皮修复作用减弱，血管脆性与通透性增大。

2. 输注时间长且浓度高·当长时间静脉滴注浓度高的垂体后叶素时，强烈收缩内脏血管时也对外周血管发生作用，致外周血管发生收缩、痉挛，静脉壁可因缺血缺氧而通透性进一步增高。进入血管内的药液可沿血管走向渗漏到血管外，导致不良后果。

- **选择左上肢前臂手腕部浅静脉留置针途径给药是否合适**

患者的穿刺部位选择在手腕部位是不合适的。

2024版INS《输液治疗实践标准》（简称INS标准）中指出VAD的部位应该在上肢的背侧和内侧面，选择弹性好、粗直、易固定的血管给药，避开关节、小血管及静脉窦。

- **垂体后叶素长时间从同一外周静脉输注是否合适**

不合适。

长时间持续输入血管活性药时，如果没有更换输液部位，容易导致局部血管损伤。在无任何异常情况下，建议同一部位输液持续超过12小时尽量更换输液部位，防止局部组织缺血。

- **输注垂体后叶素过程中出现液体输入不畅时，是否需要挤捏输液导管或用生理盐水连接留置针进行冲管**

输注垂体后叶素过程中出现液体输入不畅时，不允许挤捏输液导管或用生理盐水连接留置针进行冲管。因为体表浅小静脉受到垂体后叶素长时间刺激时，局部小血管发生痉挛、收缩，导致血液流动缓慢，液体输入不畅。此时如挤捏输液导管或用生理盐水冲管，极易造成局部血管内壁损伤或破裂，使药液外渗导致穿刺部位发生肿胀、水疱甚至坏死。

- **垂体后叶素外渗的处理流程是否合适**

本案例中护士发现外渗，直接拔针更换输液部位不合适。垂体后叶素可使内脏毛细血管、小动脉、小静脉收缩，减少门静脉血流，降低门静脉压，从而达到止血目的，但是对血管有强烈的收缩作用，在输液过程中如不慎外渗，不及时给予相应的处理，可引起局部组织缺血坏死的严重后果。一旦疑似或发生外渗，应该按照如下流程处理。

（1）立即停止输液，保留原静脉通路，并利用原针头进行回抽，尽可能抽出局部渗漏的残液，抽吸完后拔针。

（2）局封：患肢疼痛明显，给予2%利多卡因5 mL+地塞米松注射液5 mg，从外渗边缘外0.5～1.0 cm处向外渗区域内进行局封止痛。

（3）抬高患肢并制动。

（4）湿敷：及早使用酚妥拉明与地塞米松、盐酸山莨菪碱湿敷。

（5）有水疱时，用无菌细空针消毒后抽去水疱中渗液。

（6）根据患者情况，局部疼痛肿胀，以如意金黄散1包（12 g）+地塞米松注射液5 mg+茶叶水，调成糊状，持续湿敷12小时后，清洗并观察皮肤；若有效，继续使用，直至好转停止。

## 措施与结局

静脉输液专业护士会诊后确定为垂体后叶素外渗,局部有坏死可能。因干预较晚,患者手臂局部组织坏死(图2-16),后经过外科清创手术、换药处理后愈合。

### (三) 思考与启发

前臂外周静脉输注垂体后叶素外渗是一种发生在输液过程中的并发症,会导致局部不适或其他不良反应。本案例中患者为肝硬化出血患者,其外周血管脆性与通透性增大,容易发生外渗。护士在得知患者需长期输注大剂量、高浓度的垂体后叶素时,应采用

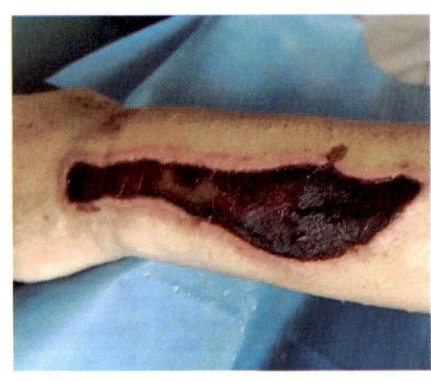

图2-16 患者手臂局部组织坏死

PICC给药,提高患者用药的安全性。患者晚间在急诊室急救状态下需要输液,在无PICC置管情况下,护士应选择避开关节部位,选择弹性好、直径粗的血管进行穿刺。即使患者小幅度活动,也不会发生液体外渗。同时,建立多条静脉通道,减轻刺激性药物对单一血管的损伤。采用专一静脉通路输注垂体后叶素,并每12小时更换一次。护士对药理知识的掌握程度决定其用药风险意识的高低。本案例中护士在第一时间没有给予处理,等到次日护士长查房发现后再请专家会诊处理,干预措施启动滞后,导致较严重的后果。因此,静脉输液团队应定期培训在岗人员,以多种形式开展常用血管活性药的学习,包括药物的作用机制、用法用量、适应证、禁忌证和不良反应等。同时加强操作流程的规范培训,以及出现外渗或不良反应时处理流程的培训和演练。早发现、早处理、早上报,是血管活性药外渗预后良好的重要保证。

## 案例 四 外周静脉留置针处10%氯化钾外渗

### (一) 病例介绍

患者,女,53岁,双肾囊肿、高血压,入院后行左肾囊肿去顶减压术。入院前患者在当地医院行肠息肉摘除术,当地医生嘱流质饮食5天余。术后即刻查肾功能,报血钾危急值为2.3 mmol/L,医生考虑饮食摄入少导致血钾过低,开医嘱生理盐水20 mL+10%氯化钾注射液30 mL,以10 mL/h微泵输入。患者术中于左手背外周静脉留置1根20G导管(图2-17),护士18:00执行医嘱。19:00患者主诉穿刺处上方稍有疼痛,观察穿刺点无异样,触摸无肿胀;20:00巡视观察仍未发现穿刺点有异样,但未触摸;23:00输液结束,患者主诉疼痛加重,发现穿刺点上方有外渗,触感稍硬,立即回抽药液并拔除留置针;23:10穿刺点上方1 cm处,出现皮肤青紫约3 cm,水肿范围最大处直径为2.5~5 cm,伴有疼痛及麻木感;后水疱形成,皮温升高,伴有疼痛,评估药液外渗3级(图2-18)。

### (二) 分析、处理与转归

- 患者输液发生液体外渗的原因

外渗的发生与多种风险因素有关,主要包括:① 患者因素,血管条件较差(如老年动脉硬化、糖尿病、肥胖等)导致血管弹性降低、脆性增加甚至变细、变硬;② 药物因素,如10%氯

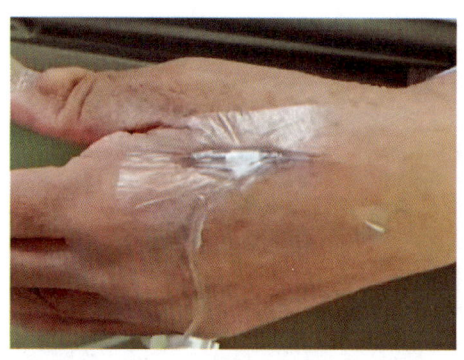
图 2-17 术中留置静脉置管

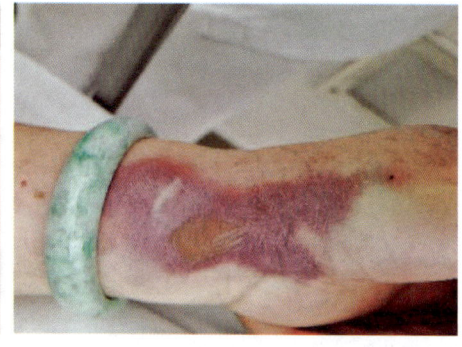
图 2-18 外渗当天皮肤情况

化钾（pH 5.0，呈酸性）易导致血管脆性增加，管腔变小或血流减慢，增加外渗风险；③ 穿刺因素，穿刺者经验不足或穿刺部位选择不当，特别是选择过细的静脉时；④ 其他因素，输液速度过快，对静脉的刺激也会显著增加外渗的可能性。

- **此患者输液发生液体外渗的原因**

  1. **患者特殊因素** · 手镯术前未取下，口径很小，导致液体反流出血管穿刺点，渗入皮下组织；患者肥胖，皮下组织疏松；术前取手镯，多次摩擦导致静脉损伤，静脉壁通透性增高；穿刺点位置位于手第一、二掌骨之间，局部凹陷，不易判断水肿；患者既往有高血压病史，血管硬化，管腔变小。

  2. **护士因素** · 手术室护士将留置针留置在手镯下方；20G 留置针在过细的静脉处穿刺；值班护士为低年资护士，无外渗警惕意识和工作经验，缺乏药物外渗的相关知识；不重视患者的疼痛主诉。

  3. **药物因素** · 10% 氯化钾渗透压是 2 684 mOsm/L，属于高渗药物，会刺激静脉，从而增加血管壁通透性。输注发疱性药物、连续肠外营养或输液渗透压 > 900 mOsm/L 的药物时，INS 不推荐选用外周静脉导管。

- **此患者输液时发生液体外渗的处理**

  当天立即消毒后用注射器抽取水疱内液体，如意金黄散 + 茶叶水 + 地塞米松调制成糊状湿敷；24 小时内冷敷，促进局部血管收缩，减轻局部水肿和药物的扩散，从而减轻局部组织的损害；抬高患肢，促进局部静脉回流，减轻组织水肿渗出。外渗第 2 天青紫范围缩小，水疱面积增大，伴有疼痛（图 2-19），继续抽取水疱内液体，如意金黄散 + 地塞米松 + 茶叶水调制成糊状湿敷，湿敷面积稍大于外渗面积，厚度为 2~3 mm，每敷 10~12 小时后揭除，休息 1 小时后，继续湿敷；加强观察，每天记录皮肤创面转归情况。

  外渗第 3 天水疱面积继续增大（图 2-20），皮温正常，继续抽取水疱内液体，待干后用同上方法如意金黄散湿敷，告知患者活动时避免碰撞创面。

  外渗第 4 天水疱面积持续增大，皮温正常，疼痛减轻（图 2-21），继续上述方法处理，患者当日出院，告知患者外渗部位皮肤护理流程，并前往当地医院伤口门诊换药，并记录换药后外渗部位皮肤情况。

  外渗第 5 天（患者出院回家护理第 1 天）外渗部位皮肤发白，周围有新水疱形成，主诉外渗处手指关节有轻微麻木感（图 2-22），前往当地三甲医院伤口门诊就诊，按上述方法处理。

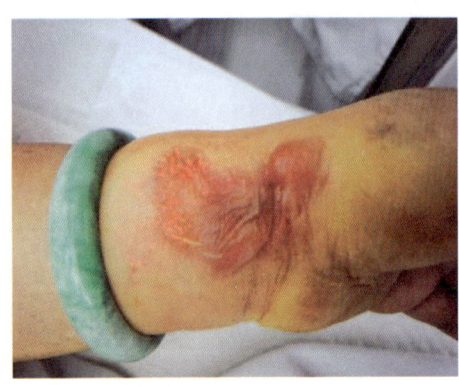
图2-19 外渗第2天

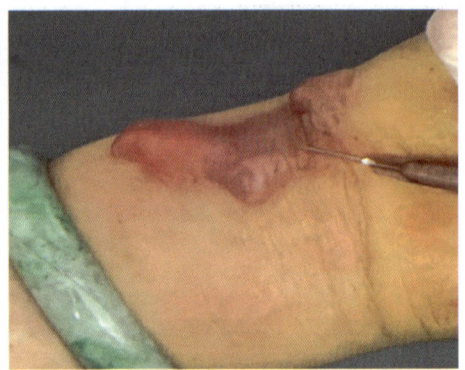
图2-20 外渗第3天

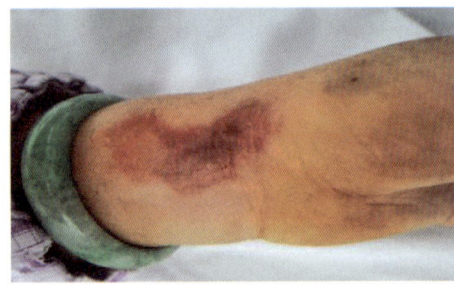
图2-21 外渗第4天

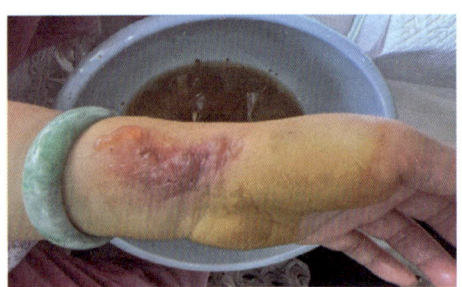
图2-22 外渗第5天（回家护理第1天）

外渗第6天（患者回家护理第2天），主诉手腕处皮肤发紧，肿胀并伴有轻微麻木感，周围成片小水疱形成，外渗部位的皮肤泛白有轻微破溃，并伴有渗液（图2-23），立即联系烧伤科等待入院治疗。

外渗第7天（患者回家护理第3天），主诉手腕及手指关节处疼痛及麻木感加重、肿胀明显，并有渗液流出，用纱布覆盖（图2-24）。入烧伤科病房治疗，行清创消毒后剪去水疱破溃处部分皮肤，外敷美皮康银离子泡沫敷料，3~7天更换一次。

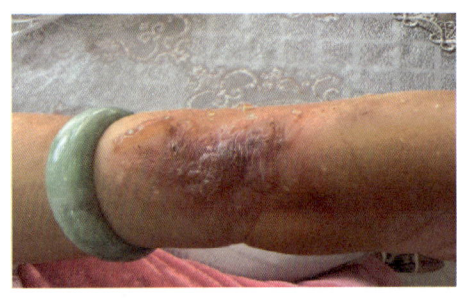
图2-23 外渗第6天（回家护理第2天）

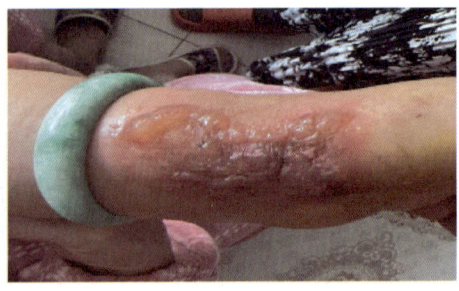
图2-24 外渗第7天（回家护理第3天）

外渗第13天（烧伤科治疗第6天），外渗周围皮肤已全部结痂，部分结痂处皮肤修复良好，周围皮肤颜色逐渐接近正常，给予简单外科换药处理（图2-25）。

• 措施与结局

经过持续跟踪、积极处理和多学科协作，外渗第30天，患者瘢痕增生得到改善，外渗部位皮肤已经脱痂，血液循环良好，基本恢复正常，活动正常，无麻木（图2-26）。

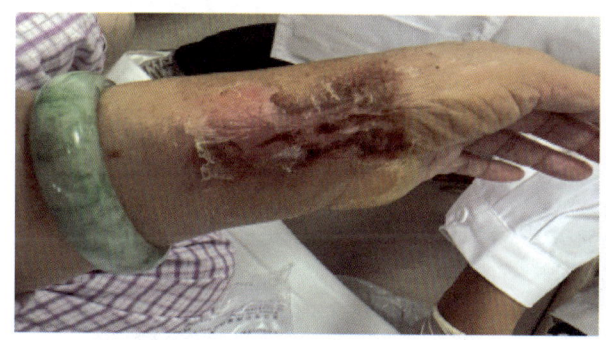
图2-25　外渗第13天（烧伤科治疗第6天）

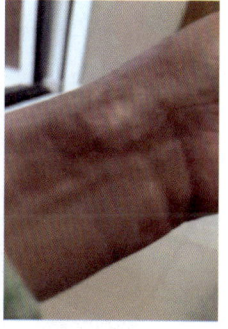
图2-26　外渗第30天

### （三）思考与启发

外周静脉留置针处氯化钾外渗是一种严重的并发症，可能对患者造成严重的伤害。氯化钾发生外渗是一种紧急情况，护理人员应立即停止氯化钾的输注，并通知医生和静脉治疗团队，迅速采取措施处理。对于外渗的部位，护理人员应迅速将留置针拔除。同时，应及时清洁外渗处，并采取适当的局部处理措施，如冷敷、避免压迫等。护理人员应密切观察患者的生命体征和症状变化，及时与医生沟通外渗事件的发生情况，共同商讨进一步的处理方案，确保患者得到及时、有效治疗。在输注高浓度药物时，护理人员应严格按照规范操作程序进行，确保留置针的位置正确、固定牢靠，并定期检查输液部位，避免类似事件再次发生。护理人员应及时记录外渗事件的发生情况、处理过程和效果，进行事后总结，避免类似事件再次发生。

## 案例五　外周静脉留置针处葡萄糖酸钙外渗

### （一）病例介绍

患者，女，30岁，因妊娠合并重度子痫前期、急性肾损伤、低蛋白血症、双侧胸腔积液、心包积液、甲状腺功能减退入院，在腰硬联合+全麻下行子宫下段剖宫产术。术后因患者重度子痫前期于当日14:55转入ICU监护。术后因患者血钾6.0 mmol/L，血钙1.07 mmol/L，16:40医师下达医嘱10%氯化钙20 mL泵注，因患者病情尚无留置中心静脉置管输液指征，值班医生嘱护士可通过留置的外周静脉导管补钙。值班护士查看氯化钙说明书为缓慢输注即可，无特殊静脉条件要求，同时告知家属高浓度电解质等高渗药物使用后的外渗风险，并签署《护理措施风险告知书》。考虑10%氯化钙为高浓度电解质，遂请示医师后将10%氯化钙20 mL用生理盐水20 mL稀释后以2 mL/h微泵输注，同时加强巡视，观察有无液体外渗情况发生。

术后第1天晨6:00夜班护士巡视时发现产妇输注氯化钙的左手臂PIVC处出现液体外渗征象(5 cm×2 cm,颜色瘀紫),立即暂停药液泵注,用注射器抽吸PIVC内残余液体后拔除导管,将左手臂抬高减轻水肿,并逐级汇报(图2-27)。立即请静脉输液治疗专家会诊,指示将顶端充盈伴清亮液体的小水疱予以抽吸,后将外渗处皮肤予以金黄散,湿敷。18:00查看左手臂外渗处面积不变、颜色较前变浅。后继续按照会诊意见进行湿敷(图2-28)。术后第2天查看左手臂皮肤外渗处面积为7 cm×1.5 cm,颜色较前变浅,表层水疱已干瘪未抽吸,伴有局部出现疼痛感。由于患者生命体征平稳,符合转出指征,遂由ICU转回产科。

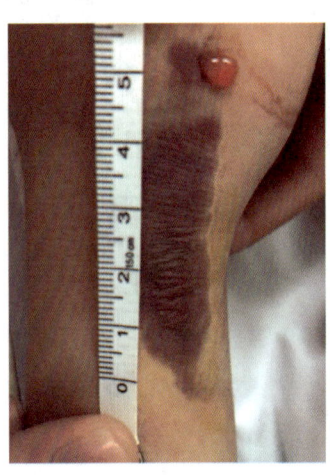 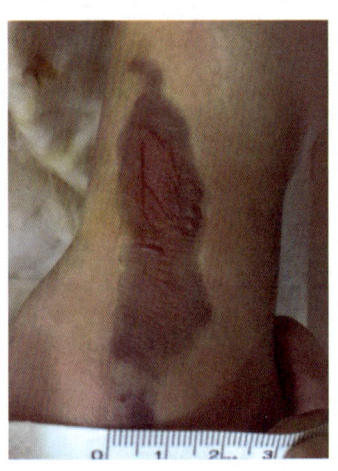

图2-27 术后第1天皮肤情况　　图2-28 术后第2天皮肤情况

### (二) 分析、处理与转归

- **产妇使用10%氯化钙的注意事项**

在处理高渗透压药物如10%氯化钙时,医护人员必须非常谨慎,因为这类高浓度电解质溶液对血管刺激性强,可能导致组织损伤和坏死。特别是在产妇中,由于妊娠期体内水钠潴留引起的皮下组织疏松,液体外渗可能不易发现且容易扩散,治疗和护理需要格外严谨。本案例中,在输注10%氯化钙后发生了液体外渗,医护人员立即采取了紧急措施,包括停止输注、拔除静脉置管、抬高患肢,并启动液体外渗应急预案。通过静脉输液治疗专家和整形科医生的多学科团队合作,进行了包括药物中和、湿敷治疗和清创等处理,最终使得患者的伤口在85天后基本愈合,手指功能活动正常,但局部仍有疼痛感和麻木感。此案例凸显了在高渗透压药物输注中及时观察、迅速反应和多学科协作的重要性。

- **金黄散12 g+地塞米松10 mg+茶叶水30 mL混匀调成糊状湿敷2次/天的作用原理**

如意金黄散为中药复方制剂。主要成分为大黄、白芷、姜黄、天南星等。它具有保护血管内皮细胞、减少血管通透性、迅速恢复血管弹性等特点;还可激活巨噬细胞,增强机体的免疫功能,从而有助于清除局部感染。它除了单纯的收敛作用外,还有较强的抗炎作用,有利于液体外渗后静脉炎或局部感染的控制。地塞米松属于肾上腺皮质激素类药,能够抑制炎症细胞,包括巨噬细胞和白细胞在炎症部位的积聚,并抑制吞噬作用、溶酶体酶的释放,以及炎症化学中介物的合成和释放,从而缓解由于药物外渗导致的皮肤局部炎症反应。茶叶水也具有清热解毒的功效。因此,选择使用如意金黄散+地塞米松+茶叶水调成糊状湿敷。

- 提高专科用药安全意识

10%氯化钙的渗透压为1 020 mOsm/L,属于高渗液体。同时血管内溶液的渗透压影响着血管壁细胞水分子的移动。根据患者留置针的部位为前臂下部静脉,血液流速仅为20～40 mL/min,没有足够的血流稀释,血管内膜暴露于高渗溶液中,高渗溶液吸收血管壁细胞内水分,血管内膜细胞脱水,造成静脉炎、静脉痉挛、血栓形成等。所以上述两种情况就是导致患者发生液体外渗后血管壁受损严重的主要原因。

10%氯化钙一般缓慢输注即可,无特殊静脉条件要求,但在通过留置的外周静脉导管执行补钙时,仍需关注静脉穿刺处有无液体外渗情况。尤其针对低蛋白的患者,会造成低垂部位如前臂肿胀,血浆胶体渗透压下降,也会增加药液外渗的风险。需要培训护士在使用特殊药物时根据患者情况,做好评估与预见性思考。

- 氯化钙外渗的处理

当发生氯化钙外渗后,立即启动液体外渗应急预案,邀请伤口护理专家组成员进行会诊,严格执行专家组意见,并指定护士进行跟踪随访。

外渗第1天起持续湿敷,局部皮肤颜色略变浅,外渗1周后,发现外渗处皮肤颜色、面积未有改变(图2-29),静脉输液治疗专家会诊,增加地塞米松5 mg涂抹皮肤表面(图2-30),后予以如意金黄散12 g+地塞米松10 mg+茶叶水30 mL混匀调成糊状,湿敷10小时,间隔2小时,2次/天。后面积较前逐渐变小,局部仍有疼痛感。

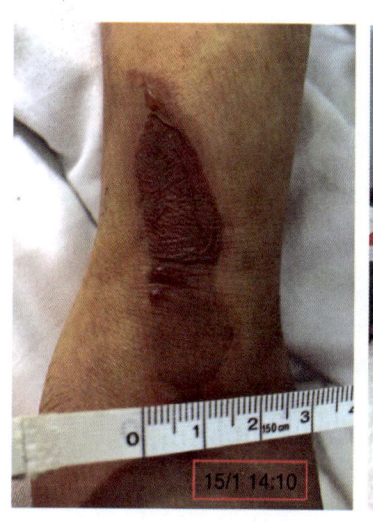
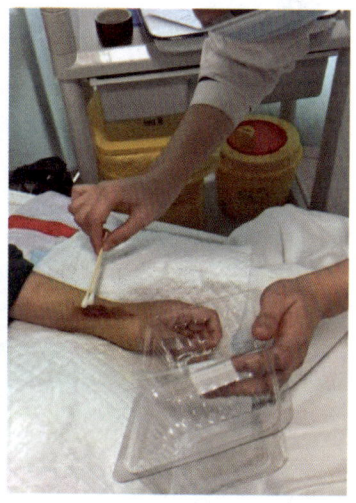

图2-29 外渗1周后皮肤情况　　图2-30 增加地塞米松涂抹

经1周治疗后,效果进展缓慢邀请整形科医生会诊,将患者左手臂局部皮肤清创予以氯己定(洗必泰)油纱覆盖,外用常规纱布包扎,1周后纱布拆除,皮肤表面已干燥结痂,大小为长度4.5 cm、宽度1.5 cm。为进一步软化黑痂并起抗菌作用,创面清洗后,予以新霉素湿敷2次/天(图2-31)。外渗44天后,黑痂周边已软化,予以修剪,并将中间小块黑痂予以去除并局部伤口缝合(图2-32)。

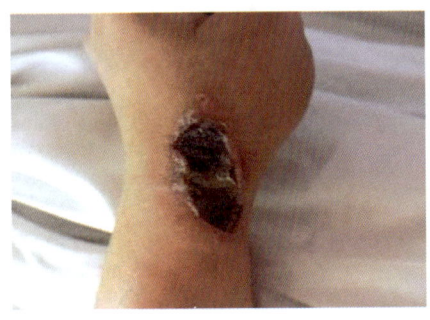
图2-31 治疗1周后皮肤情况

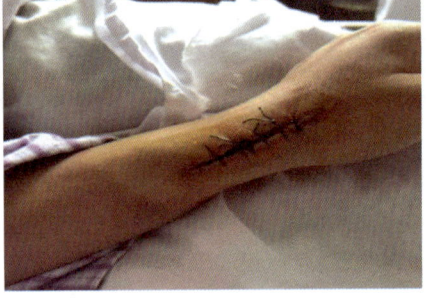
图2-32 外渗44天后皮肤情况

• 措施与结局

因治疗需要使用高浓度电解质的患者,需及时巡视观察。一旦发生药液外渗要及时拔除静脉置管并请静脉输液治疗专家会诊,必要时多学科共同探讨,同时一名专业护士持续跟进随访。经过静脉输液治疗专家及整形科医生会诊建议,经过积极处理,外渗54天后,患者发现液体外渗导致受损处皮肤创面处1/3愈合,另外2/3皮肤仍存在少量渗液,局部伤口较前明显收敛,恢复过程中,予以促生长因子溶液外喷以促伤口恢复(图2-33)。经连续治疗,外渗85天后,患者伤口外观干燥,已基本愈合,手指功能活动正常,但局部疼痛感仍有,左手拇指、示指有麻木感(图2-34)。

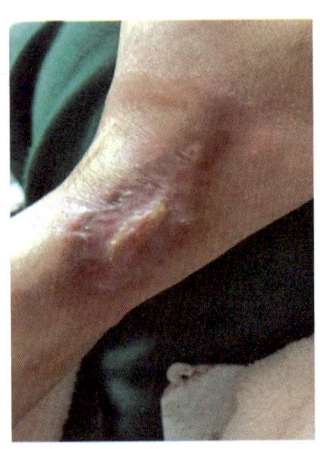
图2-33 外渗54天后皮肤情况

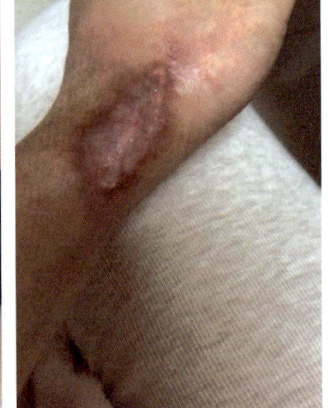
图2-34 外渗85天后皮肤情况

(三)思考与启发

患者因妊娠合并重度子痫前期、低蛋白血症等复杂病情,术后需通过外周静脉留置针输注氯化钙以纠正低钙血症。然而,高渗溶液的强刺激性,加之患者低蛋白血症导致皮下组织疏松和血管条件较差,最终引发了外渗。因此,在使用高危药物时,护士应充分评估患者的个体情况,包括血管条件、病情特点及外渗风险。对于血管脆性较高或存在特殊生理状态的患者,应优先选择中心静脉置管等更为安全的输注途径。发生液体外渗后,护理团队迅速启动应急预案,通过及时拔除留置针、湿敷等措施控制病情,并在静脉输液治疗专家和整形科医生的协作下制定了科学的处理方案,最终促进创面逐渐愈合。该案例还强调了输注前风险评估的重要性,护理人员需加强巡视,严格观察输液部位变化,并通过加强患者教育和家属沟通提升对此类高风险药物的认知。在事件处理后,及时总结与反思,以免类似并发症再发生。

## 案例六 外周静脉留置输注环丙沙星注射液外渗

### (一)病例介绍

患者,女,62岁,体型肥胖,身高165 cm,体重100 kg,既往糖尿病病史,血糖控制不佳,入院时空腹血糖8.2 mmol/L。因大脑镰旁脑膜瘤收入脑外科,完善术前准备,在全麻下行大脑镰旁脑膜瘤切除+颅骨成形术,14:12在左侧上肢建立外周静脉留置针,平卧位进行手术,外周静脉置管处滴注通畅;22:00巡回护士进行交接班,观察静脉滴注无异常,因肢体裹于手术巾单内,不便目测,接班护士只是用手触到静脉留置针部位无异常;22:10遵医嘱输注环丙沙星0.2 g;23:50手术结束撤单后发现患者左前臂肿胀并伴有大面积水疱,水疱面积约占前臂2/3,当班护士将水疱挑破抽出少量液体,硫酸镁包裹湿敷(图2-35)。

术后第1天上午8:00,打开硫酸镁敷料,大面积水疱基本已破溃,见左上肢肿胀,测量左右肘横纹上10 cm周径分别为43 cm、38 cm,左右肘横纹下10 cm周径分别为35 cm、31 cm,请专家会诊后予以氯黄软膏40 mg+地塞米松注射剂10 mg搅拌均匀后涂抹换药,2次/天,垫软枕抬高左上肢,禁止左侧卧位,给予平卧位和右侧卧位交替。用无菌纱布覆盖创面(图2-36)。

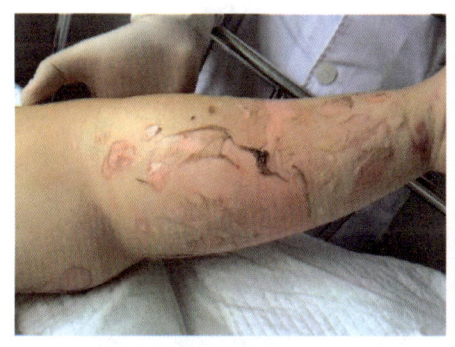
图2-35 手术当天左上肢情况

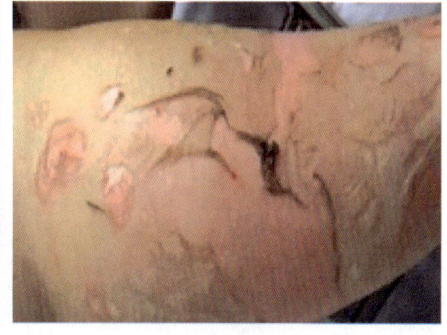
图2-36 术后第1天

术后第2天,左上肢肿胀较前好转,测量左右肘横纹上10 cm周径分别为41 cm、38 cm,左右肘横纹下10 cm周径分别为31 cm、28.5 cm,继续同前处理(图2-37)。

术后第3天,左上臂肿胀较前好转,测量左右肘横纹上10 cm周径分别为38 cm、37.5 cm,测量左右肘横纹上10 cm周径同前分别为31 cm、28.5 cm。同前方法继续处理(图2-38)。

术后第7天,可见创面干燥,改用磺胺嘧啶银10 g+地塞米松注射剂10 mg混匀涂抹,1次/天,连续2天(图2-39)。

术后第8天,可见患者左前臂肿胀较前好转,测量左右肘横纹上10 cm周径分别为38 cm、37.5 cm,左右肘横纹下10 cm周径分别为29 cm、28.5 cm。同前处理(图2-40)。

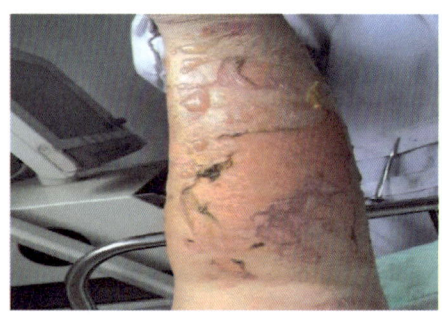
图 2-37　术后第 2 天

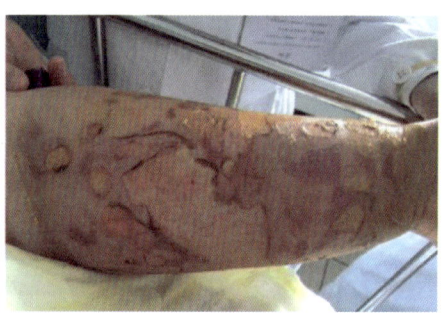
图 2-38　术后第 3 天

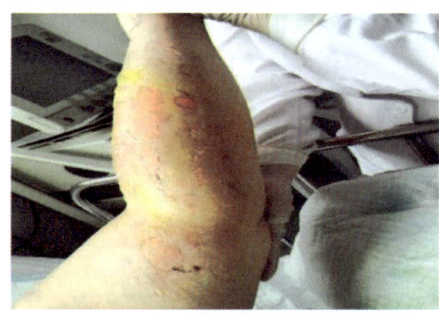
图 2-39　术后第 7 天

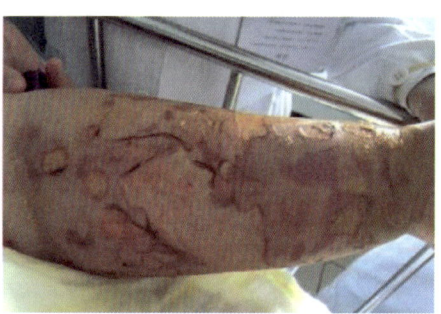
图 2-40　术后第 8 天

术后第 12 天对比患者双上肢，可见患者左上肢肿胀明显消退，双上肢未见明显差别。再次测量左右肘横纹上 10 cm 周径分别为 37.5 cm、37.5 cm，左右肘横纹下 10 cm 周径分别为 28.5 cm、28.5 cm（图 2-41）。

术后第 15 天，患者创面已长出新鲜的肉芽组织（图 2-42）。

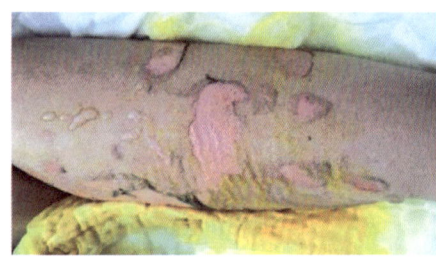
图 2-41　术后第 12 天

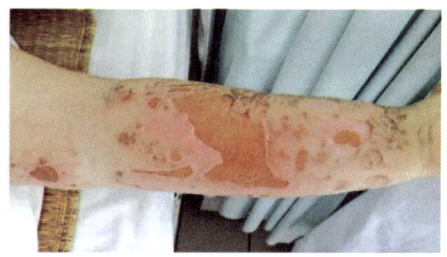
图 2-42　术后第 15 天

### （二）分析、处理与转归

- 环丙沙星的药理作用是什么

环丙沙星为第三代喹诺酮类（fluoroquinolones，FQN）抗菌药物，由于其抗菌谱广、杀菌力强、组织分布性好、交叉耐药性小及起效迅速等特点，目前已被临床广泛应用于严重及反复发作的感染治疗和预防。

- 为什么环丙沙星静脉滴注容易发生外渗

环丙沙星 pH 为 3~4.5，为酸性药物，在静脉输液过程中，环丙沙星可使静脉内膜组织发生改变,损坏静脉血管,导致药物发生外渗。

• 措施与结局

请静脉输液治疗专家会诊,对患侧肢体损伤程度进行评估,用无菌空针抽出水疱内液体,予以硫酸镁包裹湿敷。垫软枕抬高左上肢,禁止左侧卧位,其间给予平卧和右侧卧位交替避免受压。同时给予氯黄软膏40 mg+地塞米松注射剂10 mg搅拌均匀后涂抹换药,2次/天,用无菌纱布覆盖,避免污染,并对损伤情况进行动态评估。在护理过程中加强血糖的控制,保证血糖在正常范围内,利于创面愈合。经过静脉输液治疗专家会诊治疗后,患者左上肢肿胀消退,创面的皮肤清洁干燥,长出新鲜肉芽组织。

### (三) 思考与启发

1. **加强手术中输液巡视** · 部分外科手术患者输液一侧的肢体放于手板上,该肢体在术中予以手术单覆盖(图2-43),在手术过程中巡回护士应定时查看患者输液侧肢体情况,如有问题及时予以处理;在手术完成后完善护理文书,并及时与科室护士进行交接。术中巡回护士22:00进行交接班,因肢体裹于手术单内,不便目测,接班护士只是用手触到静脉留置针部位无异常,就予以输注环丙沙星,后患者发生严重的药物渗出事件。因此,术中的巡视需要追溯静脉留置针的源头,穿刺部位必须每小时查看,做好交接班,尤其是在输注一些特殊药物时更应注意。

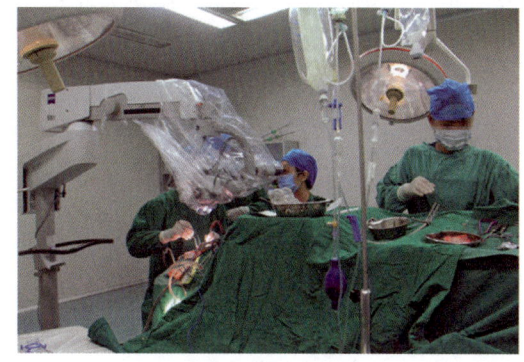

图2-43 术中体位及场景

2. **输液工具的选择要恰当** · 为患者选择合适的输液工具是一种理念和程序,应该根据疾病治疗周期、药物性质、输液工具的特点、患者静脉状况等因素进行综合评估,选择合适的输液工具。INS标准中指出针对大多数治疗应考虑20~24G的导管,新生儿、儿童及老人应考虑使用22~24G的导管,需要快速输血时考虑更大规格的导管。合理选择输液工具,除了能为患者提供一条生命的通道以外,还能减轻患者反复穿刺的痛苦,保护血管,减少外渗等不良问题的发生。不应经外周静脉实施的输液治疗包括:长期腐蚀性药物治疗、肠外营养、pH<5或>9的液体或药物治疗等。本例患者输入的环丙沙星pH为3~4.5,应选择中心静脉导管输入。

3. **强化对药物特性的培训** · 静脉输液是现代医疗护理工作中最常见的治疗和护理方法,也是护士在临床中进行护理操作的重要内容。随着新药不断地在临床应用,医院应对护士强化药物特性的培训和考核,确保患者的输液安全。

## 案例七 影像学检查后造影剂外渗

### (一) 病例介绍

患者,女,55岁,因非霍奇金淋巴瘤行,强化治疗入院,行头颅增强磁共振成像(MRI),造影剂为钆喷酸葡胺,由左侧头静脉推注造影剂,当时无外渗等异常,MRI检查5天后,患者左侧肘部静脉出现红、肿、热、痛,呈条索状。

### (二)分析、处理与转归

- 这种情况是否为造影剂引起的外渗

患者诉穿刺处有发胀感,护士查看患者左侧肘部局部皮肤组织出现大片红肿、发硬、肿胀(图2-44)。12月7日局部没有明显变化,患者也未有不适主诉。考虑:① 患者左上臂留置PICC管,并长期使用化疗药物,血管弹性变差、通透性下降,血管有渗出,但不明显,早期未重视;② 患者局部的表现与静脉炎相吻合,条索状静脉炎发生部位与造影剂注射的血管一致,且手臂其他部位未留置过静脉置管。

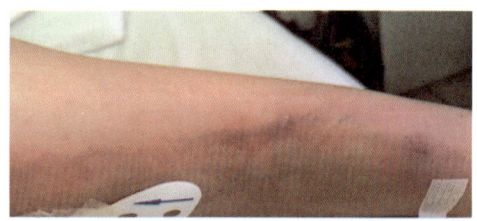

图2-44 肘部静脉出现红、肿、热、痛,呈条索状

- 措施与结局

给予患者如意金黄散+茶叶水调成糊状外敷,2次/天,治疗后未见明显好转。2天后调整治疗方案为如意金黄散+地塞米松+茶叶水调成糊状外敷,2次/天。治疗6天后出现水疱并破溃(图2-45),血常规示白细胞$0.25×10^9$/L,改用SD银霜外涂。治疗7天后,表皮破损,出现渗血、渗液(图2-46),血常规检查示白细胞$0.19×10^9$/L。改用脱痂膏外涂,破溃处逐渐结痂(图2-47)。破溃处已结痂(图2-48)。

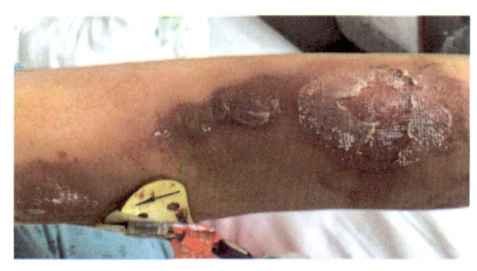

图2-45 手臂出现水疱并破溃

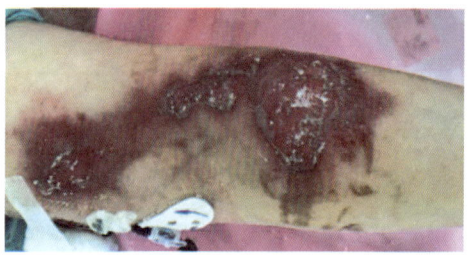

图2-46 表皮破损,出现渗血、渗液

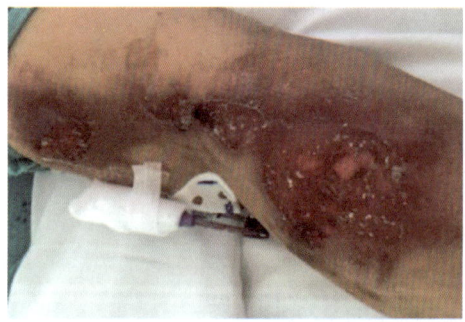

图2-47 破溃处逐渐结痂

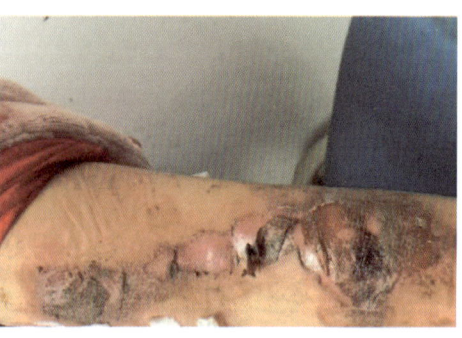

图2-48 破溃处已结痂

经过静脉输液治疗专家的会诊治疗后,破溃处干燥,已无渗血、渗液,表皮脱落,肉芽生长(图2-49)。血常规示白细胞$1.15 \times 10^9$/L。破溃处完全愈合,色素沉着(图2-50)。患者血常规示白细胞$5.4 \times 10^9$/L,血小板$41 \times 10^9$/L,血红蛋白92 g/L。手臂皮肤完全愈合(图2-51)。

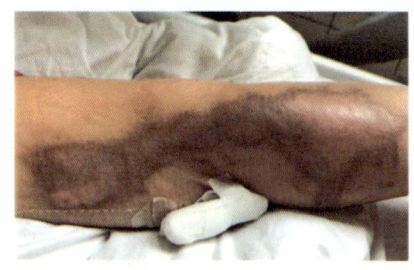
图2-49 破溃处干燥,已无渗血、渗液

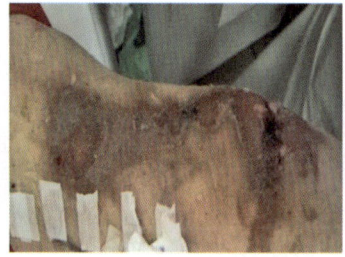
图2-50 破溃处完全愈合,色素沉着

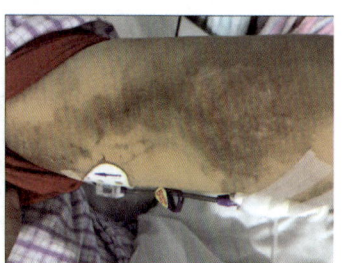
图2-51 手臂已愈合

### (三)思考与启发

影像学检查后造影剂外渗是可能发生在进行CT、MRI、造影等影像学检查时的并发症,可能会引起局部不适、过敏反应甚至组织损伤。因此,医护人员应密切观察患者在接受影像学检查后的反应,如局部疼痛、肿胀、红肿等症状,及时识别外渗情况。定期检查患者的体征和症状变化,及时发现问题。医护团队在发现外渗情况后应立即与放射科医生或放射技师沟通,共同评估患者的病情,确定下一步处理方案。密切协作,确保患者得到及时有效处理。对于轻度外渗的患者,可采取局部冷敷、按摩促进吸收等措施;对于严重外渗引起的组织损伤或感染,应及时处理,如引流、局部抗生素等。对于可能产生过敏反应的患者,医护人员应密切观察患者的症状变化,如呼吸困难、荨麻疹等,及时采取急救措施并报告医生。在进行影像学检查前,医护人员应充分了解患者的过敏史、肾功能情况等,选择合适的造影剂和剂量,降低外渗和不良反应的风险。对于发生造影剂外渗的患者,医护人员应及时记录事件经过、处理措施和效果,并加强内部沟通,确保团队之间的协作和信息共享,提高对类似情况的处理水平。综上所述,医护人员在面对影像学检查后造影剂外渗的情况时,需要加强早期识别与监测、沟通与协作、局部处理、密切观察不良反应、记录与沟通等方面的工作。通过全面的护理和管理措施,可以及时处理外渗情况,减轻患者的不适。

## 案例八 外周静脉留置期间甘露醇外渗的处理

### (一)病例介绍

患儿,男,8个月,因发生抽搐1次入住儿科,诊断为脑发育不良,继发性癫痫。治疗上暂禁食,补液支持。丙戊酸钠片0.075 g,每天2次,口服,抗癫痫;苯巴比妥(鲁米那)100 mg,每8小时微泵注射,止惊;地塞米松2 mg,每8小时微泵注射,减轻脑水肿。因反复抽搐,治疗上加用20%甘露醇25 mL,每8小时脱水,减轻颅内水肿、降低颅内压。

住院第1天,责任护士评估后发现患儿周围静脉条件不佳,因此已选择足背静脉进行留置针穿刺以输注甘露醇,输液过程顺利。

住院第2天，责任护士准备输液时，评估发现右足部留置针已经堵管，予以拔除。送手术室由医生进行股静脉穿刺，没有成功。责任护士给予左足背静脉留置针穿刺成功。按医嘱输注甘露醇25 mL输液泵注射设定20分钟，输注结束时发现左足背静脉留置处皮肤发白，稍肿胀，立即拔除留置针，按压5分钟。

### （二）分析、处理与转归

- 此患儿甘露醇静脉输液外渗的原因

患儿静脉输液处发白、肿胀，发生液体外渗。

原因：① 患儿静脉条件差，中心静脉置管未成功，护士不得已选择下肢外周静脉输入高渗性液体甘露醇；② 患儿年龄小，顺应性差，在输液过程中难以保持长时间的安静制动状态；③ 护士因使用微泵注射，忽视了药物特性和静脉条件差可能发生的风险，只按常规巡视，未能第一时间发现异常；④ 患儿反复抽搐，血管通透性增加，甘露醇渗透压高、刺激性强，周围组织容易发生炎症或水肿；同时较细的血管血流速度慢、下肢血液回流慢、药物停留在局部的时间长、输液泵的持续正压等均增加了对局部的刺激，导致外渗发生。

- 临床使用输液泵可以提高输注药物液量和时间的准确性，降低护士人力资源消耗，但此患儿是否适合使用输液泵

儿科患者输液速度、剂量较成人要求精确，输液泵可以设定输液总量、控制输液速度，符合儿科输液特点，在临床广泛使用。有研究表明，儿科患者应用输液泵输注甘露醇，有助于保证输液剂量准确、输注时间精确。但此婴儿不适合使用输液泵。

原因：输液泵均有一定匀速压力推注，婴幼儿血管较细、活动度大，压力大会导致液体外渗风险加大。特别是使用输液泵时，如果选择的血管不当或输液管固定不牢，有可能造成药物渗入皮下，尤其是微循环障碍、血管条件差等患者，静脉滴注缩血管药物极易发生外渗，由于药物刺激静脉壁血管发生痉挛，血管缺血缺氧增加血管组织通透性。婴幼儿四肢皮下组织相对疏松，少量液体外渗时常不会触发压力报警，且婴幼儿触觉、痛觉不敏感、不能自诉，液体外渗后未能第一时间发现。

针对本案例患儿，用药量仅为25 mL，外周静脉导管完全开放已能满足快速输入的需求。此患儿患癫痫，反复抽搐，不自主活动较多，外周静脉极易脱出。根据儿童外周静脉留置的护理规范，评估频次为1次/小时，输注发疱性药物时检查频率应提高。对于此类特殊患儿，建议输液时应该在全程陪护和实时评估。在使用注射泵时，护士可能因设备的便利性产生心理依赖，降低对评估的重视及液体外渗的早期发现。

- 外渗发生后，护士处置是否得当

外渗发生于下肢外周静脉，发生后初步评估为外渗Ⅱ度，当日用硫酸镁外敷1次。外渗发生后第24天患儿出院。

过程中护士的不当处置包括以下情况。

（1）根据外渗后第2天图片中内踝肿胀面积、皮肤发亮情况，外渗程度评定为Ⅲ度；因护士对外渗的危险程度认识不够及风险评估不足，导致外渗当天处置不够。

（2）第1天采用硫酸镁湿敷时间20分钟，没有做到3次/天，针对肿胀早期减压不够。

（3）第2天出现水疱后，只是消毒后用无菌针头抽取水疱内液体，无菌纱布包扎，未再继

续硫酸镁湿敷,导致效果受到影响。正确及时有效地早期处理,对预后的影响事半功倍。
- 措施与结局

1. **住院第2天·外渗当天的评估与处理。**

责任护士巡视时发现左足背留置针处有液体外渗致肿胀,范围为4 cm×4 cm,皮肤发凉发白。立即停止药物输注,启动应急预案:报告医生、护士长,了解药物性质,评估为Ⅲ度。硫酸镁三层纱布湿敷1次,抬高患肢,记录处理过程。严密观察局部皮肤颜色、温度等。

2. **住院第3天·外渗第2天的处理。**

上午发现左足背有水疱形成,消毒后用无菌针筒抽取水疱内液体,无菌纱布包扎(图2-52)。

3. **住院第4天·外渗第3天的处理。**

请烧伤科会诊,烧伤科医生消毒后剪去水疱破溃处部分皮肤,外涂磺胺嘧啶银软膏,无菌纱布包扎处理(图2-53)。

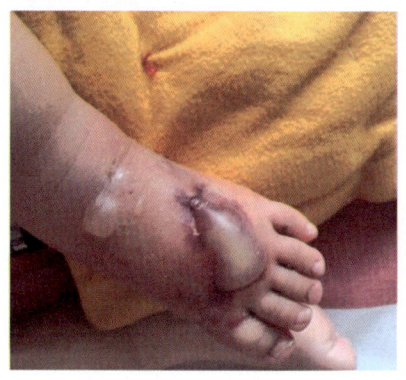
图2-52 患者左足背水疱形成

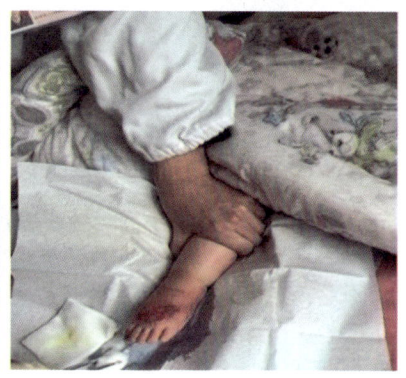
图2-53 局部清创,外涂软膏

4. **住院第6天·外渗第5天的处理。**

左足背皮肤肿胀较前消退,清创处部分结痂。给予简单外科换药处理(图2-54)。

5. **住院第11天·外渗第10天的处理。**

患儿左足背部已全部结痂(图2-55)。

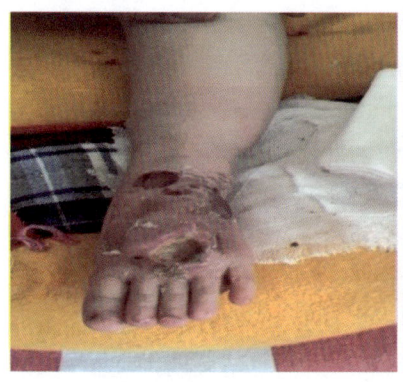
图2-54 局部清创,外科换药

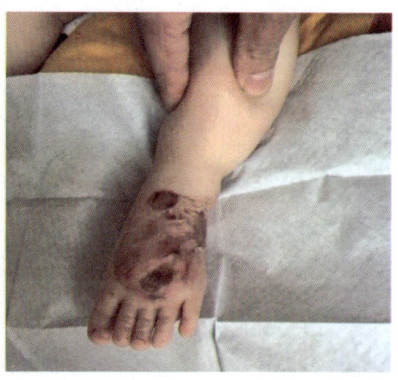
图2-55 左足背部外渗部位已全部结痂

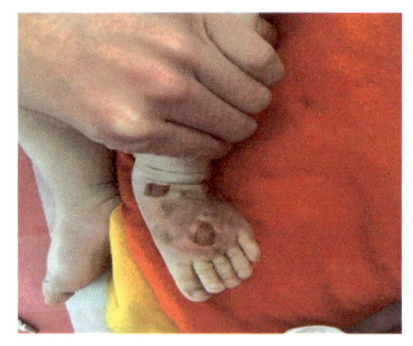

图 2-56　左足背部皮肤结痂处修复良好

6. **住院第15天・外渗第14天的处理。**

患儿左足背部结痂处修复良好,周围皮肤颜色逐渐接近正常(图2-56)。

7. **住院第22天・外渗第21天的处理。**

左足背皮肤结痂处较平整,结痂周围皮肤颜色基本正常(图2-57)。

8. **住院第25天・外渗第24天的处理。**

左足背皮肤结痂处已经脱痂,血液循环良好,基本恢复正常(图2-58)。

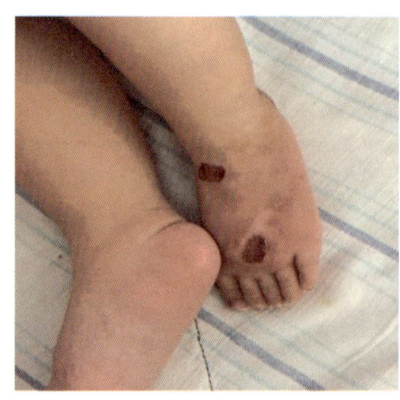

图 2-57　足背部皮肤结痂处较平整

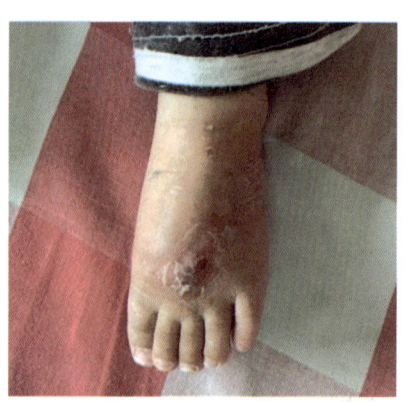

图 2-58　足背部皮肤结痂处已脱落

### (三) 思考与启发

围绕高危因素制定护理干预措施,防患于未然。

1. **制定输液计划**・INS标准指出,考虑液体药物特性,渗透压超过900 mOsm/L的液体药物不应使用外周静脉留置针。应使用PICC、CVC等途径输注,既保证快速输注发挥药物疗效,又能避免药物外渗及静脉炎的发生。但新标准同时首次提出:儿童、新生儿为独立特殊群体,应由跨学科团队、患者、患者照护者之间协作选择最恰当的血管通路,为其提供个体化、配合和适龄的护理。

2. **正确选择血管和留置针**・选择粗直、弹性好、无静脉瓣且尽量避开神经、韧带、关节并易于固定的静脉。每条血管在同一位置穿刺不超过3次,穿刺点距离尽可能远,一般不宜选取下肢静脉。在满足治疗前提下,需选择管径最细的留置针,以减少对血管壁的损伤。输注甘露醇前需用5%葡萄糖或生理盐水冲管,确定输液时间如超过24小时,再滴注甘露醇时要特别慎重,指南建议不应使用外周导管持续输注发疱性药物和渗透压大于900 mOsm/L药物。因此,尽可能避免同一静脉通路连续多次滴注甘露醇。

3. **提高穿刺技能**・使用血管可视化设备(图2-59)、定期开展静脉穿刺操作技术培训与考核,特别是针对特殊患者群体的穿刺技术培训与考核,及时纠正存在问题,提高护士静脉穿刺成功率和熟练程度,避免因护士操作原因致药液外渗。使用可视化仪器如冷光源的投影式红外血管成像仪、超声引导穿刺等,用于难度较大的静脉穿刺,以保护血管,降低外渗率。

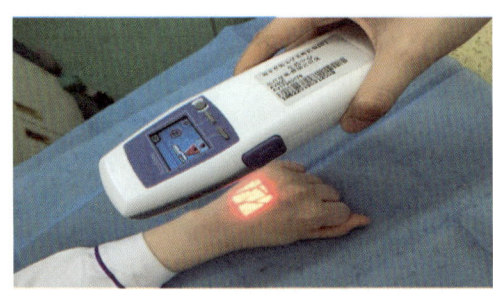 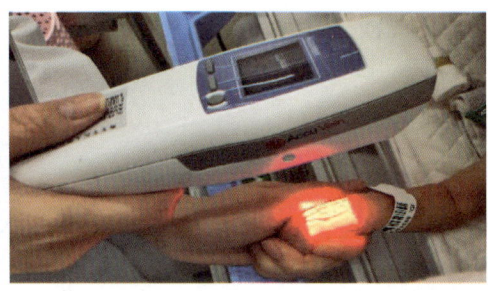

图 2-59　使用血管可视仪器设备提高穿刺成功率

4. **使用精密且可调速输液器**·20%甘露醇注射液在常温下存在微粒,是引发甘露醇外渗的危险因素,采用精密输液器可以有效过滤0.5 mm以上的微粒,减少其在血管内的沉积,从而降低甘露醇药液外渗风险。使用配有流量调节器的输液导管,可有效控制输液速度及时间,保证药物应用。

5. **妥善固定、易于观察**·穿刺成功后妥善固定针头、避免针头滑脱或刺破血管,是保证小儿输液顺利的关键。行小儿手背静脉、内踝部大隐静脉、足背静脉穿刺时,可用透明、透气、低敏敷贴固定穿刺部位,需尽量暴露穿刺处及输液点上方便于观察,还可用医用软夹板置于腕关节或踝关节处功能位固定。如果使用弹力绷带,需注意松紧适当,观察末梢循环及温度,穿刺点部位尽量暴露、可视,便于观察。近心端固定不可过紧,以免影响静脉回流。

6. **正确拔针和按压**·由于皮肤穿刺点与血管穿刺点不在同一点上,同时患儿易因恐惧和疼痛扭动,避免用棉签,尽量选择棉球按压,凝血功能正常者,按压时间至少为4分钟,以避免因拔针不当造成血管损伤而导致药液外渗。

7. **加强输液巡视**·穿刺成功后妥善固定留置,对于患儿尤其是婴幼儿输液,应增加巡视次数,输注甘露醇时,在输液架或泵上挂"特殊用药,注意观察"的醒目红色提示牌,责任护士及当班护士做到心中有数,15~30分钟巡视注射部位1次,昏迷、意识不清、躁动、循环不佳、无家长照顾、交流缺陷的患儿更需加强巡视,必要时全程监测及陪护。密切观察局部皮肤颜色、温度、患儿对局部触摸的反应,认真倾听患者及其家属主诉。在护理记录单上详细记录泵药的起始时间、局部情况。用药后,密切观察甘露醇静脉注射后血管的局部表现。一旦发现注射部位皮肤异常,立即根据用药性质及临床症状给予相应处理。交班与接班时,交接班护士需共同对滴注甘露醇的患儿重点交接,逐一确认,避免意外发生。

8. **保持药物恒定温度**·在低温条件下,20%甘露醇内有很多结晶物质,因此在输注之前,必须要加热至药物完全溶解澄清且无结晶,并保持室内温度。20%甘露醇静脉滴注时,采用液体加温器,保持温度在36~37℃时静脉滴注。

9. **加强健康教育**·采用外周静脉滴注甘露醇的患儿,滴注期间应对患儿及其家属进行健康教育,尤其是对外渗的重视和出现外渗的各种异常情况,使其学会观察并及时告知医护人员。

10. **甘露醇外渗对机体的损害机制**·甘露醇的渗透压为1 100 mOsm/L,为高渗类药物,一旦药液外渗进入皮下组织,不易被组织所吸收,同时组织内压力升高,造成渗透压梯度反差,使血管内液体渗入组织中,加重了组织损伤。甘露醇外渗伴局部瘀血时,局部组织损伤不仅来自甘露醇本身,还有外渗血液中的红细胞、白细胞、血小板及凝血因子等对局部组织及血管的刺激,造成血管痉挛,导致局部瘀血、苍白,更加重了组织、血管的损伤。在寒冷环境下,甘露醇外渗后对组织的损害较为严重，与甘露醇在温度低时容易析出结晶有关，甘露醇外渗至组织后由于血管痉挛、组织肿胀，局部循环不良，温度下降，甘露醇可能在渗出部位析出结晶，使组织更加难吸收，加重损害。

## 案例 九　TIVAP液体渗出

### （一）病例介绍

患者，女，56岁，身高162 cm，体重78 kg，BMI 29.7 kg/m²，肥胖，因直肠癌收住肛肠科。术前在右侧胸部留置TIVAP，留置过程顺利，胸部正位X线片示导管头端位于右侧第8后肋水平，化疗2次。在全麻下行直肠低位前切除术（Dixon术），术中麻醉科医生完成输液港无损伤针（20G）穿刺后输注平衡液，术后患者转入重症监护室（ICU）进一步治疗。入ICU后发现患者留置输液港侧的胸肩部肿胀明显，检查回抽无损伤针未见回血，即给予停止输液。

### （二）分析、处理与转归

• 该患者为什么会发生TIVAP液体渗出

1. **穿刺座相关因素**・① 穿刺部位不正确，针头未进入储液槽；② 穿刺针蝶翼固定松脱；③ 输液港穿刺隔受损。

2. **导管因素**・① 导管纤维蛋白鞘形成；② 导管从导管锁扣处脱落；③ 导管破裂、断裂。

床旁X线检查示输液港穿刺座与导管连接良好，排除输液港破损及导管挤压、断裂可能。重新插针，能够抽到回血。主要原因有：① 患者较胖，由麻醉科医生进行无损伤针穿刺输液，选择常规使用的20G专用无损伤针，针长2 cm，对于体型较胖的患者穿刺针长度不够、穿刺时位置不准确、针尖未达储液槽底部导致液体渗出；② 患者手术后转运至ICU有搬动，在搬动过程中穿刺针固定松脱、滑出储液槽引起液体渗出。

• 输液港使用过程中发生输液渗出是否可以继续使用

（1）通过X线检查输液港的穿刺座和导管是否完好。经全面评估，更换无损伤针，抽回血确认在位。

（2）根据输液渗出的严重程度决定是否继续使用输液港，患者输注平衡液，为非刺激性液体和发疱性药物，按照普通液体渗出处置后可继续使用。

• 措施与结局

通过床旁X线检查排除输液港穿刺座破损、导管挤压断裂，以及穿刺座与导管脱离的可能。考虑搬动过程中穿刺针固定松脱、滑出储液槽引起液体渗出。

经静脉输液治疗专家讨论，重新插针能够抽到回血，液体输入通畅，妥善固定后继续使用。渗出皮下的药液逐渐被吸收，皮下肿胀逐渐减退。

### （三）思考与启发

根据患者的身高、体重、体型来选择合适的无损伤针的型号，避免过长或过短引起无损伤针的滑脱。

无损伤针穿刺输液港注射座时位置一定要准确，因此要加强护理人员输液港穿刺维护的培训。

妥善固定无损伤针，特别是搬运患者过程中，注意保护导管，避免牵拉，转科后责任护士通过回抽见回血并推注生理盐水的方法确定导管完整、通畅后，方可用药。

# 案例十　TIVAP输注化疗药物致外渗

## （一）病例介绍

患者，女，42岁，在当地医院行左乳腺癌根治术，术后拟行AC-T（表柔比星+环磷酰胺）方案化疗。手术后置入左胸壁输液港作为静脉给药通路。置入后第1天，责任护士在无菌操作下插入无损伤针，随后输注100 mL生理盐水，回抽见有粉红色液体后，护士经50 mL注射器静推化疗药物（生理盐水40 mL+表柔比星40 mg）。当推注10 mL时患者主诉疼痛，护士告知患者疼痛由手术伤口和穿刺引起，后继续推注。当推入35 mL时，患者疼痛难忍拒绝继续推注。护士暂停推注后汇报护士长，护士长再次回抽发现未见回血，怀疑药液外渗，用注射器连接无损伤针局部回抽出约3 mL清亮透明液体，并予以地塞米松5 mg+2%盐酸利多卡因5 mL+生理盐水10 mL局部放射状封闭，24小时内冰块冷敷，皮肤涂抹多磺酸黏多糖乳膏等。第2天患者局部红肿的范围扩大，疼痛感明显（图2-60）。第3天给予右丙亚胺静脉输注，医生评估局部情况较严重联系静脉输液治疗专家会诊。

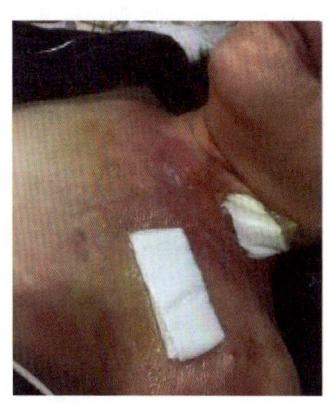

图2-60　外渗第2天

## （二）分析、处理与转归

- 护士静脉推注时患者出现疼痛的根本原因

患者在推注表柔比星过程中出现剧烈疼痛，其主要原因是药物发生外渗。表柔比星属于DNA结合型的发疱性化疗药物，对组织具有强烈的刺激性和细胞毒性，可在外渗后引起局部组织起疱、坏死、疼痛。外渗的具体可能原因包括：① 穿刺针进针深度不足或方向偏离港体注射底座中心，导致药液未进入导管系统而渗入皮下组织；② 港体存在机械性问题，如穿刺隔破损、注射底座松动、导管连接处分离等；③ 初次回抽出现"粉红色液体"并未确认是否为真回血，可能为囊袋渗出液，误判导管通畅；④ 护士在患者主诉疼痛后未及时中断输注，误认为是术后伤口或穿刺引起，导致外渗进一步发展。因此，患者出现的疼痛并非单纯穿刺刺激，而是发疱性药物外渗后的早期典型表现，应引起高度警惕并立即处理。

- 护士抽回血看见有粉红色血液后缓慢静脉推注化疗药物是否合适

不合适。

原因：在使用生理盐水冲洗导管的过程中，慢慢地抽吸回血，当确定抽吸出来的液体与全血的颜色和黏稠度一致，方可认定导管通畅可以使用。当抽吸出来的液体与全血的颜色和黏稠度不一致时，就要怀疑是异常情况，如穿刺针进入囊袋，回抽时看见的粉红色血液可能是囊袋内的渗出液。此时需要进一步查找原因，再进行药物的输注。

- **当患者主诉疼痛时,护士直接考虑为伤口和穿刺引起的疼痛是否合适**

不合适。

原因:当患者主诉穿刺部位上或附近、导管尖端位置或整个静脉路径上发生灼热、疼痛和/或肿胀时,应立即停止输液,因为这些在任何类型的输注时均不应被认定是"正常"的。这些症状仍需进一步评估,以确定给予适当的干预措施。

- **一旦发生外渗,输液港是否还能使用**

首先要找出导致输液港输液过程中外渗的原因,如导管破裂、注射底座破损、注射座与导管连接处分离、导管堵塞导致穿刺部位液体通过穿刺隔回渗、穿刺隔破损、穿刺针进针深度不够或穿刺方向偏离。再根据原因及严重程度,决定输液港是否可继续使用:如果是穿刺针进针深度不够或穿刺方向偏离而导致的重新穿刺,抽回血顺畅可以使用。判断外渗后局部组织损伤情况,因为外渗引起局部皮肤溃疡、坏死导致港体外露而污染,输液港不能再使用。如果皮肤及周围组织完整,可以使用。

- **措施与结局**

(1)立即启动多学科团队会诊,邀请药剂师、肿瘤科医生、静脉输液治疗专家、烧伤科医生会诊。结论:蒽环类药物外渗。

(2)拍摄CT明确有无外渗至胸膜、纵隔或皮下。经CT确定患者没有渗至胸膜、纵隔。

(3)如意金黄散加地塞米松局部外敷。如意金黄散+地塞米松+茶叶水调至糊状,局部外敷,避开切口位置,2次/天。

(4)患者使用如意金黄散2周后出现皮肤过敏(图2-61),停用如意金黄散。采用地塞米松5 mg+4层生理盐水纱布局部湿敷,2次/天。

(5)根据疼痛评估结果,遵医嘱给予口服止痛药。

(6)化疗途径的选择:经专家评估局部皮肤情况后(图2-62),在DSA下确认导管通畅后,发疱性药物选择从输液港输注,采用无菌纱布敷料固定,输注时专人床旁观察,提高对外渗的防范意识。一旦患者主诉输液港注射座及导管走行区域有肿胀、疼痛感,应立即停止输液,进行导管造影明确情况,发现问题及时处理。输注完毕冲管后拔除无损伤针。尽量不在局部皮肤贴透明敷料,减少因撕贴膜而导致局部皮肤的破损。

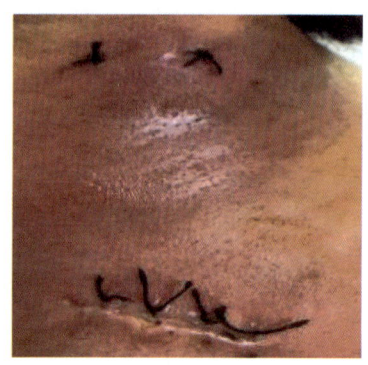

图2-61 皮肤过敏

(7)结局:患者完成化疗全疗程,随访3周后患者输液港处皮肤红肿范围3 cm×4 cm,择期取出输液港。

### (三)思考与启发

**1. 对化疗药物外渗处理流程及解毒剂的配备要完善** · 根据2012年欧洲肿瘤内科学会《静脉化疗药物外渗管理指南》,蒽环类化疗药物外渗后应立即采取干燥冰敷,每次20分钟,每天4次,持续1~2天,以减少药物扩散和组织损伤,

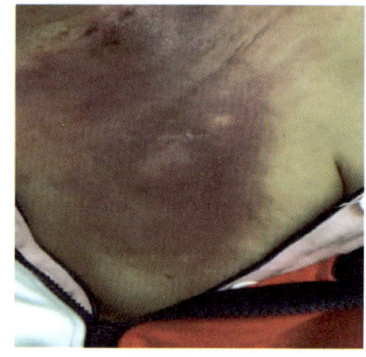

图2-62 外渗处理后局部皮肤情况

不推荐使用酒精敷料。在解毒剂的应用上，右丙亚胺（dexrazoxane）是唯一获得美国FDA批准的蒽环类药物外渗特效解毒剂，需在外渗发生6小时内使用，按第1、2天1 000 mg/m²（最高2 000 mg/m²），第3天500 mg/m²（最高1 000 mg/m²）的剂量静脉输注，并应选择对侧肢体大静脉，输注时间≥1～2小时，同时输注前15分钟移除冷敷。右丙亚胺不可与二甲亚砜（DMSO）同时使用，因为DMSO可促进药物扩散，降低右丙亚胺的局部浓度，影响其解毒效果。对于未能在6小时内使用右丙亚胺的情况，可使用99% DMSO外敷，推荐在外渗发生10分钟内开始应用，每48小时涂抹一次，持续7～14天，外敷范围应覆盖外渗面积2倍，并需自然风干。本案例中，第3天才使用右丙亚胺，已远远错过最佳时间窗口，导致解毒效果降低，增加了组织坏死的风险。因此，在化疗药物外渗的管理中，应加强早期识别、优化解毒剂的及时应用，确保右丙亚胺在6小时内使用，或在10分钟内启动二甲亚砜外敷，以减少组织损伤，优化患者预后。

**2. 蒽环类药物外渗患者局部疼痛及损伤持续时间长** · 国外有研究将发疱性药物分为DNA结合型和非DNA结合型。DNA结合型发疱性药物，如蒽环类药物，与健康组织细胞中DNA结合，迅速导致细胞死亡。DNA-多柔比星复合物从死亡细胞中释出，通过胞吞作用被邻近健康细胞摄取。这种细胞摄取胞外物质的过程造成了组织损伤的循环过程，所以蒽环类药物会在局部长时间存在并造成损伤。渗漏的损伤会持续扩大、加深，疼痛时间更长。

非DNA结合型药物可对健康组织造成间接损伤，但在组织代谢方面比DNA结合型药物更容易中和。一般药物外渗引起的损伤是局部的轻、中度疼痛，而组织损伤修复依然遵循正常的愈合过程，随时间好转。

**3. 蒽环类药物通过胸壁输液港外渗损伤大** · 由于药物特性会使渗漏的损伤扩大、加深。当渗出药量多时，侵犯到胸膜、纵隔的可能性大大增加。除了关注皮下之外，还要关注有无外渗至胸膜、纵隔。如果出现胸膜炎或纵隔炎，可使用抗生素。

**4. 岗位胜任力值得管理者思考** · 输液港维护及无损伤针穿刺需遵循规范的操作流程。静脉输液治疗护士必须通过相关专业知识和技能培训、训练及考核合格后方可进行该项操作。专业的静脉输液治疗护士可以正确判断无损伤针是否在港体内，对患者的异常主诉进行全面分析，以规避严重并发症。

## 案例十一　TIVAP输注白蛋白紫杉醇致外渗

### （一）病例介绍

患者，女，53岁，行右侧乳腺切除术后，在门诊接受了第6次化疗。在化疗前，医护人员在门诊为她留置了无损伤针，在确认有回血后，开始输液治疗。药物包括：地塞米松5 mg、艾司奥美拉唑40 mg、帕妥珠单抗（帕捷特）840 mg、白蛋白紫杉醇400 mg、维生素$B_6$（艾易舒）50 mL，经TIVAP输注；曲妥珠单抗（赫赛汀）440 mg经外周静脉输注。在输液过程中，患者首次报告疼痛，医护人员经无损伤针回抽后观察到有回血，因

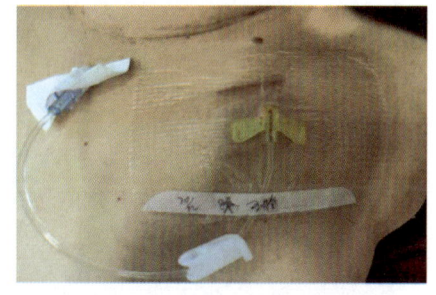

**图2-63** 输液部位出现肿胀

此决定继续输液。当她如厕后发现输液部位出现肿胀（图2-63），并且无法再回抽到血液。医护人员立即停止了输液，并进行了一系列紧急处理措施。汇报护士长并对患者的肿胀部位进行了利多卡因局部封闭以缓解疼痛。随后，为了排除导管破裂或港体与导管脱落的可能性，进行了DSA下血管造影（图2-64）。造影结果未发现明显问题后，患者接受了如意金黄散+地塞米松+茶叶水的湿敷治疗（图2-65），以减轻局部症状。

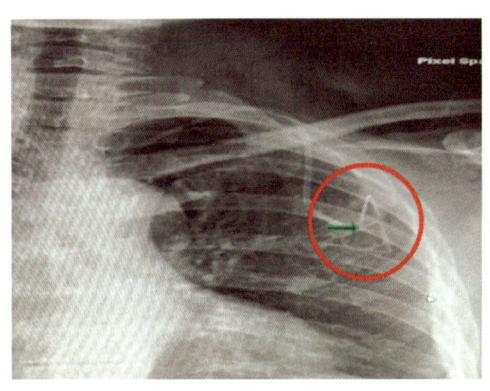
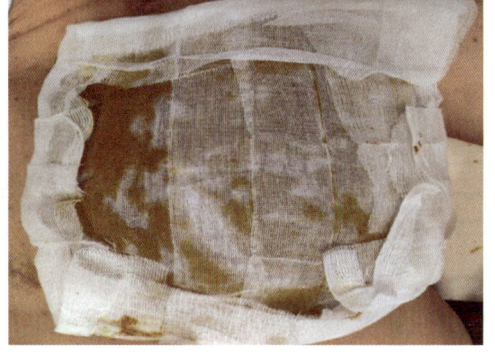

图 2-64 DSA下排除导管问题　　　　　图 2-65 输液部位出现肿胀

## （二）分析、处理与转归

- **患者发生外渗的原因**

患者体型肥胖（BMI 27.48 kg/m$^2$），软组织较厚，无损伤针插入后针尖未能充分穿透皮下组织准确进入输液港注射隔底部，增加外渗风险；输液过程中如厕、频繁活动，可能导致针头移位或脱出。医护人员未充分评估患者体型，所选无损伤针型号偏短，进针深度不足或角度偏差，造成针头仅部分进入港体或滑脱至皮下。健康宣教不到位，患者对活动限制缺乏认识，进一步增加风险。所用白蛋白紫杉醇为刺激性较强的化疗药物，渗入组织后易引发炎症反应甚至组织坏死；若针头与港体连接不牢或出现局部渗漏，更易造成组织损伤。针头固定不牢或贴膜不规范，也可能在活动中发生松动，导致药物外渗。需在穿刺前充分评估，在穿刺中严格操作，在输注时密切观察，并加强健康宣教，预防类似事件发生。

- **患者发生外渗的时机**

1. **输液港针头插入后**·在门诊插入无损伤针后，开始输注生理盐水，之后输注化疗药物，这可能是外渗的初始时机。

2. **首次主诉疼痛时**·患者在输注过程中首次感到疼痛，这可能是外渗的首发症状，但当时医护人员认为这是手术后的正常疼痛，并决定继续输注。

3. **如厕后发现肿胀**·患者在如厕返回后发现局部肿胀，且此时无法回抽到血液，这表明药物可能在患者活动过程中外渗。

4. **考虑活动对针头的影响**·患者在输液期间的活动，如穿脱衣服、频繁弯腰等，可能导致了针头移位或部分脱出，引发了药物外渗。

5. **药物特性**·使用的化疗药物具有潜在的刺激性，若针头固定不牢或针头与血管壁接触不良，药物容易外渗至周围组织。

6. **输液港位置**·如果输液港的位置过深或无损伤针插入深度不够，可能会增加外渗的风险。

- 患者出现回血时，TIVAD是否是安全的

在静脉输液治疗中，回血通常被看作是针或导管在血管内的一个迹象，表明输液路径通畅。然而，即使观察到回血，也不一定意味着针在港体内的位置完全稳定，或者输液过程中不会发生并发症，如药物外渗。

患者出现回血但仍有药物外渗的风险。

1. 活动影响·患者在输液过程中活动，如去厕所，可能会对针尖位置产生影响，即使之前有回血，也不能保证针尖不会在活动中移位。

2. 输液港固定·如果输液港或无损伤针没有被正确和牢固地固定，患者的活动可能会导致针尖部分脱出或移位，引起外渗。

3. 针尖与港体的关系·即使针尖在港体内并且有回血，如果针尖与底座壁接触，高压泵注或输注药物时仍有可能导致针尖移位和外渗。

4. 患者的感觉·患者报告的疼痛是一个重要的信号，表明可能存在问题。在这种情况下，不能仅仅依赖回血作为安全性的评判指标。

5. 输液港的故障·即使有回血，也不能排除输液港的其他故障，如导管破裂、港体与导管脱落等。

- 患者无回血的情况下，是否需要进行动态造影

动态造影是一种重要的诊断工具，它通过使用造影剂和X线成像技术来评估血管和导管的状态，确保药物能够安全有效地输送到患者体内。这项技术可以识别导管是否有移位、破损或泄漏等问题，从而预防严重的并发症，如药物外渗，这可能导致局部组织损伤或坏死。在本案例中，患者在输液过程中出现肿胀和无法回抽血液的情况，这可能由于导管问题或血管外的渗漏引起。鉴于此，进行动态造影显得尤为重要，因为它不仅可以确认导管的完整性和位置，还可以发现任何可能需要立即处理的并发症。通过这项检查，能够做出更准确的诊断，并据此制定相应的治疗计划，无论是调整输液方式、使用其他给药途径，还是采取更积极的干预措施。

- 措施与结局

1. 外渗后第1天·患者在家接受如意金黄散+地塞米松+茶叶水湿敷治疗，并在间歇期外涂多磺酸黏多糖乳膏（图2-66）。

2. 外渗后第6天·继续进行如意金黄散+地塞米松+茶叶水湿敷，同时在当地医院就诊，开始口服头孢克洛0.5 g，每天2次（图2-67）。

3. 外渗后第18天·返院治疗，治疗方案升级，包括外用双氯芬酸（扶他林）、地塞米松乳膏、多磺酸黏多糖乳膏，每天2次；口服洛索洛芬钠，每晚1次（图2-68）。

4. 外渗后第19天·继续前一天的治疗方案，并增加口服左氧氟沙星（可乐必妥），每天1次（图2-69）。

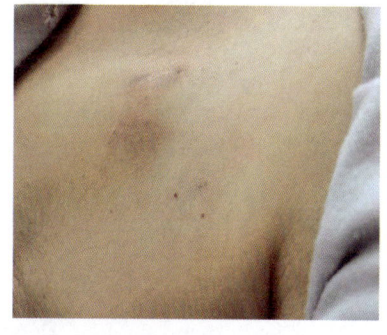

图2-66　外渗第1天

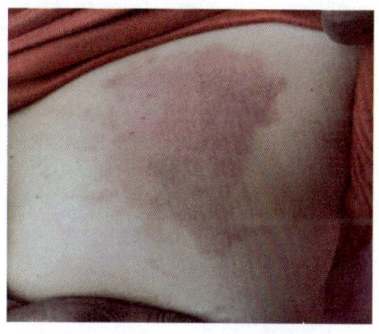

图2-67　外渗第6天

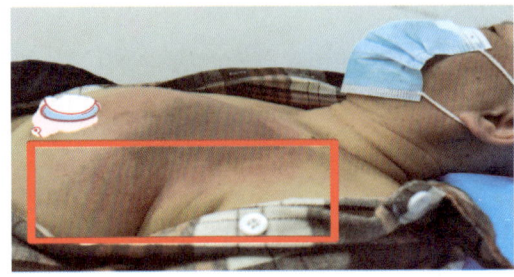
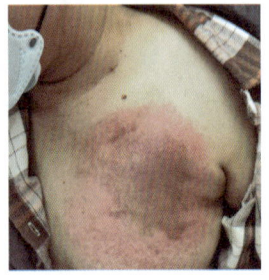

图2-68　外渗第18天　　　　　图2-69　外渗第19天

5. **外渗后第20天**·疼痛减轻,外用药物增加肝素钠、重组牛碱性成纤维生长因子(贝复济),口服药物增加甲钴胺、氯雷他定(图2-70)。

6. **外渗后第22天**·治疗方案调整,停用肝素钠、贝复济和左氧氟沙星,增加口服草木犀流浸液片(消脱止),继续使用卤米松、洛索洛芬钠、甲钴胺和氯雷他定(图2-71)。

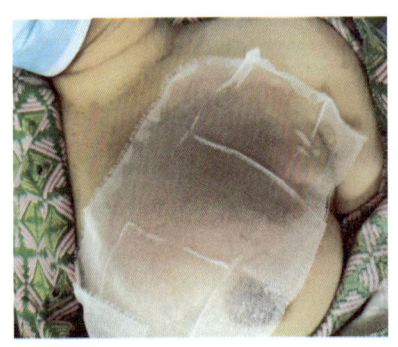
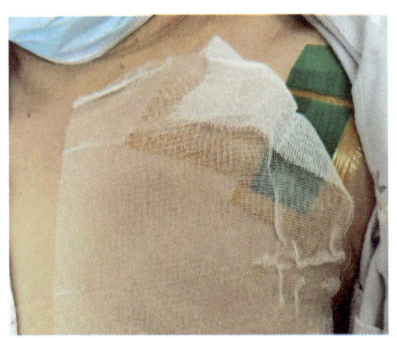

图2-70　外渗第20天　　　　　图2-71　外渗第22天

7. **外渗后第25天**·症状进一步改善,停用左氧氟沙星、肝素钠和贝复济,继续使用卤米松、洛索洛芬钠、甲钴胺和氯雷他定(图2-72)。

8. **外渗后第206天**·患者病情稳定,无不适主诉,停止随访(图2-73)。

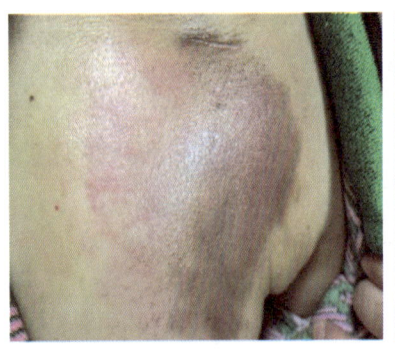
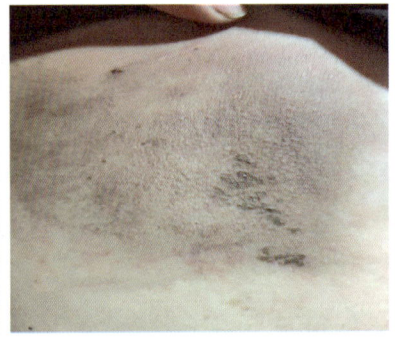

图2-72　外渗第25天　　　　　图2-73　外渗第206天

### (三) 思考与启发

患者外渗事件凸显了在临床护理中对患者监测的细致程度要求,尤其是在进行化疗等高风险治疗时。本案例揭示了医护人员在输液过程中对患者持续观察的重要性,不仅要在输液前确保针尖位置正确,还要在输液期间定期评估患者的舒适度和输液部位的状况。患者的任何不适都应被视为潜在并发症的迹象,需要立即评估和响应。医护人员在面对紧急情况时要保持冷静,并具备相关专业知识有重要意义。在患者出现肿胀和疼痛时,迅速采取的一系列措施,包括停止输液、回抽、局部封闭和冷敷,显示了医护人员对此类情况的熟悉程度和处理能力。治疗过程中应根据患者情况做出药物选择的调整,患者的病情和治疗反应是指导治疗决策的关键因素,根据患者反应进行个性化调整。外渗后患者的恢复可能需要一段时间,并且可能需要不同的治疗策略。这要求医护人员进行持续的评估和长期随访。重视患者健康教育,患者应该接受关于如何正确护理输液港、避免可能的并发症,以及在出现问题时如何及时寻求帮助的教育。通过提高患者的自我管理能力,可以提高治疗的安全性和有效性。静脉治疗专科护士对患者的全面评估、紧急响应能力、个性化治疗计划的制订、长期随访和健康教育是确保患者安全和成功救治的关键要素。

### ■ 知识拓展

#### • 药物外渗分级

根据INS标准,将药物外渗分为5级(表2-4)。

表2-4 药物外渗分级

| 等级 | 临 床 标 准 |
|---|---|
| 0级 | 患者无任何临床症状 |
| 1级 | 患者出现皮肤发白、发凉症状,伴有或不伴有疼痛,外渗部位皮肤水肿最大处直径<2.5 cm |
| 2级 | 患者出现皮肤发白、发凉症状,伴有或不伴有疼痛,外渗部位皮肤水肿最大处直径2.5～15 cm |
| 3级 | 患者出现皮肤发白、发凉症状,严重者呈半透明状,并伴有轻度或中度疼痛,外渗部位皮肤水肿最大直径>15 cm |
| 4级 | 患者出现皮肤发白、发凉症状,伴有紧绷、渗出、持续性剧痛,严重者可见凹陷性水肿和循环障碍,且外渗部位出现变色和肿胀,水肿最小处直径>15 cm |

## 第三节·导管相关性深静脉血栓

导管相关性深静脉血栓(catheter-associated deep vein thrombosis, CA-DVT)是指从导管延伸至血管腔的附壁血栓,是CVAD置入后最常见的并发症。在恶性肿瘤患者中,PICC的

CA-DVT发生率为51.4%,CVC发生率为0.6%～15.1%,TIVAP发生率最低,为1.2%～3%。本节将对CA-DVT发生原因及预防处理展开详细介绍。

■ **基本概念**

CA-DVT是由于穿刺、导管机械性损伤血管内膜或患者自身状态等因素,导致导管壁和所在血管形成血栓凝块,可能出现在头静脉、贵要静脉、肱静脉、腋静脉或锁骨下静脉等处。以患者的临床表现作为主要的分类标准,将其分为以下4类。

1. 深静脉血栓(deep vein thrombosis,DVT)·置管侧肢体、颈部、肩部、胸部、颜面部有水肿症状或体征,超声提示DVT形成,伴或不伴浅静脉、头臂静脉(也称无名静脉)、上/下腔静脉血栓形成,伴或不伴受累部位疼痛、皮温升高、浅表静脉显露、颈部或肢体运动障碍、肢体红斑或麻木感等表现。

2. 血栓性浅静脉炎·沿置管血管走行方向区域出现的皮肤红肿、疼痛,伴或不伴皮温升高,查体可触及条索状硬结和/或超声提示管腔内血栓形成。

3. 无症状血栓·单纯影像学发现血栓,但患者无任何主诉及客观体征。

4. 血栓性导管失功·由纤维蛋白鞘、导管内血栓形成或导管尖端血栓形成,药物沉淀或机械原因,导致输液不畅或完全堵塞。

■ **原因分析**

CA-DVT形成的分子机制为血液黏度升高,红细胞变形能力差,红细胞大量聚集;凝血酶原激活,纤溶系统活性降低,纤维蛋白原与血浆黏度升高。

1. 与导管相关的因素

(1)导管管径是最重要的危险因素。大管径、多腔导管有更高的血栓发生率。导管占据置管血管管腔会影响原有血流状态,造成不同程度的血流湍流和淤滞。当导管管径越接近置管血管管径时,血栓形成风险越高。

(2)导管的材质也是影响因素之一。一方面因材质引起的吸附反应,另一方面相对质地较硬的导管会加重对置管静脉的机械刺激,引起内膜损伤。不同材质的导管其血栓的发生率有差异:硅胶＜聚氨酯＜聚氯乙烯。

2. 与置管相关的因素

(1)置管环节反复穿刺、反复推送导管会加重内膜损伤,增加血栓发生风险。

(2)不恰当地选择置管血管也是重要的因素,如对于乳腺癌根治术后的患者,选择患侧置管。

(3)导管尖端未到达最佳位置:上腔静脉与右心房的交界处(CAJ);下腔静脉横膈膜上1.5～2 cm。当导管尖端位置越接近右心房时,其所在血管血流量越大,从而快速稀释药物,降低药物对内膜的损伤。因此,CVC尖端位于右心房与上腔静脉交界区血栓风险更低。同样,导管尖端位于较粗的锁骨下静脉比贵要静脉血栓风险更低。

3. 与患者相关的因素

(1)患者因高龄、手术、恶性肿瘤、糖尿病、长期卧床,血液黏稠度高、肥胖、血液高凝状态、感染、口服避孕药,使患者静脉血栓风险明显增加。同一患者往往存在多重危险因素的叠加。

(2)血管先天性畸形,植入心脏起搏器、血透管等多管路,导致血管管腔发生相对性狭窄,血流速度减缓。

（3）患者曾有静脉血栓栓塞症（venous thromboembolism，VTE）、脑梗死、心房颤动、心力衰竭、心肌梗死、炎症性肠病、终末期肾衰竭、既往CVAD置管史等。

（4）解剖相关因素：PICC置管后CA-DVT发生率左上肢高于右上肢，头静脉高于贵要静脉，肘部高于上臂；TIVAP置管后CA-DVT发生率左侧高于右侧，手臂港高于胸壁港。

4. 与药物相关的因素

（1）细胞毒性药物、高渗药物、高浓度电解质、发疱性药物、强酸和强碱药物可导致血管内膜损伤，是血栓形成不可忽略的启动因素。

（2）抗血管生成类制剂、促红细胞生成素等，有促进血栓发生的风险。

（3）输注速度相对较快时，会产生压力，阻碍原血管内正常血液回流，导致导管开口远端静脉血液淤滞，增加血栓发生风险。

### ■ 处理方法

**（一）CA-DVT的预防**

1. 进行肿瘤、创伤、手术、血液高凝等高危因素的评估·知晓CA-DVT的发生风险，做好预见性干预，如抗凝药物的使用，慎用止血药物；做好CA-DVT相关预警症状的观察与识别。

2. 合理选择导管材质·综合考虑患者CA-DVT发生的风险，尽量选择低风险材质的导管；满足治疗需求的情况下，选择外径最小、管腔数量最少、创伤最小的输液装置。建议导管外径与置管静脉内径比值≤45%。

3. 合理选择置管部位·综合考虑影响CA-DVT发生的解剖因素，如PICC置管优选右侧上臂贵要静脉；TIVAP置管优选右侧胸壁港。

4. 提高穿刺置管技术·避免多次穿刺、暴力送管，损伤血管内膜，采用可视化技术辅助穿刺，增加穿刺成功率。

5. 掌握正确的冲、封管技术

（1）正确选择封管时注射器规格：推荐至少使用10 mL注射器冲管，静脉导管通路冲管液容量通常为导管本身与附加装置容积之和的2倍，一般为5～10 mL，TIVAP冲管液的容量至少10 mL。

（2）建议CVAD维护在输注黏液性（血制品、脂肪乳剂、肠外营养液）及沉淀风险高的物质时使用20 mL生理盐水冲洗导管，每天间隔8小时脉冲式冲管1次，推注冲管液间隔时间为0.4秒，即10 mL，每次1 mL，分10次推注。

6. 做好健康宣教·在条件允许时，鼓励采取非药物措施预防血栓，包括置管肢体早期活动、正常日常活动、适当的肢体锻炼和补充足够的水分。

7. 合适的CVAD导管尖端位置·均应位于上腔静脉下1/3或右心房与上腔静脉交界区。尖端异位的导管应调整至该位置方可继续使用。理论上，同等条件下中等长度导管尖端位于血流量及血管管腔更大的位置时血栓发生风险更低。需要更多的证据综合评估中等长度导管尖端在不同临床需求情况下的最佳管尖位置。

**（二）发生CA-DVT的处理**

1. 患者拔管困难时或出现红、肿、热、痛等症状·需采用超声检查，以便与静脉炎相鉴别，来确诊CA-DVT。

2. 发生CA-DVT后·不能立即拔除导管,应进行多学科会诊,规范抗凝治疗,推荐低分子肝素作为初始抗凝药物,后续使用口服抗凝药(direct oral anticoagulants,DOAC)也有良好的治疗效果,可降低出血风险,提高导管保留率。

3. 不同类型CA-DVT的基本处理原则

(1) DVT：应使用与下肢DVT相同剂量的抗凝治疗,不倾向于积极溶栓。不得按摩或剧烈活动,以免栓子脱落引起肺栓塞,急性期患者应至少卧床1周。

(2) 血栓性浅静脉炎：核心是对症缓解炎症刺激引起的疼痛。常用的对症处理方法包括抬高患肢,热敷或冰敷,口服或外涂非甾体抗炎药(nonsteroidal anti-inflammatory drugs,NSAID)、外涂多磺酸黏多糖乳膏。对于血栓长度>5 cm,进展出现VTE风险高的患者需要4~6周的预防性抗凝治疗。

(3) 无症状血栓：发生在浅静脉的无症状血栓具有自限性,建议对无症状血栓仅予以观察随访。

(4) 血栓性导管失功：导管失功是导致非计划性导管拔除的重要原因。失功后通常不作抗凝药物(如肝素)治疗。溶栓是血栓性导管失功的主要处理方式,常用的药物包括尿激酶或重组尿激酶、阿替普酶、瑞替普酶、替奈普酶和蛇毒纤溶酶等。常规溶栓失败后,建议寻求血管外科或放射介入科等帮助,采用DSA明确原因。对于纤维蛋白鞘,可使用抓捕器等工具清除。

4. 保留或拔除导管的选择与时机·不推荐常规拔除导管,尤其对于导管高度依赖且建立新静脉通路困难的患者,需要权衡保留导管的价值和血栓带来的其他潜在风险,密切观察随访并在抗凝治疗下保留导管。当满足以下拔管指征时应拔除导管：治疗不需要该导管；导管功能丧失；合并导管相关性血流感染；合并抗凝禁忌证或在规范抗凝治疗下症状仍持续进展。

5. 其他对症处理

(1) 肿胀的对症处理：适当抬高患肢,监测双侧臂围,观察皮肤颜色、温度、感觉及动脉搏动,并做好记录。使用静脉血管活性药物,可以缓解肿胀的症状,常用的药物包括黄酮类、七叶皂苷类。DVT非急性期可使用物理治疗,包括加压弹力袜和间歇加压充气泵治疗。对于血栓性浅静脉炎导致的肿胀症状,也可局部进行50%硫酸镁湿热敷。如肢体肿胀明显(下肢导管常见),甚至有骨筋膜室综合征风险时,可直接在DSA下溶栓或经皮穿刺机械吸栓治疗。

(2) 疼痛的对症处理：对于血栓性浅静脉炎,可采用抗炎药物缓解疼痛。肝素和类肝素药物具有一定抗炎作用,多磺酸黏多糖乳膏外用也可缓解疼痛。对于症状较明显者,需用口服和/或外用的非甾体抗炎药,如布洛芬、双氯芬酸等。

6. 血栓机化致拔管困难的处理·拔管人员需了解导管正常长度、允许弹性形变范围等,避免造成导管断裂。一旦发生拔管困难,可以尝试休息、热敷、应用血管解痉药物、改变体位、穿刺处护理、导管置入导丝等方式。允许增加额外力量拔除导管,但操作过程中切忌暴力,最大限度地避免断裂。经多次尝试仍不能拔除时,须请血管外科或介入科医师会诊,结合影像学检查来决定是否切开取出导管或DSA下取出导管,拔出后须评估导管完整性。

7. 健康教育及心理护理·一旦出现导管相关性血栓时,护士应以温和的语言主动与患者进行交流,减轻其紧张恐惧心理,并详细讲解DVT发生的过程及溶栓治疗的必要性、安全性及注意事项,使患者对治疗有信心,积极配合治疗和护理。

8. **紧急情况处置**·患者突然出现剧烈胸痛、呼吸困难、发绀,甚至休克,应立即报告医师并做相应的处理。加强患者生命体征及血液监测,定期检查血常规、尿粪常规、凝血、粪隐血试验等,同时应特别注意观察皮肤及黏膜出血、血尿、咯血、便血等。

■ **处理流程**

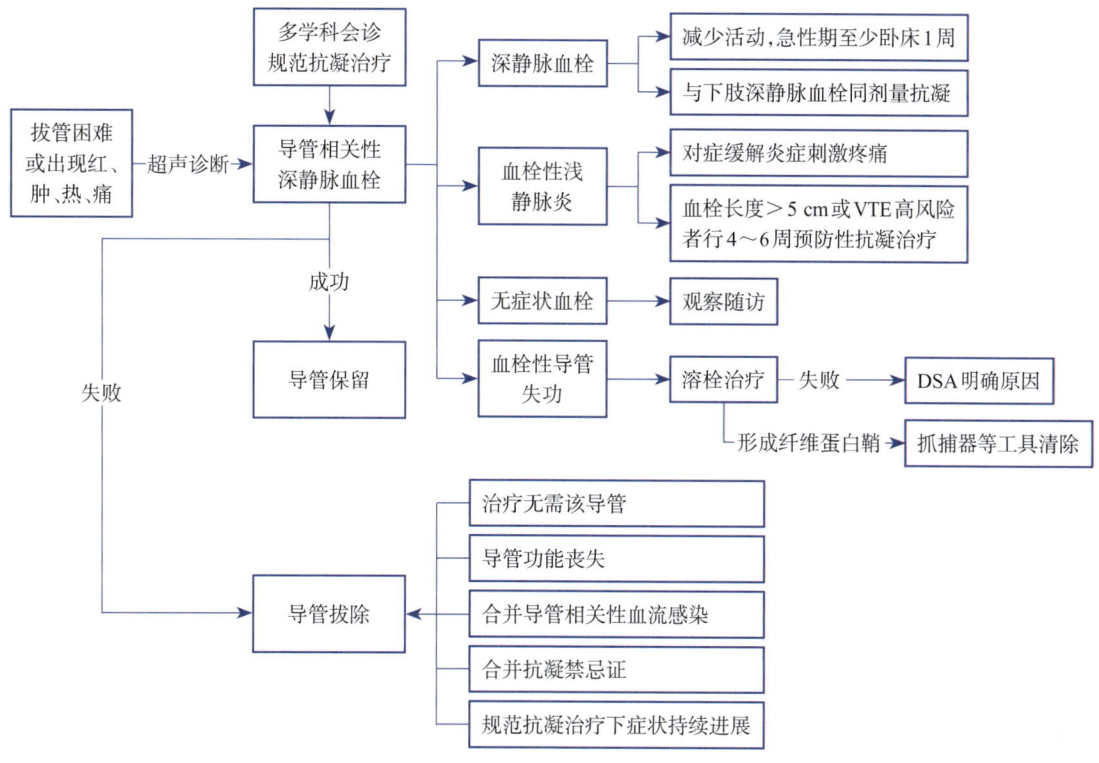

■ **案例解析**

## 案例一 PICC携管(留置)期间贵要静脉血栓形成

### (一)病例介绍

患者,女,37岁,3个月前无明显诱因出现进食哽咽感,体检发现肿瘤标志物CEA、CA199、CA125升高,胃镜下病灶活检,病理示低分化腺癌。上腹部CT示胃窦周围、肝门部、小网膜、腹膜后及肠系膜根部多发肿大淋巴结。入科后,行改良Seldinger技术,左正中静脉PICC置管穿刺术。穿刺顺利,导管置入49 cm,外露7 cm。PICC尖端位于右侧第8后肋水平。术后采用多西他赛+替吉奥方案全身化疗,阿帕替尼口服靶向治疗,置管3天后出院。

置管后12天,患者主诉PICC穿刺点上方肿胀、疼痛评分为3分,PICC门诊予以如意金黄散+地塞米松外敷。置管14天,门诊血管超声显示左侧腋静脉、头静脉、锁骨下静脉内血栓形成。血管外科门诊随诊,予以多磺酸黏多糖乳膏外涂。

置管后19天,为进一步治疗收入院。DVT风险评分为8分,属于高危人群。患者左上肢肘横纹上15 cm处肿胀,触摸有硬结,疼痛评分为4分,皮温高,左侧臂围27.5 cm,右侧25 cm,左侧臂围增粗。患者入院后粪隐血(+++),异常检验值见表2-5。

表2-5 患者的异常检验值

| 项　目 | 置管后19天 | 置管后24天 | 置管后25天 | 置管后35天 |
| --- | --- | --- | --- | --- |
| 红细胞计数($\times 10^{12}$/L) | 4.5 | 4.45 | 3.45 | 2.89 |
| 白细胞计数($\times 10^{9}$/L) | 9.81 | 12.13 | 28.94 | 28.26 |
| 纤维蛋白原(g//L) | 4.13 | 4.33 | 5.26 | 4.14 |
| 纤维蛋白降解产物(μg/mL) | 31.6 | 36 | 24.5 | 23.70 |
| 血糖(mmol/L) | 6.8 | 5.7 | 9.9 | 7.1 |
| D-二聚体(μg/mL) | 7.0 | 8.28 | 4.42 | 5.04 |
| 血小板计数($\times 10^{9}$/L) | 276 | 340 | 292 | 336 |

### (二)分析、处理与转归

- **患者为什么出现PICC穿刺点上方肿胀、疼痛**

患者发生了PICC相关性血栓并发症。疼痛、肿胀是静脉血栓的临床表现,行血管超声证实了左侧腋静脉、头静脉、锁骨下静脉内血栓形成。

- **患者为什么会发生CA-DVT**

(1)导管的置入方法:导管经左侧正中静脉穿刺置入,正中静脉汇入头静脉后进入锁骨下静脉,该路径血管较细、血流缓慢,容易形成血流淤滞,同时导管在静脉内走行路径较长,与血管壁接触面积大,增加内皮刺激和血栓风险。因此,未使用超声引导优选贵要静脉等,是CA-DVT的高风险之一。

(2)患者因素:① 疾病种类,肿瘤患者血液呈高凝状态,增加了患者发生CA-DVT的概率。② 合并疾病,有一项对肿瘤患者的前瞻性研究发现,肿瘤患者合并糖尿病是CA-DVT的重要危险因素,而该患者有糖尿病病史1年,易发生CA-DVT。③ 血液检查指标,患者的纤维蛋白原含量、白细胞计数、D-二聚体均异常,这对静脉血栓的形成有显著意义,有研究表明,白细胞计数增高是CA-DVT的主要危险因素。④ 活动能力,患者PICC置管后不敢活动肢体,化疗后乏力肢体活动不够,血流速度减慢,也在一定程度上增加了肿瘤患者发生CA-DVT的风险。

- **PICC的CA-DVT高发时间**

相关研究发现,70%的CA-DVT发生在置管后7天,30%的PICC导管相关血栓发生在置管后14天左右。该患者CA-DVT发生在导管置入术后第12天。

- **出现CA-DVT是否需要拔管**

不推荐在发生血栓后常规拔除导管。

(1)目前公认的拔管指征有:治疗已不需要该导管;导管功能已丧失;导管位置异常;合并导管相关性血流感染。该患者治疗还未结束,且冲管、输液均顺畅,其导管功能存在,也未发生导管异位及合并导管相关性血流感染的情况,故不推荐拔除导管。

（2）拔除导管后，另选部位重新置入的导管，会有高达86%的风险出现新发部位的CA-DVT。因此，对仍有使用导管需求的患者，拔除导管无意义。

（3）如果患者治疗仍然需要该导管通路，可在抗凝治疗下继续保留导管，并正常用于临床治疗。

（4）如需拔出导管，急性期抗凝治疗2周后再考虑拔除导管，则更为安全。

• 措施与结局

（1）立即启动多学科团队，邀请静脉治疗专科护士、超声科医师、血管外科医师会诊。患者粪隐血（+++），有明确抗凝禁忌证，暂无法抗凝。

（2）抬高左上肢、制动。

（3）多磺酸黏多糖乳膏外涂，如意金黄散+地塞米松+茶叶水搅拌成糊状（图2-74），外敷在穿刺点上10 cm处（图2-75），面积为10 cm×8 cm，厚度为0.3～0.5 cm，持续6～8小时，2次/天。口服迈之灵300 mg 2次/天，消肿。

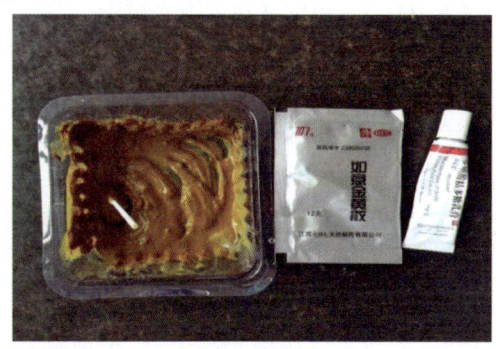

图2-74　如意金黄散+地塞米松+多磺酸黏多糖

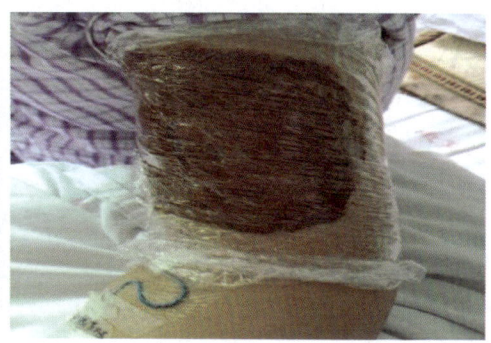

图2-75　如意金黄散+地塞米松外敷

（4）血管外科会诊：D-二聚体由6.27 μg/mL上升至8.28 μg/mL，复查静脉超声：贵要静脉血栓形成。患者在未行抗凝情况下血栓变小，故不排除已发生血栓脱落可能。肺动脉CTA：肺动脉右上肺尖段、前段及上腔静脉血栓形成（图2-76）。在局麻下行上腔静脉造影+上腔静脉滤器植入术治疗（图2-77）。复查粪隐血（-）后，予以那曲肝素钙注射液0.4 mL皮下注射，1次/日抗凝治疗。因患者预期生存时间有限，上腔静脉滤器不再取出。

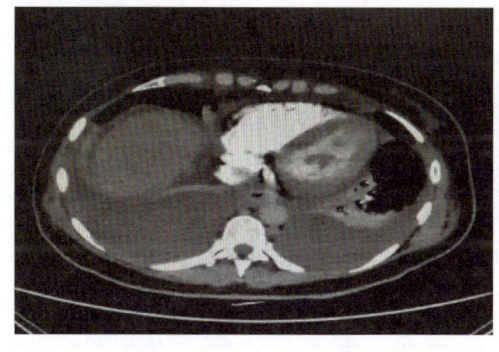

图2-76　肺动脉右上肺尖段血栓形成

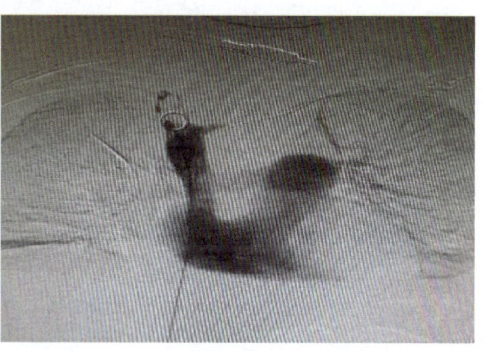

图2-77　上腔静脉滤器植入术后

（5）结论：经多学科专家会诊，最终确诊为CA-DVT。予以保留PICC导管、对症处理，放置上腔静脉滤器，粪便隐血阴性后予以抗凝治疗。

（6）结局：患者PICC导管正常使用，前臂肿胀较前明显减轻，继续治疗后前臂无肿胀，肘上触摸无硬结、无疼痛。复查静脉超声：贵要静脉血栓消失。

### （三）思考与启发

1. **制定PICC相关血栓处理流程**·静脉输液治疗专家应参与CA-DVT形成后患者治疗计划的制定过程，并应向患者和/或长期照护者说明长期的治疗计划，并制订随访计划。为患者和/或长期照护者提供充分的疾病相关信息，并全程给予心理支持。

2. **做好留置PICC导管化疗患者健康教育**

（1）肿瘤患者PICC置管前应全面了解患者病情，综合多因素进行评估。

（2）置管后进行早期活动、日常生活的正常活动、适当的肢体锻炼（如在病情允许情况下反复松、握拳）和补充足够的水分，及时处理胃肠道不适等化疗反应。

（3）密切观察置管肢体的变化，及早发现并处理血栓，谨慎携管及拔管，以防止血栓脱落，以保证患者安全。

3. **存在抗凝禁忌时的处理**

患者PICC导管静脉血栓形成，粪便隐血（+++），有明显抗凝禁忌时做好权衡。

（1）当患者合并抗凝禁忌，或在规范抗凝治疗下，症状仍持续进展，需要考虑拔管。

（2）但在临床实际工作中，这些情况下是否拔管，还需要评估患者的治疗对导管使用的依赖程度，以及重新建立静脉通路的可行性。

（3）对于暂时性的抗凝禁忌，如化疗导致的一过性消化道出血，可以采用观察处理，待抗凝禁忌消失后再行抗凝。而对于导管高度依赖且建立新静脉通路困难的患者，需要权衡保留导管的价值和血栓带来的其他潜在风险，可在密切观察随访的情况下保留导管。

4. **预防性使用抗凝药物**·尽管指南不推荐以预防CA-DVT为目的采用药物抗凝，但可针对VTE高危患者采取药物预防措施，对于留置PICC导管的恶性肿瘤化疗患者推荐使用改良Khorana评分来评估其VTE发生风险（表2-6）。该评分针对恶性肿瘤化疗患者，当评分在3分以上、出血风险低危时，在化疗期间应考虑预防性使用抗凝药物。

表2-6 改良Khorana评分

| 风 险 类 型 | 评 分 |
| --- | --- |
| 极高危的原发癌症类型：胃癌、胰腺癌和高分级胶质瘤 | 2 |
| 高危的原发癌症类型：肺癌、淋巴瘤、妇科肿瘤、膀胱癌、睾丸癌和肾癌 | 1 |
| 化疗前血小板计数≥$350 \times 10^9$/L | 1 |
| 血红蛋白<100 g/L 或正在采用促红细胞生成素 | 1 |
| 血化疗前白细胞计数>$11 \times 10^9$/L | 1 |
| BMI≥35 kg/m² | 1 |

## 案例二　PICC导管尖端反复异位致颈内静脉血栓

### （一）病例介绍

患者，男，31岁，因不明原因发热到当地医院就诊，CT检查见两肺、左侧颈部、双侧腋下多发肿大淋巴结，纵隔多发淋巴结肿大并融合成片，淋巴结活检送病理确诊淋巴瘤。予以环磷酰胺+多柔比星+长春地辛+地塞米松（CHOP）方案化疗，遵医嘱行PICC置管术，PICC专业护士进行置管前风险评估、置管时和携管期间相关并发症教育、携管期间自我管理健康教育，签署知情同意书。

专业护士在超声引导下联合改良Seldinger技术，选择左侧上臂贵要静脉，左上肢与躯体成90°，穿刺成功，但送管不顺，第3次送管才到预测长度，胸部X线片示尖端异位入颈内静脉，调整2次后尖端到达上腔静脉，按计划完成化疗后出院。

在外院每7天维护1次，入院准备第二次化疗，因主诉左颈部有异物感，胸部X线片发现导管尖端移位至颈内静脉（图2-78），DSA下调整，复查胸部X线片见尖端至理想位置，次日晨患者又觉左颈部有异样感，摄片示头臂干段导管朝颈内静脉弓起但导管尖端向心（图2-79），未调整处理，导管内输注化疗药物后出院。

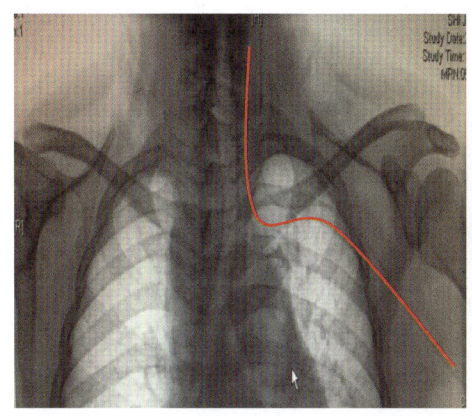
图2-78　导管至颈内静脉异位

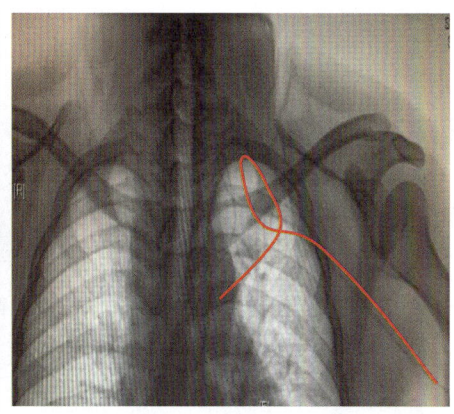
图2-79　导管朝颈内静脉弓起

出院1周后患者因左颈部肿胀、头晕、胸闷、冷汗至当地医院就诊，血管超声见左颈内静脉内血栓形成，遵医嘱予以利伐沙班10 mg每天1次口服抗凝治疗。第三次化疗入院，复查左颈内静脉见4.5 mm×5.5 mm絮状回声，请血管外科会诊，建议停用PICC导管输液，继续抗凝治疗，右侧留置输液港完成化疗，择期拔除PICC导管。

### （二）分析、处理与转归

- **导管尖端为什么反复异位于颈内静脉**

该患者的PICC导管尖端在置管时和带管期间反复异位于左侧颈内静脉及导管段向颈内静脉弓的原因：体外测量长度与体内导管尖端实际到达最佳位置的长度往往有差异，该患者导管尖端位置偏浅、患者又因纵隔淋巴结肿大融合成片压迫致上腔静脉不完全阻塞，且有胸腔内积液、胸腔压力大、肺部病灶引起的咳嗽等,均可引起导管尖端漂移游离而异位至颈内静脉,发生继发性异位。因此,该患者携管期间导管尖端反复异位不可避免。

- 导管尖端异位后是否可以输液化疗

是否可以进一步输液化疗取决于导管尖端位置,该患者的PICC导管尖端共发生两次异位:第一次异位于颈内静脉且朝向头部时,若不及时正位或正位不成功,输注刺激性化疗药物等可导致后组神经损伤、静脉炎、导管堵塞、静脉血栓等并发症,因此需停止化疗,调整到位后才能使用;第二次异位时是第二次化疗前胸部X线片见导管在头臂干段向颈内静脉部分弓起,但是尖端向心,位于上腔静脉上段,为了避免因多次调整损伤血管内膜,未处理,直接由导管内输注化疗药物。

- 患者诉左颈部肿胀、头晕、胸闷、冷汗等,原因是什么

患者并发了导管相关的颈内静脉血栓。送管时尖端多次异位至颈内静脉,反复调整使血管内膜受到损伤。导管头臂干段向颈内静脉弓起,使该段血管腔被双段导管填充导致血流缓慢。肿瘤患者血液黏滞是形成血栓的关键因素。该患者行彩超见左颈内静脉 4.5 mm × 5.5 mm 血栓絮状回声,影响血液回流,形成血栓致局部肿痛、头晕、胸闷、冷汗等。

- PICC导管可否直接拔除

患者颈内静脉血栓未治疗时不能贸然拔除PICC导管。

原因:患者的左颈内静脉血栓被发现时距形成不足1个月,处于急性期,而且弓起的导管紧贴血管壁,一旦移动导管可能牵动血栓而脱落,栓子随血液漂流至肺动脉入口致肺栓塞,危及患者生命,故不能拔管。

- 措施与结局

(1)立即启动多学科团队会诊,请超声科医生行血管超声明确血栓部位及范围;血管外科医生确定治疗方案。安慰患者与家属,以取得积极配合。

(2)停止由PICC导管内输注液体,暂时保留导管,妥善固定避免脱管,口服利伐沙班抗凝治疗。

(3)遵医嘱由麻醉科医生行右侧胸部输液港植入术,过程顺利,通过输液港输注化疗药物。

(4)在局麻下行上腔静脉滤器植入术并拔出PICC导管,栓子稳定未脱落,拔管后继续利伐沙班抗凝治疗,4个月后血栓消失。

(5)结局:经多学科专家会诊,最终在滤器保护下拔除PICC导管,经由输液港完成后续化疗。

**(三)思考与启发**

1. 置管前全面评估风险及并发症·患者为原发于纵隔的多发淋巴结肿大并融合成片,会压迫腔静脉,致送管不易一次到位。该患者选择左侧上肢静脉穿刺,导管途经路线相对较长,异位的概率高,建议在右侧上肢行PICC穿刺。

2. 根据患者病情优化化疗途径·患者为纵隔的淋巴瘤,易并发上腔静脉压迫综合征,第一次化疗建议由下腔静脉输入完成,待化疗有效,肿瘤压迫减轻或消除后,由上肢置入PICC导管或植入输液港,以完成后续化疗。

3. **提前干预相关并发症** · 患者置入的PICC导管反复异位、多次退出导管后调整送入，应充分评估血管内膜损伤致CA-DVT及导管相关性血流感染（catheter related bloodstream infection，CRBSI）等严重并发症的风险，提前采取干预措施，如置管时穿刺侧手臂外展与躯干成角大于90°，避免尖端异位于颈内静脉；反复调整后应监测D-二聚体指标，如异常应早处理以降低CA-DVT风险。行导管尖端调整时，建立最大化无菌屏障，严格无菌操作，避免CRBSI。

4. **发现异常情况立即启动多学科会诊** · 患者主诉颈部异常感觉时，立即安排胸部X线片、血管彩超检查置管侧上肢静脉等，明确PICC导管异位至颈内静脉、颈内静脉血栓形成等并发症，汇报静脉输液安全管理委员会，请血管外科专家会诊，避免擅自拔管引起血栓脱落，在滤器保护下拔除PICC导管。患者通过抗凝治疗后血栓消失，顺利完成治疗。

5. **做好患者沟通及健康教育** · 在执行置管操作前，置管护士要全面告知置管风险及相关知识，缓解患者紧张情绪。置管时，密切观察并倾听患者主诉。置管后，加强患者对PICC导管并发症的症状自我识别，发现异常及时就诊。

## 案例三 拔除PICC导管后发现导管血栓形成

### （一）病例介绍

患者，男，75岁，因胰头癌术后化疗，在右上肢肘横纹下2 cm贵要静脉处置入4Fr单腔PICC导管，操作顺利，体内留置48 cm，导管尖端位于右后第8肋水平。携管期间未发生导管相关并发症。化疗结束，遵医嘱拔除导管，凝血指标均在正常范围，拔管前血管彩超提示右侧贵要静脉、腋静脉管腔通畅、未见明显血栓形成，签署拔管知情同意书后由专业护士实施拔管操作。当拔出33 cm，体内余15 cm时（图2-80），有导管外拔阻力感，无法拔出，遂请静脉输液治疗专家会诊，尝试外拔导管时患者主诉静脉有被牵拉感，触摸穿刺点上约10 cm处有条索状改变，停止拔管操作并启动多学科团队会诊。血管外科医生建议复查血管彩超，结果示PICC管壁周围见絮状回声，长度约10 cm，有附壁血栓形成。会诊后，暂保留导管、那曲肝素钙0.4 mL皮下注射，每12小时一次，用药12天后复查血管彩超示贵要静脉内可见留置导管回声、管腔通畅、未见明显血栓。血管外科医生建议拔除PICC导管，继续抗凝治疗1周。

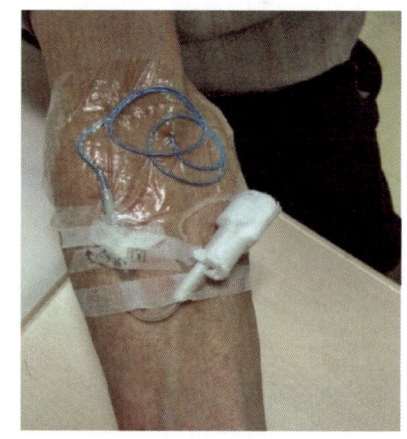

图2-80 拔出PICC导管33 cm

### （二）分析、处理与转归

- **为什么导管拔出33 cm时阻力大而无法拔出**

该患者出现了PICC导管拔管困难的原因有：拔管前血管超声未见血栓，但拔至33 cm时不能拔出，经超声复查患者置管静脉，示PICC管壁周围见絮状回声，长度为10 cm，有附壁血栓形成,附壁血栓将导管紧紧裹住,且近穿刺点静脉较腋静脉、锁骨下静脉细,致拔管困难;拔管刺激血管壁致血管痉挛、管腔狭窄,使有血栓附壁的导管更不易拔出;拔管不顺使患者情绪紧张,加重了血管痉挛。

- 为什么拔管前血管超声未见血栓,而拔管困难后复查又见附壁血栓

该患者留置PICC导管历时340天,PICC导管在血管内是异物,时间越长越易形成血栓,血管超声检查限于手臂静脉至锁骨下静脉,附着于上腔静脉段导管壁的纤维蛋白鞘无法看到。随着导管的移除,血栓慢慢汇拢至上臂静脉,再次超声见附壁血栓。

- 血管内血栓怎么形成

以本案例中患者为例介绍血栓形成的原因。

(1)患者75岁患有胰腺癌,高龄血液黏滞度增加,恶性肿瘤可释放促凝物质、提高血液凝血因子的活性,使患者血液呈高凝状态。

(2)PICC导管在血管内是异物,易使纤维蛋白、凝血因子聚集,附着在导管壁,形成纤维蛋白鞘。

(3)患者导管尖端达第8后肋,可能已过右心房入口,此处导管相关性血栓的发生概率约为1.5%,血栓长时间附着管壁形成纤维蛋白鞘,且时间越长,纤维蛋白鞘越长越牢固。

- 血管内附壁血栓是附着于血管壁还是导管壁

附着于导管壁。因为患者拔管前评估上臂置管静脉走行无红、肿、痛、硬结,且能顺利拔出33 cm,余15 cm时无法拔出,并见穿刺点上约10 cm出现条索状硬结,原本附着于导管壁的散在纤维蛋白鞘随着导管慢慢拔出而聚拢向远心端,越近穿刺点静脉较腋静脉、锁骨下静脉细,使导管不易拔出。

- 血管内有附壁血栓时是否可以强行拔管

不能,当拔管遇到阻力时,应立即停止。拔管过程中血管痉挛导致的拔管困难时,如果强行粗暴拔管会导致导管断裂于体内。患者彩超提示血管内有血栓,当血栓和导管、静脉壁粘连在一起时,会出现拔管困难,强行拔除PICC导管有可能造成血栓脱落,严重者可引起肺栓塞甚至死亡。

- 措施与结局

(1)立即启动多学科团队,请超声科、血管外科、静脉输液治疗专家会诊。

(2)保留导管,安慰患者,告知患者导管一般不会与血管粘连,使其保持心情放松。置管侧手臂适当抬高,严禁局部按摩。

(3)联系超声科复查血管超声,明确体内导管段有10 cm范围附壁血栓存在,停止拔管。

(4)遵血管外科医生医嘱,予以那曲肝素钙0.4 mL皮下注射,每12小时一次,抗凝治疗,12天时再行血管超声,显示贵要静脉内可见留置导管回声、管腔通畅、未见明显血栓。

(5)结论:经多学科专家会诊,最终抗凝治疗后CA-DVT消失。

(6)结局:遵医嘱顺利拔出体内余留导管并继续抗凝治疗1周,拔管后观察20分钟患者无不适反应,安全回家。

### (三)思考与启发

(1)制定PICC拔管流程。严格按照PICC拔管流程,须遵医嘱拔管,了解拔管原因:治疗

结束、超期、并发症使导管功能丧失（非计划拔管）等，拔管前详细告知患者及家属拔管相关并发症及风险，签署《拔管PICC导管知情同意书》。

（2）由PICC专业护士实施拔管操作，有利于判断拔管中异常情况并采取有效措施。

（3）当遇到拔管困难时立即停止操作，严禁强行拔管而导致导管断裂或CA-DVT脱落引起严重并发症。

（4）操作者不能解决时，立即启动多学科团队会诊，完善摄片、超声等相关检查，了解体内导管及血管情况，找出拔管困难的原因，采取相应措施，切忌反复尝试拔管。

（5）拔管前血管超声示贵要静脉、腋静脉未见血栓，锁骨下静脉、上腔静脉内血栓情况不明，可能有血栓随着导管移出被聚拢至手臂静脉，故遇拔管困难时仍需反复做血管超声明确血管内血栓状况，对症处理。

（6）操作者保持耐心、信心，患者抗凝治疗期间需予以关心，那曲肝素钙抗凝治疗期间虽然无明显出血并发症，但仍应提醒患者定期复查血常规和凝血指标。

（7）与患者保持联系，密切关注治疗效果。

（8）PICC穿刺点选择在前臂肘横纹下时，随肘部正常活动，导管不断刺激血管内膜致血管损伤，易发生静脉炎及静脉血栓。故置管时尽量选择上臂静脉穿刺，体内导管对血管的刺激损伤相对较少。

（9）拔管后继续抗凝治疗，避免拔管后静脉血栓发生。

## 案例 四　PICC置管术后回抽无回血

### （一）病例介绍

患者，男，72岁，突发左侧肢体无力1天，急诊拟以脑梗死静脉溶栓收治入院，既往高血压26年。入科查体：昏睡、美国国立卫生研究院卒中量表（NIHSS）评分11分、格拉斯哥昏迷评分（GCS）12分、洼田饮水试验4级，DVT评分>5分、超高危，左上肢肌力3级、左下肢肌力4级。

患者静脉溶栓后，并发了新的出血灶，需使用刺激性强的药物（大剂量补钾、高渗药物脱水），外周静脉条件差，静脉治疗专科护士从患者一般情况、疾病种类、治疗方案、既往病史及实验室检查等方面评估患者PICC的置管风险。患者置管前行血液检验，发现异常结果（表2-7）：D-二聚体偏高、凝血酶原时间长、凝血酶原时间国际标准化比值高、纤维蛋白降解产物高、血糖偏高，故初步评估为PICC相关血栓中危风险。与患者及家属进行置管前谈话并签署知情同意书。

操作经过：操作者在超声引导下联合改良Seldinger技术经右侧肘上贵要静脉穿刺，臂围28 cm，送管顺利，用4Fr尖端三向瓣膜导管，体内导管送入44 cm，回抽未见回血，术后胸部X线片（图2-81）示PICC头端位于右侧第7后肋水平。置管后第1日，PICC管回抽仍无回血，请静脉输液治疗专家会诊，处理如下：第一，考虑头端有贴血管壁的可能，予以2%葡萄糖酸氯己定皮肤消毒液消毒导管尾端及局部皮肤，消毒范围15 cm×15 cm，铺双层无菌治疗巾，戴无菌手套将导管退出3 cm后回抽仍然不见回血，遂用无菌导丝导引又将导管送回体内至最初44 cm刻度。第二，考虑导管头端血栓可能，三通接导管以负压的方式灌注浓度为5 000 U/mL

表2-7 患者异常检验值

| 检 验 项 目 | 检 验 值 |
| --- | --- |
| 血红蛋白（g/L） | 178 |
| D-二聚体（μg/mL） | 2.12 |
| 凝血酶原时间（秒） | 15.1 |
| 纤维蛋白降解产物（μg/mL） | 13.5 |
| 血糖（mmol/L） | 14.4 |
| 总胆固醇（mmol/L） | 6.47 |
| 低密度脂蛋白（mmol/L） | 4.31 |

尿激酶稀释液2 mL（图2-82），保留20小时后抽出封管的尿激酶稀释液，立即用20 mL生理盐水脉冲冲管，冲管无阻力但回抽仍无回血，因患者治疗结束出院，故而拔除PICC导管。第三，将拔出的导管尖端放在生理盐水中回抽，仍未抽出生理盐水，轻揉导管尖端三向瓣膜，回抽出生理盐水。随即询问操作者在预冲导管时是否轻揉导管尖端三向瓣膜，操作者表示未充分轻揉瓣膜，故此疑团解开。

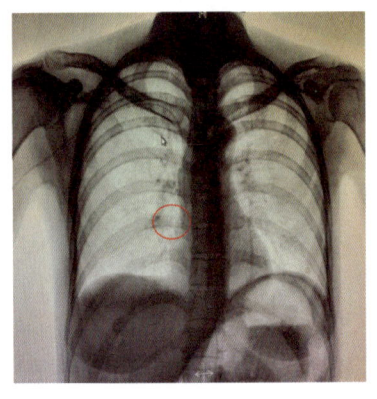

图2-81 PICC置管后定位胸部X线片

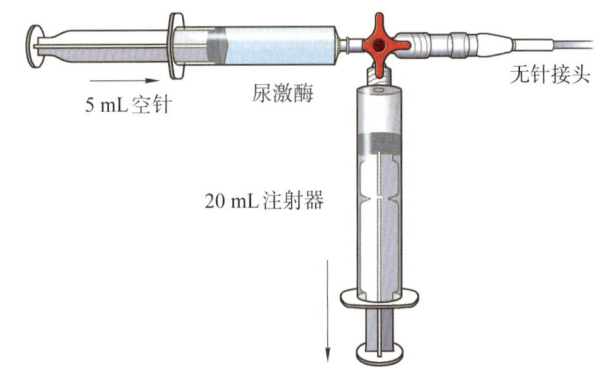

图2-82 尿激酶三通负压式灌注

## （二）分析、处理与转归

- 该患者穿刺过程顺利，胸部X线片提示在位，输液或冲洗导管时无阻力，为什么会出现回抽无回血的情况

（1）PICC导管移位或脱出：PICC尖端最佳位置是上腔静脉的下1/3至上腔静脉与右心房的连接处。当穿刺静脉选择不合理、测量长度不正确或体位不合理摆放等，均会导致导管移位或脱出。因此，静脉治疗专科护士穿刺前应精确测量，避免误差，同时指导患者取正确体位，置管后妥善固定，行胸部正位摄片以明确导管尖端位置。因患者胸部X线片提示PICC尖端位于右侧第7后肋水平，故排除该情况。

（2）PICC导管开口紧贴血管壁：予以调整导管位置及长度后，情况无改善。

（3）纤维蛋白鞘形成：纤维蛋白鞘是包裹于中心静脉导管表面，由细胞成分和非细胞成分组成的膜状物，该膜状物的形成是导致PICC导管失去功能最常见的原因。纤维蛋白鞘包裹导管后形成类似于单向阀门式机械活瓣，临床表现为往导管里推注液体相对容易，但抽回血比较困难，而且对输注速度存在不同程度的影响。纤维蛋白鞘形成后1～2周呈现出无症状状态，功能障碍相对较小，但在平均置管15周后会出现导管功能障碍，甚至失去功能。

（4）PICC导管堵塞：脉冲式冲管、正压封管可有效预防导管堵塞，输入黏度较高的液体、血制品后，应立即用0.9%氯化钠溶液彻底冲洗导管后方可封管。

（5）PICC导管尖端瓣膜开放不全：这种情况在临床上出现概率较小，在置管操作时，一般需要用生理盐水预充湿润导管，拇指及示指稍微予以揉捏导管尖端，插管前确认三向瓣膜打开。该案例在拔除患者导管进行检查时，最终发现是PICC导管尖端瓣膜开放不全导致的回抽无回血的情况。

- 冲管通畅，胸片定位在位，为什么要拔除PICC导管

患者PICC导管置入后，术后胸片提示导管尖端定位于上腔静脉，输液及冲管均通畅，但回抽始终无回血。尽管经多次调整导管长度、采用尿激酶三通负压溶栓、脉冲式冲管等处理方式仍未改善，由于患者本次治疗周期已完成，病情稳定后准备出院，因此在无回抽、导管功能不完全可用的情况下，结合其即将出院的临床背景，决定拔除PICC导管，避免因导管异常导致后续发生并发症的风险。

- 措施与结局

（1）立即启动多学科团队会诊，邀请静脉输液治疗专家会诊。

（2）胸部X线检查，确认患者PICC尖端位置，调整导管位置及长度。

（3）使用生理盐水脉冲式冲管及尿激酶三通负压式溶栓法，来排除导管开口贴血管壁及管内纤维蛋白鞘形成而引起的堵管。

（4）结论：拔除PICC导管后检查发现导管头端的三向瓣膜开放不全。

（5）结局：拔除PICC导管。

### （三）思考与启发

1. 穿刺前后应进行PICC导管功能的检查·评估导管功能：在置管前用生理盐水进行预充湿润导管，轻轻搓揉、推液、回抽，确定导管三向瓣膜的功能正常。置管后评估导管管腔内有无血液残留、导管是否有脱出、移位、弯折、折断等情况；回抽PICC有无回血、推注是否通畅。

2. 制定完善PICC置管穿刺、维护标准·PICC置管操作应由经过PICC专业知识与技能培训，考核合格且有5年及以上临床工作经验的护师完成。PICC维护必须从维护人员资格准入、导管尖端定位判断、导管维护、输液附加装置护理、冲封管、拔管及健康宣教等方面进行规范化护理，并要求护理人员必须严格掌握护理细节。

做好导管尖端定位：PICC置管后在导管标签上记录置入长度及外露长度，行X线检查确定导管尖端位置，严格落实交接班，避免导管异位或滑脱。

PICC置管及维护人员技能培训：定期对护士进行穿刺及维护技能培训，并完成操作演示及考核。同时，加强护士对PICC导管相关知识培训，提高护士对PICC相关理论知识水平。加

强护士对正确的冲封管技术及敷料更换方法的培训,提高护士操作熟练度,降低PICC置管及维护的风险。

■ **知识拓展**

• **CA-DVT辅助检查包括哪些**

(1)多普勒超声检查:为首要检查方法。但在有临床证据证实其价值前,不建议使用超声无差别地对所有患者进行导管相关血栓的筛查。

(2)DSA:DSA为有创检查,且有造影剂肾损害风险,须注意筛选患者和预防并发症,不推荐作为常规检查方法。

(3)CT和MRI检查:不建议对诊断CRT患者无差别地进行胸部增强CT及肺动脉三维重建(CTPA)以明确是否合并肺栓塞。

(4)血D-二聚体检测及其他血液学检查指标。

• **CA-DVT与纤维蛋白鞘的超声鉴别**(表2-8)

表2-8 CA-DVT与纤维蛋白鞘的超声鉴别

| 属 性 | CA-DVT | 纤维蛋白鞘 |
|---|---|---|
| 置管时间 | 形成时间早 | 形成时间晚于CA-DVT |
| 回声的强度及形态 | 静脉内回声低,形态不规则,新鲜的血栓检查过程中可以观察到变形,一般较大,可呈云雾状回声;静脉内血流信号可减少或消失 | 表现为高回声,呈带状结构;机化血栓和纤维蛋白鞘均呈高回声,在鉴别纤维蛋白鞘与血栓方面特异性较差;静脉内血流信号可能存在且正常 |
| 附着位置 | 导管进入血管处;导管尖端处;导管盘绕处可呈段状或团块状偏心附着 | 导管进入血管处;导管尖端处;位于静脉后壁,与静脉边界清晰 |
| 抗凝观察 | 治疗剂量的抗凝治疗后血栓缩小明显 | 抗凝治疗后蛋白鞘一般缩小不明显,拔管后可长期原位存在 |

• **发生血栓时超声检查有何表现**

血管内超声可以发现静脉受压的病因,在CA-DVT发生后对病情评估和治疗有指导意义,但目前尚未普及。

正常置管后静脉超声表现:置管后的静脉管腔内导管外壁光滑,外壁上未见异常回声团块,静脉管腔内呈现无回声区,血流通畅。

发生静脉血栓时,多普勒超声检查影像学表现如下。

(1)急性血栓:静脉明显增宽,血栓形成部位静脉管腔呈现低弱回声,探头加压不变形,血流频谱超声无明显血流信号。

(2)亚急性血栓:静脉血管直径基本无变化,血栓部位可观测到静脉管腔中等回声,探头加压无变形,血流频谱超声可见血管腔内点状、束状血流分布。

(3)慢性血栓:静脉管腔结果不清晰,管径变窄,血栓发生部位呈现高回声或管壁增厚。

## 第四节·导管断裂

导管断裂进入体内,随血流移位至心腔或肺动脉内,得不到及时有效处理,因异物致栓塞、心房颤动等严重并发症威胁患者生命,病死率高达50%。导管断裂是CVAD置管后严重的并发症,发生率为0.67%～3.5%。除此之外,PIVC的软管断裂也鲜有报道。

■ **基本概念**

导管断裂是指各种原因引起的导管部分或完全断裂的状态。

根据导管断裂部位不同,其可分为体外导管断裂和体内导管断裂。体外导管断裂可导致输液外漏、继发感染、空气栓塞等;而体内导管断裂,断端可以随着血液循环而移动至锁骨下静脉、右心房、肺动脉等处,甚至引起肺栓塞、心律失常而危及生命。

根据VAD的类型,导管断裂分为PIVC导管断裂、PICC导管断裂、CVC导管断裂和TIVAP导管断裂。

1. PIVC导管断裂·在进行穿刺时,将软管与针芯一起送入血管,当软管进入血管后,抽出针芯,将软管留置在血管中。由于静脉相对弯曲、静脉血液压力低,软管不易移位,断裂的软管在血管内出现血液淤滞,形成局部静脉血栓,出现血栓性浅静脉炎的表现:局部皮肤红肿、皮温升高、触痛、可触及质硬的条索。

2. PICC导管断裂·常见于硅胶材质导管。虽然硅胶生物相容性好,表面光滑,对血管黏膜损伤刺激性小,患者舒适度高,但由于其韧性较聚氨酯材料差,不能耐受高压,易发生断裂。

3. CVC导管断裂·常见于拔除过程中断裂,管腔越多,发生断裂的可能性越大。断裂与暴力拔管、血管与骨性解剖结构成角、导管尖端纤维蛋白鞘形成并与血管壁粘连相关。

4. TIVAP导管断裂·源于锁骨与第1肋之间的狭窄空间对导管的长期挤压,即夹闭综合征,是导致导管断裂的原因之一。TIVAP导管断裂是导致取港的主要原因。

■ **原因分析**

1. 导管材质选择不当·未选择合适的导管,如需高压注射药物或对比剂时,未选择耐高压的聚氨酯材料导管,导管腔内壁压力过大,导管破裂。

2. 置管未按照规范操作流程执行·PIVC置管时未一次穿刺成功,反复退送针芯致针尖划伤外套管;PICC预冲导管过程中,未仔细检查导管的完整性;无菌面上物品摆放不合理,导管与利器混放,利器可能会对导管造成损伤;送管过程中暴力送管,导致导管损伤。

3. 导管的使用、维护不规范·维护冲管时未选择正确规格的注射器,推注有阻力时暴力冲管损伤导管;穿刺点在上臂时未采用U形固定、前臂时未采用S形固定,以致导管弯折、扭曲；维护时使用剪刀等利器，误伤导管；消毒时乙醇擦拭导管，使导管老化，增加脆性。

**4. 患者过度活动·**如穿刺点选择在肘关节处，置管肢体的屈伸等动作长期、反复磨损牵拉导管，长期大幅度活动使导管破损甚至断裂。导管末端未垂直剪切，患者用力时，导管与连接器的连接处易脱落或断裂。

**5. 未严格遵照规范拔管·**拔管前需评估患者血管收缩、痉挛或凝血状态，做好湿热敷等预防措施。注意拔管力度，一旦受阻应立即停止拔管，不能使用蛮力强行拔管，分析原因，处理后再行拔管。拔管后检查导管是否完整，防止导管部分断裂在体内。

**6. 患者自我保护意识薄弱·**患者治疗期间带管回家，频繁活动置管侧肢体、提拉重物等，导致过度牵拉导管，或各种原因造成贴膜卷曲、松动，导管固定不牢并未进行专业维护，均易导致导管受损和断裂。

### ■ 处理方法

#### （一）预防方法

**1. 正确选择 VAD 类型及材质**

（1）PIVC：CT 穿刺用 14～24 G 的导管，可与耐高压注射器配合使用。

（2）PICC：耐高压型 PICC 最大可耐受压力达 300 psi，最大流速可达 5 mL/s。耐高压型导管为紫色，在导管接口或拇指夹处标有 5 mL/s MAX 的标识。硅胶导管承受最大压力为 40 psi，禁止用于高压注射。

（3）TIVAP：穿刺隔表面边缘处有等边三角形三粒圆形触摸点，影像学检查能显示港座三角形图案及 CT 字样，能耐受 300 psi 压力或流速达 5 mL/s 的高压输注。必须使用配套的耐高压无损伤针。

（4）CVC：耐高压导管可耐受 300 psi 压力，可用于造影剂输注，需连接流量最高的腔进行输注。

**2. 规范置管及冲管、封管**

（1）置管中应避免针头、刀片等利器与 PICC 导管混放，避免使用剪刀等去除敷料，不可使用缝线或胶带缠绕导管；末端修剪的导管，体外留置长度要适宜，过长或者过短均会影响导管的固定效果，一般建议外留 5 cm 左右为宜。

（2）冲管时如有阻力切不可暴力冲管，以免发生导管破裂，应利用负压注射技术冲洗导管。

（3）选择合适规格的注射器冲管：1 mL 产生的最大压力为 120 psi；5 mL 产生的最大压力为 90 psi；10 mL 产生的最大压力为 60 psi。因此，冲管时应选择大于 10 mL 的注射器进行冲管。

**3. 合理控制输注速度·**如需使用输液泵加压输液时，4Fr 导管输注速度应＜800 mL/h，5Fr 导管输注速度应＜1 000 mL/h，并严格按照说明书调整输液泵压力。

**4. 妥善固定导管**

（1）固定前评估：在粘贴透明敷料固定导管前，应让患者自如活动肢体关节部位，检查导管及连接处有无扭曲打折，预先设计固定位置，如无弯折方可固定。

（2）正确固定：留在体外的导管部分偏离穿刺点 45°呈 U 形或 C 形固定，尽量避开关节处,以PICC导管活动范围最小为宜;避免平直固定或固定角度过大,导致置管侧肢体活动幅度稍大将导管牵拉断裂。

(3)妥善揭除固定装置:切忌粗暴撕拉贴膜,采用0°或180°无张力规范撕除贴膜,以免导管长期牵拉受损(图2-83和图2-84)。

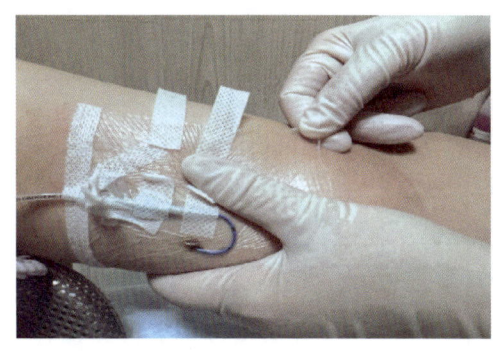 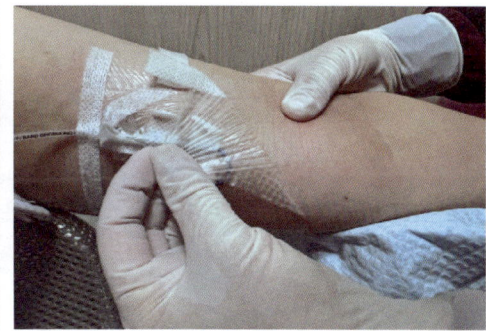

图2-83　0°角撕除贴膜　　　　　　　　图2-84　180°角撕除贴膜

### 5. 严格规范拔管

(1)拔管前做好患者的安抚工作,分散患者注意力,避免患者因精神紧张引起血管的收缩、痉挛。

(2)在穿刺点上方使用湿热毛巾热敷,适当按摩上肢,使血管松弛,缓解血管痉挛,避免沿血管走行方向加压。

(3)拔管过程中如遇阻力,应停止拔管,调整患者置管手臂位置,查找产生阻力原因,2~3分钟后再予以缓慢拔管。

(4)导管拔出后,必须仔细、认真核实导管是否完整,防止导管断裂在血管内,并要得到患者的确认,同时做好记录。

### 6. 建立置管档案

全面详细的置管及维护档案,有利于了解导管的类型、材质及规格;有利于发现置管及维护过程中的异常情况,及时发现导管断裂征象;有利于了解置管时间,避免超期使用导管。《PICC维护手册》(图2-85)标明科室及维护人员联系电话,方便患者出院后发现导管断裂,能够及时联系到专业人员。

### 7. 加强健康教育,增强防范意识

(1)置管前静脉治疗专科护士应向患者及其家属详细介绍导管留置期间发生断裂的风险,加强防范意识。

(2)告知患者及其家属留置PICC导管的相关注意事项、日常维护措施,以及发生PICC导管断裂后的紧急处理方法。

(3)对置管侧肢体的活动给予指导,告知患者置管侧肢体切勿进行过度、剧烈运动,如单杠运动、双杠运动、游泳、提举重物、重体力劳动等。

(4)对依从性差的患者尤其需要反复加强指导以取得患者及家属的配合。

(5)保持置管局部清洁干燥,护士告知患者洗澡的注意事项,叮嘱不得擅自撕除贴膜,遇特殊情况寻求专业人士处置。

### 导管信息和供应清单

患者姓名 _____    日期 _____

右/左上臂围为 ____ cm
导管尺寸 _____    产品代码 _____
导管名称 _____    导管置入长度 _____
批号 _____    右臂/左臂插入PICC
贵要静脉/头静脉 _____    抽回血/未抽回血
体外保留导管长度 ____ cm
医院 _____    电话 _____
医生 _____    电话 _____
护士 _____    电话 _____
供应商 _____    电话 _____
所需用品清单 _____
敷料用品 _____
冲洗用品 _____
导管维护计划 _____

| 医院名称 | 日期 | 使用状况 | | | | 维护状况 | | | | | | 护士签字 |
|---|---|---|---|---|---|---|---|---|---|---|---|---|
| | | 输液流速 | 输血流速 | 导管刻度 cm | 臂围 cm | 更换肝素帽无针输液接头 | 多腔路生理盐水脉冲式冲管 | 肝素盐水正压封管 | 更换敷料 | 更换导管固定装置 | | |
| | | | | | | | | | | | | |
| | | | | | | | | | | | | |
| | | | | | | | | | | | | |
| | | | | | | | | | | | | |
| | | | | | | | | | | | | |
| | | | | | | | | | | | | |
| | | | | | | | | | | | | |
| | | | | | | | | | | | | |
| | | | | | | | | | | | | |
| | | | | | | | | | | | | |
| | | | | | | | | | | | | |
| | | | | | | | | | | | | |
| | | | | | | | | | | | | |

图2-85 PICC维护手册

### （二）处理方法

导管断裂的处理方法应根据导管断裂的部位（体外断裂、体内断裂）、程度（完全断裂、不完全断裂），以及断裂发生的场所（院内断裂、居家断裂），采取针对性的处理措施。

（1）发生导管断裂后，立即与患者和家属做好沟通，取得理解和配合。嘱患者置管侧肢体制动，指导患者采用头低左侧卧位，评估导管断裂的程度、部位。

（2）PIVC、CVC及末端不可修剪导管发生体外断裂，直接拔除。拔除困难时，用止血钳将断裂导管慢慢拔除，并检查导管的完整性。

（3）导管在体外完全断裂：若为末端可修剪导管断裂，评估导管断裂部位距穿刺点的长度，断裂部位距穿刺点超过5 cm，应用无菌剪刀修剪导管，重新安装连接器后固定；断裂部位距穿刺点5 cm内，视留置导管的目的及导管尖端位置，决定拔除或拔出体外合适长度修剪后装连接器再固定。

（4）PIVC或PICC发生体内断裂时，自穿刺点通过触摸沿着断裂导管走向，如能判断导管尖端位置，应立即按压断裂的导管，或用止血带距导管尖端上方或下方（根据回心血流方向判断）5～10 cm阻断静脉血流。每间隔20分钟需要放松一次止血带，每次为30秒左右，对患者肢体末梢循环情况进行观察。如不能判断导管尖端位置及TIVAP、CVC导管发生断裂，邀请多学科会诊，通过超声或X线确定断裂位置后，根据实际情况协助外科医生切开取出断端或介入科医生在DSA下取管。如处置过程中发现患者出现胸闷、气促，则可能由于体内残留导管在血流冲击中缠绕成团，进入心脏或肺动脉，诱发心律失常、肺栓塞等并发症，危及患者生命安全，需要紧急手术处置。按不良事件上报。

（5）导管断裂发生在居家环境中，导管在体外完全断裂时需立即反折固定导管，避免导管断端滑入血管内造成安全隐患，立即就近就医。导管在体内完全断裂，患者立即制动，采用头低足高左侧卧位,紧急联系120送医院就诊。

(6)对切开取管的伤口,应进行换药、护理,及时评估伤口情况。分析发生导管断裂的原因,避免再次发生。

■ **处理流程**

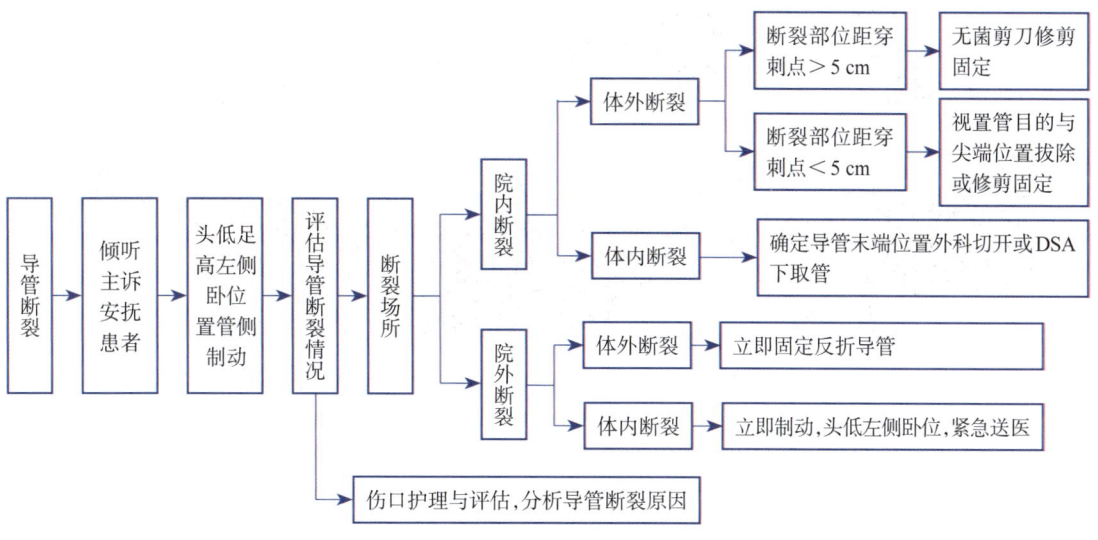

■ **案例解析**

## 案例一　PICC导管破裂致化疗药物外渗

### (一)病例介绍

患者,男,47岁,门诊拟以右腮腺肿物收入院,入院后2天全麻下行右腮腺肿物及浅叶部分深叶切除术,术后病理示右腮腺腺泡细胞癌。术后1个月左前臂正中静脉行PICC置管术,行首次化疗,化疗方案:多西他赛120 mg+奥沙利铂150 mg。

操作经过:静脉治疗专科护士穿刺过程中,第1次送管不顺畅,送管约10 cm后有明显阻力,第2次双人合作,绷紧皮肤后,送管送至预测位置。胸部X线片提示PICC导管头端位于右侧第7后肋水平。首次化疗顺利,患者无不适主诉。术后第2个月行第2次化疗,患者主诉置管处静脉有轻微胀痛,外观无明显静脉炎症状,嘱患者坚持湿热敷。术后3个月行第3次化疗,患者主诉PICC导管处上臂静脉有轻微胀痛感觉,检查发现穿刺点上方4～10 cm处有轻微发红,告知患者使用多磺酸黏多糖外涂上臂导管走行处皮肤2次/天。第4次化疗时,PICC穿刺点上方4～15 cm处沿静脉走向有条索状发青,略发硬,触之有疼痛感,上臂下静脉出现网状青紫,主诉疼痛明显(图2-86)。停用多磺酸黏多

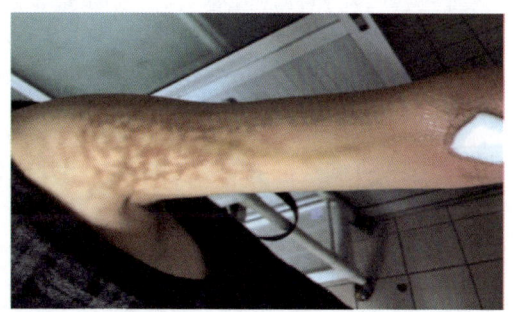

**图2-86** 皮下静脉出现网状青紫

糖外涂,改用金黄散12 g+地塞米松5 mg+茶叶水调成糊状外敷,2次/天,患者自诉疼痛感减轻。第5次化疗,化疗前静脉走向呈条索状发红加深,上臂皮肤仍呈网状青紫(图2-87),调整:如意金黄散+地塞米松+茶叶水外敷,2次/天。第5次化疗后第5天,患者电话联系,主诉出现皮肤发痒,有大片红疹及少量水疱(图2-88),血管彩超示无明显血栓形成。

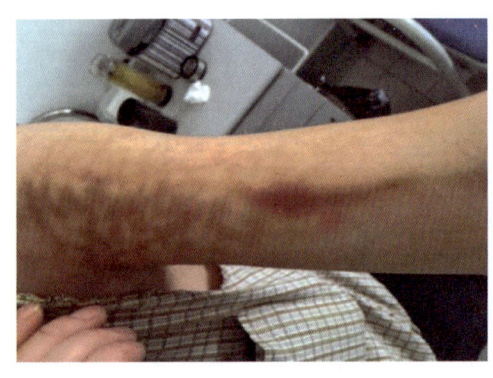

图2-87　静脉走向条索状发红加深

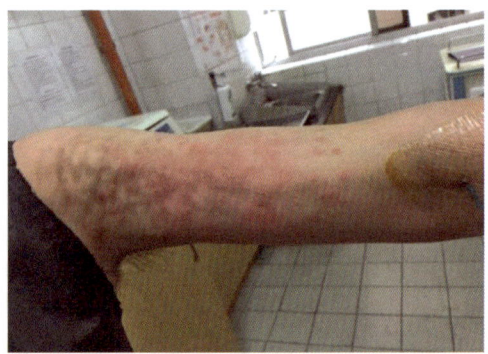

图2-88　大片红疹及少量水疱

## (二)分析、处理与转归

- **护士指导患者PICC置管后3天内湿热敷是否正确**

正确。

湿热敷可使局部静脉扩张,血流加速,改善微循环,同时促进静脉内膜组织新陈代谢,加速静脉组织修复,湿热敷对深部组织穿透性强,减轻深部组织充血,减轻炎性水肿,缓解疼痛,但要注意把握湿热敷的温度,不可过烫,防止皮肤烫伤。

- **多磺酸黏多糖外涂上臂导管走行处皮肤的作用机制及使用方法是什么**

多磺酸黏多糖又名喜辽妥,具有抗炎、促进血肿吸收、抑制血栓形成、促进局部血液循环、刺激受损内皮细胞再生的功能,并能迅速缓解疼痛及压迫感,缓解肿胀,吸收渗出液体,促进结缔组织的复原。

使用方法:每天使用2次,涂抹后,顺血管方向以螺旋式手法局部按摩患处,活血化瘀、疏经通络、促进局部血液循环。另外,按摩后可使药物充分渗入皮肤,达到消除红肿、疼痛、硬结等静脉炎症状的作用,从而促进愈合。由于霜剂具有挥发性,涂药后用塑料薄膜覆盖,可以减少药物挥发,使药物长时间作用于患处,增强疗效。该药物温和、易吸收,对皮肤无不良刺激,耐受性良好,对血栓性静脉炎、静脉曲张并发炎症、栓塞、淋巴管炎、瘢痕软化等有较好的疗效,近年来已广泛用于静脉炎的临床治疗。

- **患者发生了哪一种类型的静脉炎,如何判断**

该患者可能出现了机械性静脉炎。

原因:机械性静脉炎是PICC置管后最常见的并发症,发生率为17.0%~32.3%。它是由于各种无菌性机械刺激损伤静脉壁而出现的炎症反应。机械性静脉炎临床表现为患者置管成功后在2周内出现上臂疼痛,沿静脉出现条索状、变硬,局部红、肿、热、痛,通常发生在置管后48~72小时,该患者出现了沿静脉走向的条索状变硬、红、肿、热、痛,根据症状,考虑该患者发生了机械性静脉炎。

- **该患者是否发生了PICC导管破裂**

患者于第4次化疗后第5天,上臂置管处皮肤出现皮肤发痒,有大片红疹及少量水疱,与机械性静脉炎临床表现显著不同,考虑导管在体内破裂,化疗药外渗。

原因:该患者穿刺部位选择肘正中静脉,未选择耐高压材质的聚氨酯导管,置管过程中,第1次送管不顺,送管约10 cm后有明显阻力,第2次两人合作,绷紧皮肤后,送管至预测位置,撤除导丝后发现导丝有明显折痕。根据文献报道,置管时进针角度越大,导管通过穿刺点进入血管的角度就越大,局部形成折痕的概率就会增加,如果再有频繁的肌腱收缩,会使导管在体内距穿刺点0.5~1 cm处出现破损的概率增加。根据患者置管时两次调整置入角度,分析可能出现导管破裂,引起化疗药外渗,导致相关皮肤症状。

- **措施与结局**

(1)与患者进行充分沟通后,按无菌操作流程拔除PICC导管。

(2)将拔除后的PICC导管进行清洗,去除导管表面残留血痂及纤维蛋白组织。通过两种方式检查导管是否破裂:① 脉压式推注生理盐水20 mL,检查PICC导管完整性;② 将PICC导管头端反折夹闭,加压推注生理盐水20 mL,检查PICC导管完整性。采用以上两种方法,在导管距离穿刺点8 cm处,发现有一细小渗液点,判断该PICC导管破裂。

(3)因患者多发红疹并主诉皮肤瘙痒,遵医嘱使用止痒乳膏外涂,并保持清洁干燥。

(4)随访患者拔管后的局部情况。PICC拔管3天后,患者皮肤红疹大部分已消退(图2-89);PICC拔管25天后,患者皮肤完全恢复正常,无红疹、色素沉着及条索状硬结(图2-90)。

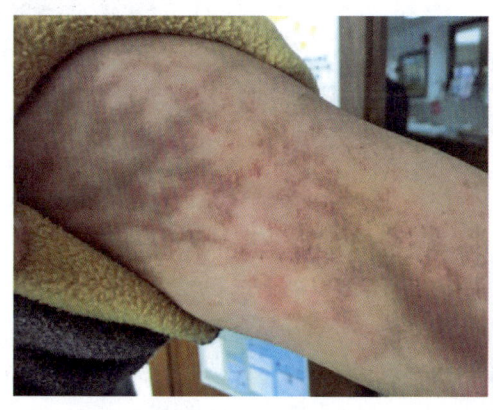

**图2-89** 局部皮肤红疹大部分已消退

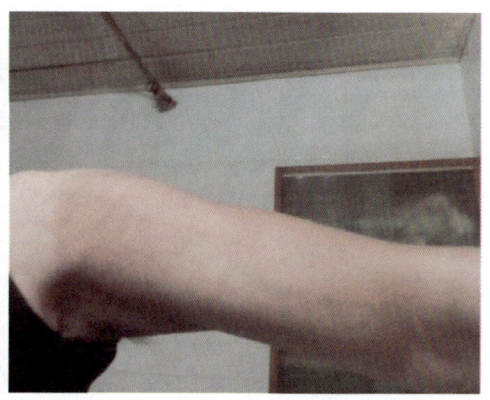

**图2-90** 局部皮肤完全恢复正常

### (三)思考与启发

PICC导管破裂导致化疗药物外渗是一种严重的并发症,可能会对患者造成严重的健康风险。因此,在选择PICC导管时,应该考虑导管的材质和耐用性。另外,对于已经植入的导管,医护人员应该定期进行导管的检查和维护,确保导管处于良好状态。在输注化疗药物时,医护人员应该严格按照操作规范进行操作,避免导管的受损或破裂。在输注化疗药物时,应该注意药物的浓度、流速和注射方式,避免对导管造成额外的压力和损伤。患者和家属也应该得到必要的教育和指导,了解如何正确保护导管并注意异常情况。他们应该知道如何正确处理导管相关的问题,并及时向医护人员求助。一旦发现导管破裂导致化疗药物外渗,医护人员应该立即停止输注药物,并采取应急处理措施,如封堵导管、更换导管等,以减少患者的损失。任何导管破裂事件都应该及时记录并报告,进行事后分析并找出原因。通过对事件的反思和改进,可以提高医护人员的警惕性,避免类似事件再次发生。综上所述,对于PICC导管破裂致化疗药物外渗的情况,关键在于导管选择与维护、操作规范、患者教育、应急处理和事后处理与改进。通过加强相关培训和管理,可以降低这类并发症发生的风险,保障患者的安全和健康。

## 案例二 PICC导管破裂致高浓度电解质药物外渗

### (一)病例介绍

患者,男,78岁,结肠癌术后遵医嘱行PICC置管术进行补液支持治疗,治疗过程中导管在体内破损致高浓度电解质外渗(图2-91)。

操作过程:患者结肠癌术后采用改良Seldinger技术,术程顺利,经右臂肘下贵要静脉留置三向瓣膜PICC导管1根,患者穿刺侧臂围28 cm,对侧臂围28 cm,导管置入深度50 cm,外露7 cm,胸部X线片显示导管尖端位于右后第8肋水平。因患者术后禁食,血钠90 mmol/L,血钾3.0 mmol/L,偏低,遵医嘱经PICC导管输入静脉营养、经三通管泵入氯化钠和氯化

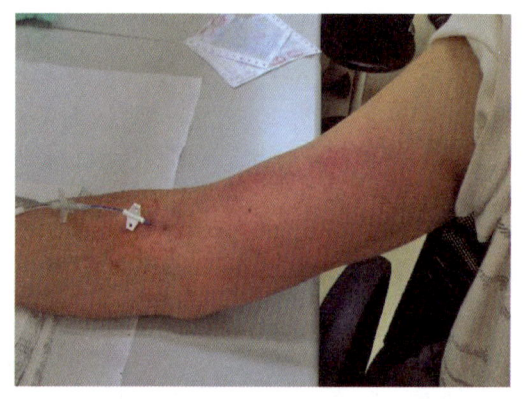

**图2-91** PICC导管破裂致药物外渗

钾。第57、58天两次输液治疗前冲管时有阻力,回抽有回血,但通畅度不佳,随之增加脉冲式冲管次数,阻力减轻,继续上述治疗。第59天,患者出现右臂肘上部肿胀,右侧臂围30 cm,患者自述局部有疼痛,护士用生理盐水20 mL脉冲式冲管时,患者主诉疼痛明显且局部冷感明显。当日摄胸部X线片显示导管尖端位置第8椎水平,经静脉输液治疗专家会诊,建议立即停止使用PICC导管输液,局部红肿处使用如意金黄散+地塞米松药物外敷,并行血管彩超检查。血管彩超示距离PICC穿刺点10 cm前方絮状低回声,约0.5 cm×0.2 cm,血管壁明显增厚。血管外科会诊意见:抬高患肢、同意PICC处理意见,局部药物外敷处理。影像科会诊意见:建议血管造影,排除导管裂开。第60天,在影像科行DSA下导管造影,距离穿刺点10 cm处出现造影剂外溢。确认PICC导管在此处破损,常规消毒后修剪并去除外部导管连接器,将无菌导丝穿入导管5 cm,特别注意不穿过破损处,防止完全割断导管。用扩张器扩张穿刺点,松解局部组织,防导管退出时在此产生阻力致导管完全断裂,将导管缓慢退出,见导管侧不完全裂开约0.2 cm(距离PICC穿刺点10 cm处)。垂直修剪开裂导管,安装新连接器,体外保留5 cm导管,体内余导管长度35 cm,固定导管。再次DSA下导管造影,PICC无造影剂外溢,造影剂进入右心房,护士检查修复导管,导管连接处紧密,无液体渗出,X线检查显示导管尖端位置在第4胸椎水平。局部红肿处外敷3天后明显好转,第65天顺利完成治疗出院。

## （二）分析、处理与转归

- PICC 导管堵塞的原因

本例患者长时间持续输注静脉高营养液，配方为30%脂肪乳剂500 mL、25%葡萄糖1 000 mL、18氨基酸500 mL、水溶性维生素2支、脂溶性维生素10 mL、短效胰岛素48 U、10%氯化钾40 mL、10%葡萄糖酸钙6 mL、25%硫酸镁6 mL。发现低血钠、低血钾等电解质水平异常后，通过三通管连接PICC，微泵泵入10%氯化钾10 mL（3 mL/h），微泵泵入10%氯化钠10 mL（3 mL/h）。输入脂肪乳剂易发生脂肪微粒在导管内沉积，脂肪乳剂中混有氯、钠、钾、钙等电解质，不同药物反应之间的沉积物也容易引起管腔狭窄、阻塞，使堵管风险增加。有报道，PICC堵管发生率达21.3%，并随着留置时间的延长而增加。

- 导管破裂的原因

导管破裂原因为护理行为不当造成导管破裂。本例患者使用的4Fr三向瓣膜PICC导管，由高等级医用硅胶制成，特点是腔大、壁薄、柔软。但因材质柔软，不耐暴力冲击压力。本案例因药物原因形成药物沉积，护士在第57天已发现有不完全阻塞现象发生，遂使用生理盐水脉冲式冲管，并增加冲管次数；第58天重复发现问题，并重复处理步骤。脉冲式冲管时压力估计过大，导致导管不完全裂开。

- 措施与结局

（1）启动多学科团队，邀请静脉输液治疗专家、超声科、影像科DSA室、血管外科会诊。

（2）对PICC导管行DSA造影检查，判断患者PICC置管处导管破裂。

（3）处理破损导管：拆除患者原有敷料，准备物品（图2-92），消毒穿刺点周围皮肤后操作者戴无菌手套，用注射器注入20 mL生理盐水，边冲导管边检查破损位置（图2-93），在破损位置近心端0.5 cm处用无菌剪刀剪断，去除受损导管（图2-94），视体外剩余长度将导管轻轻拉出1~3 cm，保证导管体外部分有5 cm或以上长度安装连接器（图2-95），重新安装连接器后进行冲管检查、固定。

（4）手臂肿胀疼痛的护理：抬高PICC置管侧手臂，以高于心脏水平为宜，并进行上臂的握拳锻炼，增加血液回流。用如意金黄散+地塞米松调成糊状（图2-96），间歇外敷肿胀部位（图2-97）。严密观察穿刺点局部有无再次渗液，周围皮肤有无红肿，患者有无胀痛等不适主

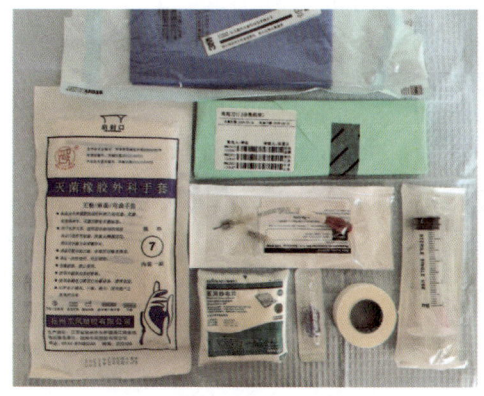

图 2-92　PICC导管修剪物品准备

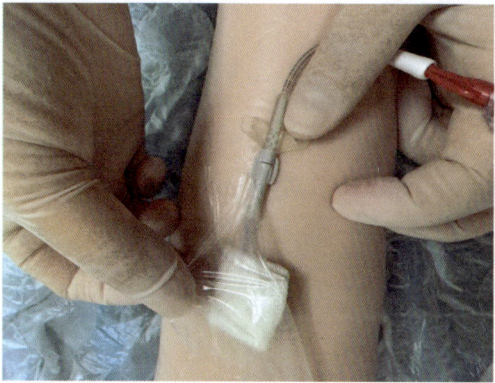

图 2-93　拆除原有敷料

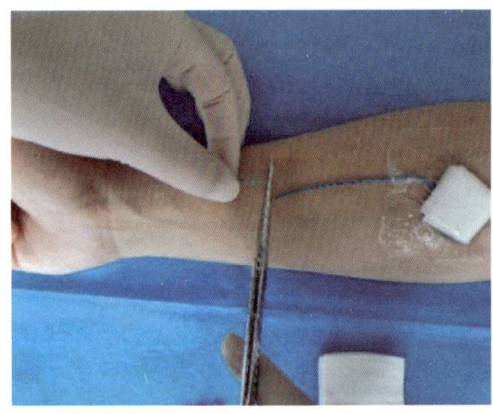

图2-94 去除受损导管

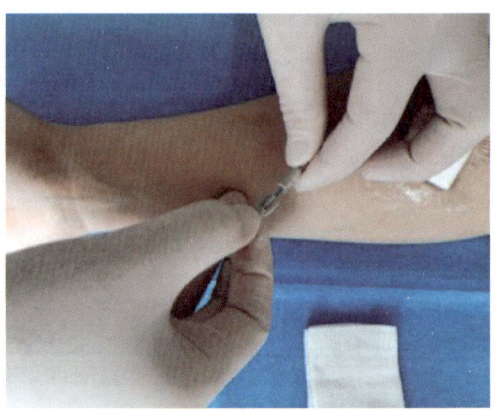

图2-95 安装连接器

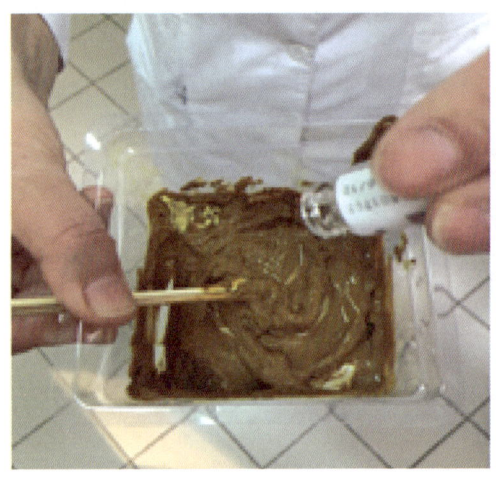

图2-96 如意金黄散和地塞米松调成糊状

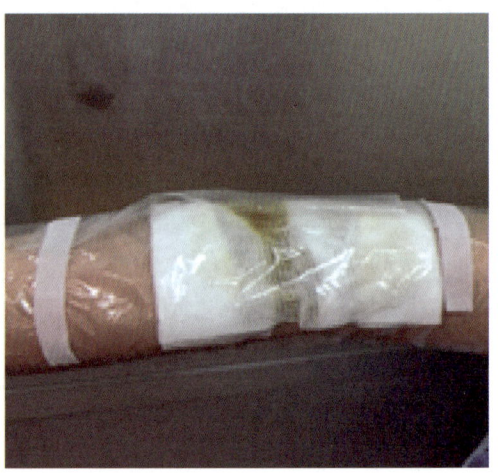

图2-97 外敷肿胀部位

诉。动态监测患者臂围,观察肿胀消退情况。本例患者输液侧手臂肿胀7天后完全消退,左、右两侧臂围相等。

（5）结论:经多学科专家会诊,调整修剪PICC导管后可正常使用。

（6）结局:该患者在后续输液治疗过程中未发生此类临床表现,顺利完成治疗。

### (三)思考与启发

PICC导管破裂导致高浓度电解质药物外渗是一种严重的并发症,可能会对患者造成严重的健康风险,甚至危及生命。因此,应加强护士慎独职业精神的培训,严格落实脉冲式冲管时间和次数,保障导管延续有效地使用。加强护士药物知识培训、提高护士主动识别能力、正确的冲管和封管,是降低PICC药物性堵管的关键。发现特殊情况及时汇报处理,若PICC堵管后破裂,应第一时间汇报上级专业护士,联系相关专家讨论处理对策,如在第57、58天发现不全堵管时进行汇报,在专业人士指导下溶栓治疗而非暴力冲管,或许不会发生导管破裂。在PICC置管前后与患者积极沟通,置管护士要全面告知相关携管注意事项,维护护士要防止导管长期固定形成夹角。加强患者对PICC的认知度,提高其正确的日常护理的依从性,特别要防止手臂活动致导管经常打折,形成折痕。综上所述,对于PICC导管破裂致高浓度电解质药物外渗的情况,关键在于导管选择、输注监测、定期检查、应急处理和事后反思与改进。通过加强相关培训、监测和管理,可以降低这类严重并发症发生的风险,保障患者的安全和健康。

## 案例三 患者躁动致PICC导管外露导管断裂

### (一)病例介绍

患者,男,67岁,体检发现胰腺占位性病变,后入院治疗,经充分术前准备后在全麻下行胰十二指肠切除术,术后2周因并发消化道瘘、呼吸窘迫转入ICU,入室时患者烦躁不安、呼吸急促,抽血查血气,结果显示$PaO_2$ 55 mmHg,$PaCO_2$ 40 mmHg,当即予以高流量加温加湿仪(面罩式)吸氧(吸入氧浓度为50%),改善缺氧症状。因血生化检验中钠128 mmol/L,需使用10%氯化钠40 mL,每小时5 mL微泵输注,考虑该患者除需维持电解质平衡外,仍需肠外营养支持治疗及后期化疗等,与家属谈话签字后遵医嘱行PICC置管术。

静脉治疗专科护士针对患者一般情况、疾病种类、治疗方案、既往病史及实验室检查五个维度评估患者PICC置管风险。患者血液检验出现异常结果:白细胞偏高、血糖偏高、纤维蛋白原高、D-二聚体高,评为PICC穿刺血栓高危风险,与患者家属进行置管前谈话,并签署知情同意书。

操作经过:静脉治疗专科护士采用Seldinger技术选择左上肢贵要静脉穿刺置入三向瓣膜PICC导管,置管过程中患者不配合操作,多次出现烦躁不安,值班医生开出小剂量镇静药使用医嘱,用药后才顺利完成置管工作,术后胸部X线片(图2-98)示PICC头端位于右侧第7后肋,开始进行输液治疗。

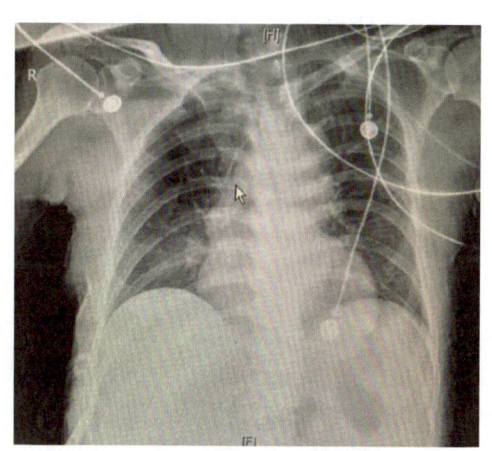

图2-98 PICC置管后定位胸部X线片

置管后3天,患者出现烦躁不安,呼吸急促,血气示吸入氧浓度为50%时,$PaO_2$ 53 mmHg,$PaCO_2$ 50 mmHg。汇报医生立即配合床旁气管插管,并接呼吸机辅助通气,遵医嘱给予丙泊酚200 mg,每小时3 mL微泵注入镇静时,发现PICC导管与连接器连接处出现断裂,立即将该段导管消毒,在无菌操作下修剪导管并更换连接器后(图2-99和图2-100),再次复查胸部X线片提示PICC头端定位在右后第4、5肋间,定位后继续使用该导管。

### (二)分析、处理与转归

- 导管与连接器连接处断裂的原因有哪些

1. 锐器损伤·置管过程中,操作台上会有剪刀、针头等锐器存在。护士操作时,患者躁动

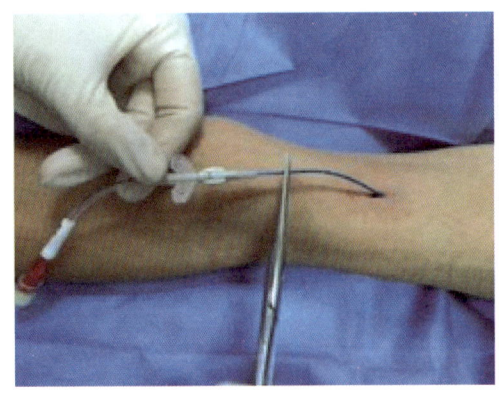 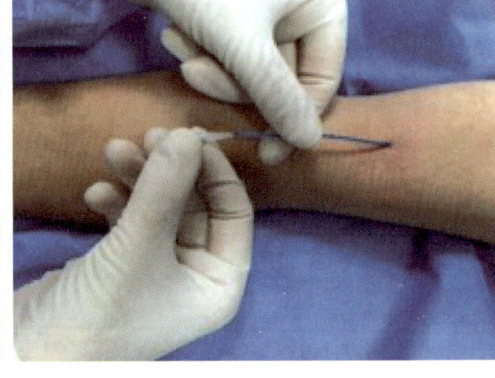

图 2-99　修剪断裂处导管　　　　　图 2-100　更换连接器

不配合，锐器有可能损伤导管，在后续使用中，导管损伤处可发生断裂。

2. **连接器与导管接头处损伤**·导管外露长度过短无法造成导管与连接器垂直固定在前臂，当前臂屈、伸活动时，由于肌肉收缩，导管与连接器连接处发生弯折，长时间弯折增加断裂的风险。导管固定时，导管与连接器间的夹角＜180°，连接器与导管壁反复摩擦，也可能发生导管断裂。

3. **导管材质的选择**·三向瓣膜PICC导管，其硅胶材质具有柔软、组织相容性较好等优点，但缺点是不能耐受较大的压力，使用不当，可致导管破裂。

4. **导管与连接器未锁定**·留置PICC导管尖端与连接器衔接时，减压套筒上的沟槽与连接器翼型下的倒钩未紧密对齐锁定，牵拉连接器会增加导管连接段断裂风险（图2-101）。

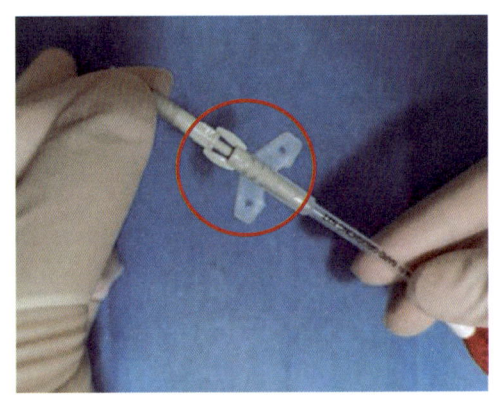

图 2-101　PICC导管与连接器未锁定

5. **重力及外力牵拉**·ICU患者病情危重，常需联合用药，导致导管尖端接连三通过多，增加重力牵拉。患者呼吸急促，伴缺氧，出现烦躁不安等，加上外力牵拉，易出现导管断裂或脱出。

- **发生导管体外断裂如何处理**

（1）断裂位置离穿刺点5 cm以上，可直接修剪断裂导管进行修复。

（2）根据三向瓣膜PICC使用指南，专业护士应严格按照一定的处理流程来处理。为方便安装连接器，体外预留导管长度约5 cm。

（3）修复后的PICC导管尖端位置已发生改变，需进行X线检查重新确定导管尖端位置。在《PICC置管登记表》及《PICC维护手册》中详细记录。

- **措施与结局**

（1）立即通知科室静脉治疗专科护士，在严格落实无菌原则的基础上，根据PICC接头更换的操作流程进行处理。

（2）结局：更换PICC置管接头后，联系影像科行胸部X线片PICC头端定位，确认在右后第4、5肋间,继续使用该导管。

### (三)思考与启发

患者躁动导致PICC导管外露和导管断裂是一种不常见但危险的情况,可能会对患者造成严重的健康风险。因此,应严格按照PICC操作流程进行置管操作,注意操作细节,包括操作当中物品的摆放。考虑该患者后期涉及增强CT等检查,需要注射造影剂等高压力操作,选择合适材质的导管,应该优先选择使用有耐高压型PICC导管加压。规范导管维护,及时撤除空置的三通,减轻导管外界牵拉。正确固定导管,导管与连接器间的夹角＜180°或导管外露过短而垂直固定于前臂,当肢体屈、伸活动时连接器反复磨损导管壁而致导管断裂。常将外露导管摆放成U形或S形后用贴膜固定,以避免在手臂活动时出现弯曲打折。严密观察患者基础情况及生命体征变化,考虑患者烦躁的原因,及时汇报医生处理,对症处置。培养护士评判性思维,提前做好烦躁不配合患者导管断裂风险的预警干预,以提升护理安全。同时,应加强患者及家属的健康教育,指导其了解PICC导管的基本功能、日常活动的注意事项、导管保护要点及异常表现的识别方法,增强其风险防范意识和配合度,提高患者自我管理能力。综上所述,对于患者躁动致PICC导管外露和导管断裂的情况,关键在于患者评估与监测、安全固定导管、患者教育与沟通、应急处理等。通过综合干预措施,可以减少导管相关意外事件的发生。

## 案例 四  PICC导管断裂至体内

### (一)病例介绍

患者,女,47岁,盆腔MRI提示盆腔占位伴腹股沟淋巴结肿大,考虑卵巢癌可能性大。阴道涂片可见到砂粒体和腺癌细胞。行PICC置管,予以多西他赛120 mg+顺铂40 mg全身化疗,置管后2个月行全子宫+双附件+大网膜+阑尾切除术+肿瘤细胞减灭术,术后行多西他赛+卡铂化疗8次,因病情稳定拔除PICC置管,置管期间无异常。术后2年因卵巢癌复发,再次行右上臂贵要静脉PICC置管,予以紫杉醇+奈达铂化疗。置管后8个月,在家中从事重体力劳作后,洗澡脱衣时发现PICC贴膜掉落,只见外露接头接小段蓝色导管,未找到留置体内导管,自觉无胸闷、气促等感觉。立即与责任护士电话联系,责任护士嘱其立即至当地医院检查取管,但因其拒绝去当地医院处置,即电话告知患者,患肢制动,避免情绪激动及奔跑,由家属驾车至医院。

操作过程:入院后急诊胸部X线片提示(图2-102)右侧PICC管,头端位于第10胸椎体水平(右心房),尾端位于右侧腋窝。血管外科会诊后择期手术,在局麻下行上腔静脉造影+上腔静脉异物取出术。取出第2天凌晨出现寒战、高热,体温38.9℃,急查血常规、血培养提示中性粒细胞高、革兰阳性菌,遂于生理盐水100 mL+头孢呋辛1.5 g,每12小时静脉滴注抗感染治疗。1周后患者体温正常,病情平稳予以出院。

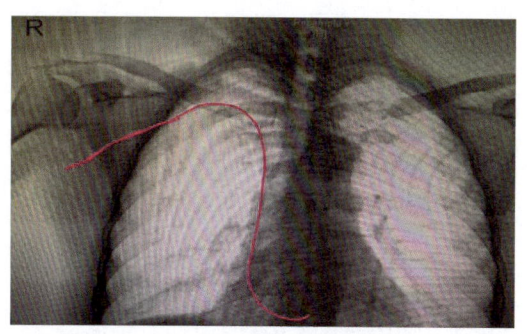

**图2-102** PICC断裂后定位胸部X线片

## （二）分析、处理与转归

• **患者为什么会发生PICC导管断裂**

患者置管侧肢体用力过度。PICC置管处为右上臂贵要静脉，在重体力劳动时右手长时间反复用力翻转，致使置管侧肢体过度活动，造成该侧肱二头肌持续不断收缩，PICC置管处局部压力增高，从而使导管出现断裂。同时大量出汗，使贴膜失去黏性，造成贴膜松脱，不能有效固定导管体外端，由于冬天衣服厚实，患者未及时发现导管断裂后进入体内。

• **采用介入手术下取管是否需要常规预防性使用抗生素**

不需要。

原因：介入下腔静脉异物取出术属于无菌手术，无须预防性使用抗生素。PICC导管置管后，禁止将PICC导管体外部分送入体内，以避免出现导管相关性血流感染。此患者在导管断裂2天内无发热现象，说明断裂入体的为导管血管内部分，导管体外端未进入血管。

• **措施与结局**

（1）心理护理：在突发导管断裂滑入体内的情况下，护士安慰患者保持情绪稳定，勿慌张。留置PICC导管侧肢体制动，同时避免剧烈咳嗽。

（2）启动多学科团队，邀请放射科急诊摄片、血管外科会诊。

（3）胸部正位X线片检查，判断患者PICC导管位置及对机体影响。

（4）胸部正位X线片示右侧PICC管置入术后，头端位于第10胸椎椎体水平（右心房），尾端位于右侧腋窝，请血管外科会诊。

（5）结论：经血管外科专家会诊，PICC导管现所处位置暂对患者影响不大，可择期行腔静脉异物取出术。

（6）结局：患者在行腔静脉异物取出术前，应卧床静养，避免患侧输液；护士严密观察患者有无胸闷、心慌、气促等症状，如有不适，应即刻行手术治疗。患者在术前未出现上述症状，在局麻下行上腔静脉造影异物取出术，病情平稳予以出院。

## （三）思考与启发

当PICC导管发生断裂导致一部分导管残留在患者体内时，可能会引起一系列严重的并发症，如感染、血栓形成、血管破裂等，对患者的健康造成威胁。因此，如果怀疑导管已经断裂并残留在患者体内，应立即进行相应的检查确认。一旦确认导管残留，应及时采取措施，如手术取出残留导管，以降低并发症的发生风险。密切监测患者症状，对于可能存在导管残留的患者，应密切监测其症状表现，如局部疼痛、发热、感染迹象等。一旦出现异常症状，应及时进行评估并采取必要的处理措施。处理导管残留情况需要专业的医疗团队，包括外科医生、血管外科医生等。他们应根据具体情况制定合适的手术方案，并确保手术过程安全、有效。对于使用PICC导管的医护人员，应接受专业的培训，了解导管的相关知识和操作技巧。同时，医疗机构应建立完善的质控机制，定期对导管的使用情况进行检查和评估，确保导管的安全使用。任何导管相关并发症事件都应该及时记录并报告，进行事后分析并找出原因。通过对事件的反思和改进，可以改善操作流程，提高医护人员的技能水平，减少导管相关并发症的发生。综上所述，对于PICC导管断裂导致残留在体内的情况，关键在于及时发现和处理、密切监测患者症状、专业团队处理、完善的培训与质控机制，以及事后反思与改进。通过综合措施，可以有效降低导管残留引起的并发症风险，保障患者的安全和健康。

# 案例五　PICC维护中误剪致导管断裂

## （一）病例介绍

患者，女，68岁，因右侧乳腺癌术后化疗，遵医嘱行PICC置管术，置管方法为超声引导下联合改良Seldinger技术，选择左侧上臂肱静脉，穿刺成功、送管顺利，体内留置末端瓣膜型耐高压单腔导管40 cm、外露1 cm，予以思乐扣、透明敷贴固定妥帖。外院行常规维护，护理人员在撤除胶布时使用剪刀，不慎将导管完全剪断，体外仅剩1 cm，操作者立即用止血钳将导管夹住，因该导管无法修复，当地医院即拔出体内导管。

## （二）分析、处理与转归

- PICC导管为什么会被剪断

护理人员未严格落实PICC维护操作规范，在撤除固定用的胶布、贴膜时违规使用剪刀，使用剪刀时又不够谨慎，盲目操作，将导管在体外部分不慎误剪导致完全断裂。

- PICC导管被剪断后怎么办

PICC导管被剪断后必须立即将导管断端打结固定在皮肤上或用止血钳夹住，以免导管完全滑入血管内、随血流漂流至心脏或肺动脉系统，给患者生命安全带来严重威胁。无法修复的导管给予拔除。

- 措施与结局

（1）患者在外院行PICC导管维护时体外距穿刺点1 cm处导管不慎被完全剪断，护士立即用止血钳夹住导管以防滑入体内，避免导管栓塞。

（2）安慰患者与家属，使其放松而稳定情绪。

（3）了解导管特点，患者留置的是末端三向瓣膜的耐高压导管，为一体构造，无法修复，故严格消毒后拔除导管，贴膜妥善封闭穿刺点，防空气栓塞。

## （三）思考与启发

PICC导管维护过程中误剪导致导管断裂时，这是一种严重的医疗意外事件，可能会对患者造成严重的后果。因此，需加强护士对导管破损的风险意识教育，提高其对导管破损的识别能力，尽可能避免导管断裂发生，同时提高临床护士对导管破损、断裂的判断和应急处理能力，提高PICC导管的临床使用价值。维护时严禁使用剪刀、尖头镊等利器，如用剪刀剪除胶布、用尖头镊去除导管上的异物等，以免误伤导管，导致导管破损甚至断裂。此类并发症发生概率小，但如果不及时发现导管体外断裂，残端导管可能滑入血管内造成安全隐患。当发生导管体外断裂后，须立即将断端导管打结或用止血钳夹住导管，请专家会诊，尽量保留导管，使患者利益最大化。导管维护护士若发现非正常情况，应第一时间汇报上级专业护士，联系相关专家讨论处理对策。解决问题后应善于归纳总结，形成相关应急处理流程，为后续相关病例治疗提供依据，也为PICC的护理和教学提供可靠资源，通过交流讨论提升全院PICC维护水平。及时与患者及家属沟通，把发生的导管断裂情况如实告知家属，取得理解与配合。做好患者心理护理，制动置管侧肢体使其情绪放松，妥善处理导管断裂。综上所述，对于在PICC导管维护中误剪导致导管断裂的情况，关键在于专业培训与技能、谨慎维护操作等。通过提高医护人员的专业水平和操作规范，可以有效预防误剪事件的发生，保障患者的安全和健康。

## 案例六　PICC导管与连接器连接处裂开

### （一）病例介绍

患者，男，41岁，急性出血坏死性胰腺炎，入院后行PICC置管，使用PICC导管连接三通，行多通道药物输入（图2-103），分别输入静脉营养液2 000 mL滴注；注射用生长抑制素6 mg+生理盐水48 mL，以2 mL/h的速度微泵输注，抑制胰液分泌，硝酸甘油20 mg+生理盐水20 mL以4 mL/h的速度微泵输注，降血压；诺和灵R 20 U+生理盐水20 mL以5 mL/h的速度微泵输注，控制血糖。多通道用药7天后护士发现PICC导管连接处液体漏出，进行静脉推注时，PICC导管接头与连接器连接处裂（脱）开，药液外漏（图2-104）。经PICC导管尖端修剪，更换新连接器，后续顺利完成治疗。

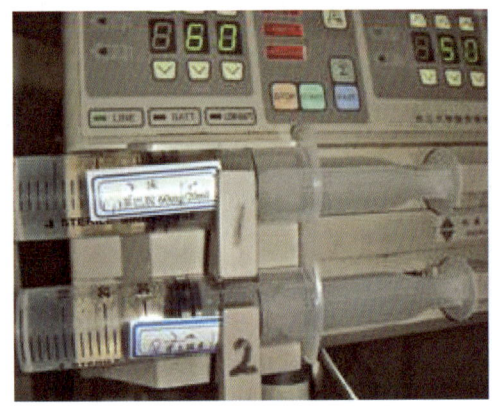

图2-103　多通道微泵泵入药物　　　　图2-104　PICC导管裂开药液外渗

### （二）分析、处理与转归

- PICC导管连接器漏液的原因

（1）护士置管时，PICC导管套取连接器内芯时PICC导管有斜面或不规则。

（2）置管时衔接连接器后未认真检查，PICC导管与连接器之间有空隙，或套入PICC导管尖端时形成皱褶，衔接连接器后未将连接器双侧进行拉力复核。

- PICC导管连接器漏液日常护理方面的原因

（1）患者治疗药物种类多，药物间沉积形成栓子，导致不完全堵塞，使用微泵泵入药物时使管壁和连接器压力增加，进行静脉推注时药液力量过大，致使连接器破裂。

（2）在更换与连接器相连的三通或各种接头时，因旋拧得太紧，护士使用止血钳，帮助旋开连接，暴力操作损伤连接器。

（3）PICC导管固定贴膜下方管道与连接器成锐角固定，形成折痕，连接处折断。

- 措施与结局

（1）护士及时查看各通道确认无衔接松动后，暂停各通道输液，并采用20 mL生理盐水由各通道逐一推注，寻找破裂漏液处。

（2）护士发现PICC导管与连接处裂（脱）开，药液外漏。

（3）准备修剪PICC导管用物,如无菌剪刀、纱布、手套、导管连接器、治疗巾、消毒棉球、胶带等（图2-105）。

（4）消毒局部皮肤及外露PICC导管,面积为 10 cm × 12 cm（图2-106）。

（5）垂直90°修剪PICC导管尖端（图2-107）。

（6）更换新连接器（图2-108）,并检查连接器连接是否紧密（图2-109）。

（7）用20 mL注射器抽生理盐水冲管（图2-110）。

（8）结局：进行复查,未出现漏液现象,顺利完成治疗。

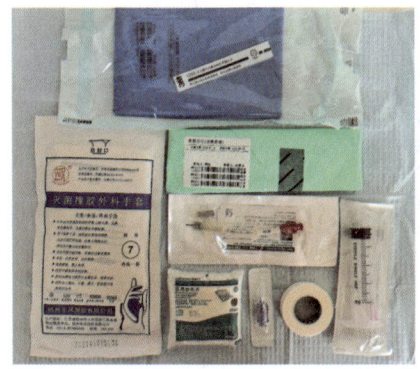

图2-105　物品准备

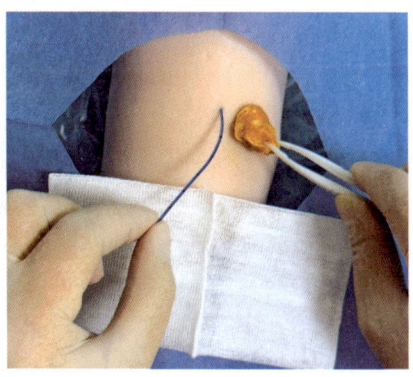

图2-106　消毒局部皮肤及外露PICC导管

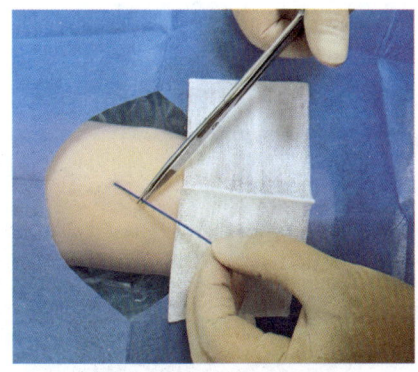

图2-107　修剪PICC导管尖端

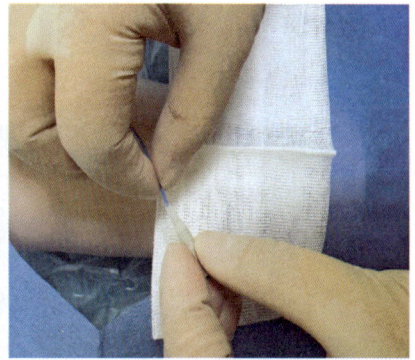

图2-108　更换连接器

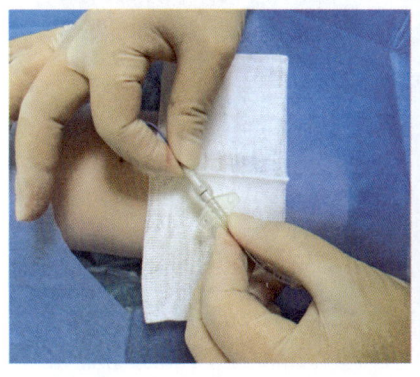

图2-109　检查连接器是否衔接紧密

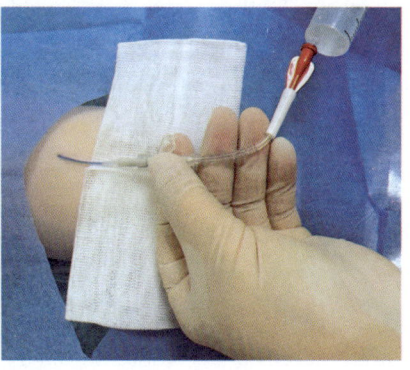

图2-110　生理盐水冲管

### (三)思考与启发

PICC导管与接头处裂开时,可能会导致药物外渗、感染等严重后果。PICC导管成功放入体内后,在套入减压套筒之前,应常规进行PICC导管末端修剪,修剪的剪刀应使用厂家提供的专用剪刀,检查剪刀的功能状态,松或钝的剪刀要及时更换,修剪时应垂直90°修剪,勿与PICC导管成斜面或不规则。在导管末端套取减压套筒后,与连接器的金属柄相连时,应防止PICC导管与连接器金属柄间形成空隙或皱褶,护士要认真检查。

将减压套筒的沟槽与连接器翼形部分的倒钩对齐,连接减压套筒和翼形部分,不能扭曲,完全锁定,衔接成功后,应用双手在连接器与导管两端进行拉力复核,以防衔接不紧密,引起脱管和裂开。注意贴膜下方管道成圆弧形固定,避免PICC导管与连接器之间成锐角,形成折痕,避免连接处折断。护士在更换与PICC相连的输液接头或三通时,禁止使用金属钳夹取PICC任何部位,防止暴力损伤导管及连接器。生活中患者注意避免压迫PICC导管及连接器,以防裂隙产生。每周去医院进行PICC维护,以早期发现问题并处理。综上所述,对于PICC导管与接头处裂开的情况,关键在于及时发现并处理、密切观察患者症状、调查原因并改进措施、强调团队合作和沟通、相关继续教育和培训。为避免此类事件,多通道微泵泵注药物的情况下应选择耐高压产品。通过完善的管理措施和团队协作,可以有效降低并发症的风险,确保患者的安全和健康。

## 案例七 外周静脉留置针保留过程中软管断裂

### (一)病例介绍

患者,女,40岁,拟行左侧甲状腺肿块切除术,入手术室正确核查患者后,手术室巡回护士常规选用Y型18G静脉留置针穿刺置管,根据患者静脉条件,选择左侧肘部正中静脉穿刺,约15°穿入皮下潜行1 cm左右进静脉,见回血良好针芯退出一半送软管,软管送入过程中不顺畅,伴随静脉穿刺点处青紫、肿胀,立即拔除留置针。在拔除过程中感觉有点阻力,患者主诉局部疼痛,但是留置针可以拔除。检查拔除后的留置针软管:软管有缺损,与新的留置针对比,缺损0.7 cm,残留的横截面平整(图2-111)。

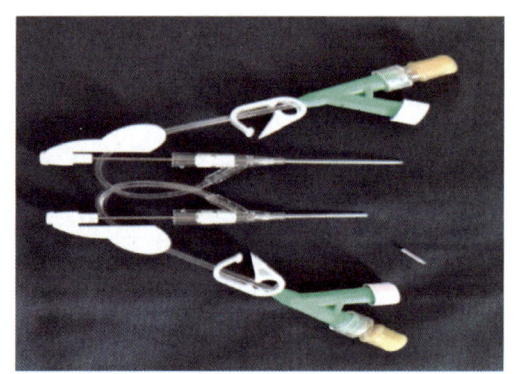

图2-111　缺损的软管

### (二)分析、处理与转归

- **护士在穿刺过程中见回血后未继续进针是否正确**

不正确。

原因:该护士操作时未直刺血管,在皮下潜行较长约1 cm,进针发现回血后,未再按操作流程继续进针0.2 cm,只有针芯在静脉内,此时退出针芯过早,导致软管失去针芯的支撑作用(图2-112)。

- 为什么在穿刺过程中该患者出现疼痛和皮下青紫肿胀

护士在穿刺过程中见回血,没有继续进针0.2 cm,而是将针芯退到一半送软管,此时软管可能没有到达血管内,当送软管有阻力时继续用力过大可能引起软管折断,同时断裂的软管也可能损伤血管,患者主诉疼痛,并立即出现青紫、肿胀(图2-113)。

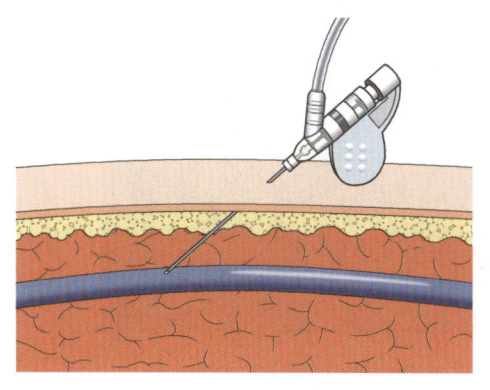

图2-112　进针见回血未继续进针　　　　图2-113　软管在血管外折断

- 退出一半的针芯是否会将软管刺破

有可能。

原因:当送软管出现阻力时,此时继续尝试用力送软管,退至软管中间的针芯可能会将软管刺破(图2-114)。

- 当留置针软管送管困难,拔除时患者为什么会出现疼痛

在拔除过程中有阻力,可能存在软管的断裂面切割血管壁或皮下组织,会在拔除过程中引起软组织和血管再次损伤,患者感觉局部疼痛,青紫、肿胀加重(图2-115)。

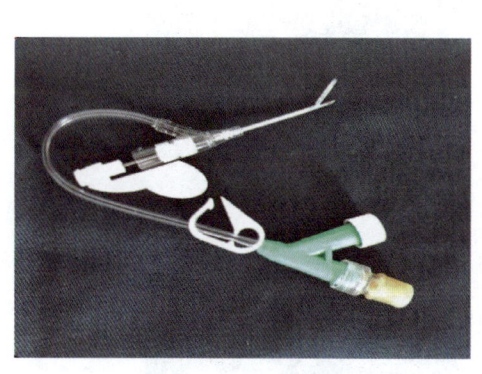　　　　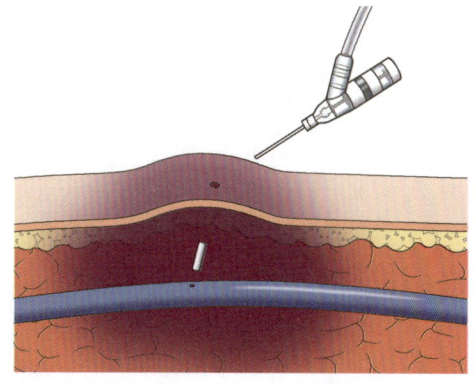

图2-114　针芯刺破软管　　　　图2-115　拔除软管时损伤组织和血管

- 静脉留置针是否存在质量问题

可排除产品质量问题。

原因:对比当时软管,断裂的横截面平整光滑。追踪同一批次18G静脉留置针在科内的使用,未发生类似情况。将留置针送回生产制造单位检测,并逐级上报不良事件,报告排除质量问题。

• 措施与结局

（1）紧急处理过程：立即制动患肢、逐级上报、邀请医技科和血管外科医生紧急会诊。

（2）超声探查：发现留置针断管位于进针处皮下，予以定位（图2-116和图2-117）。

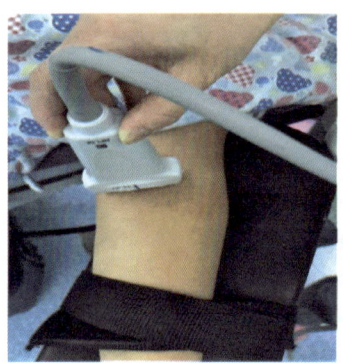 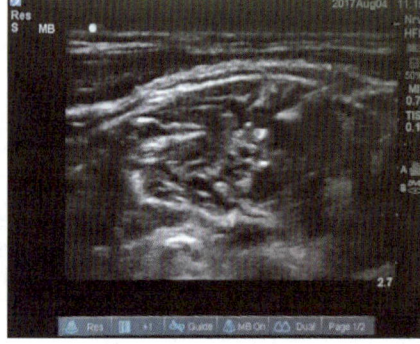

图2-116　超声定位　　　　图2-117　超声显示图像

（3）取出断端：根据超声检查结果，与患者进行充分沟通，经患者知情同意后，行局部切开软管取出术，因该患者需行甲状腺切除手术，故实施全身麻醉后医生给予切开皮肤约1.5 cm，顺利取出软管，缝合（图2-118和图2-119）。

（4）术后给患者查看取出的断管部分，断管部分与留置针残端吻合（图2-120和图2-121）。

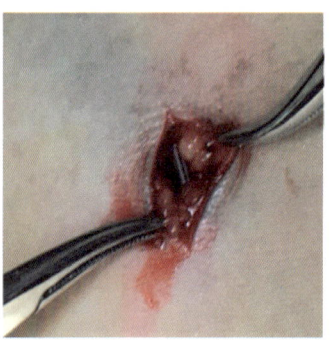 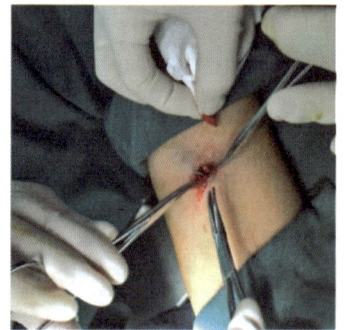

图2-118　切开皮肤可见软管　　　　图2-119　取出软管

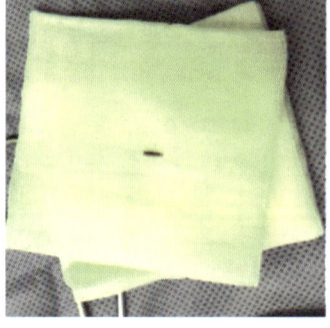 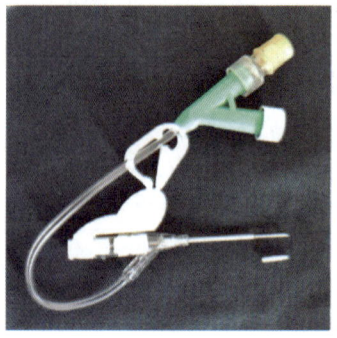

图2-120　取出的软管　　　　图2-121　断管部分与留置针残端吻合

（5）术后1天访视患者，局部无血性液体渗出，略有肿胀，肘部活动良好，给予更换敷料。术后10天拆除缝线，切口愈合良好，肘关节活动正常（图2-122）。

### （三）思考与启发

外周静脉留置针留置过程中软管断裂少见，一旦发生可对患者造成严重的不良后果。本案例中，软管断裂的根本原因在于穿刺操作流程执行不规范。护士在进针过程中见回血后未继续进针0.2 cm，过早退出针芯并送软管，导致软管进入血管的路径不足，缺乏有效支

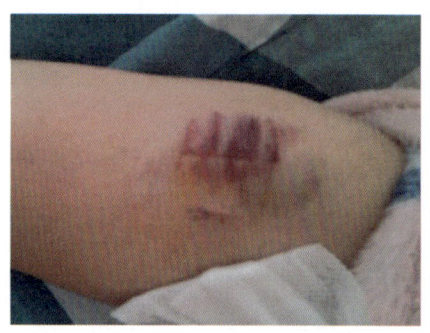

图2-122　切口愈合良好

撑，容易发生弯折或断裂。在送管过程中遇到阻力时未及时终止操作，强行推进可能造成软管折断或针芯刺破软管，引发组织损伤和渗血。拔管过程中出现阻力，提示软管可能已断裂并损伤血管或软组织，引起患者疼痛和局部青紫。这一事件提示护理人员应严格执行穿刺操作流程，确保针尖确实进入血管腔后再送软管。遇到送管困难时应停止操作，避免机械性推进造成导管损伤。拔管时如感阻力，应提高警觉，及时上报并进行处置。通过规范操作流程、强化临床培训、提升风险识别和应急处理能力，能够有效预防软管断裂等意外事件的发生，保障患者静脉治疗的安全性。

## 案例八　PICC导管拔除后尖端断裂缺失

### （一）病例介绍

患者，女，42岁，右乳腺癌术后，遵医嘱在输液护理门诊超声引导下行PICC置管术，穿刺点选择在左上臂肘上贵要静脉，距肘横纹约8 cm处，置管顺利，体内留置长度36 cm，摄片示头端位于右后第6肋下缘；留置时间为5个月，来院护理频率是3周一次（2周在本地社区护理）。

操作过程：治疗结束后，遵医嘱拔管，按拔管流程操作，签署知情同意书。评估置管手臂无肿胀，患者坐于靠椅上手臂外展，头偏向于对侧，拔管至26 cm时稍有阻力，考虑血管痉挛，让患者休息片刻，后沿血管方向给予轻微按摩后继续拔管，拔出过程稍有阻力，至尖端时有弹跳感，观察导管完整性，见尖端半片状缺失约2 cm（图2-123），当班出诊护士长即刻汇报静脉输液治疗专家，同时请血管外科专家会诊。

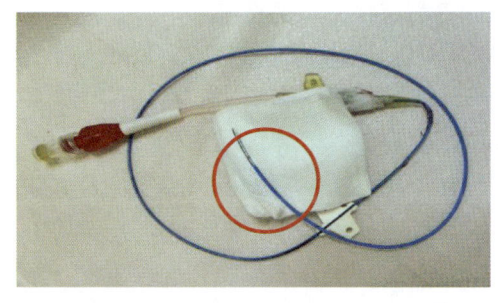

图2-123　PICC导管头端半片状缺失

### （二）分析、处理与转归

- **患者发生尖端拔除不完整的因素有哪些**

1. **导管因素**·该患者植入的属于4Fr单腔PICC的导管，为硅胶材质，其生物相容性好、光滑，但内膜易被磨损从而导致导管断裂。同时，由于材质柔软，在固定时易形成角度、打折、磨损从而损坏导管。由于硅胶导管不耐压的特点，如果用力不当，极易引起导管破损，从患者导管残端破

损撕裂状可以判断导管在体内很可能已经有破损。

2. **患者因素** · 患者缺乏自我护理知识,频繁活动置管侧肢体、提重物时过度牵拉导管或因各种因素造成贴膜卷曲、松动、导管固定不牢,并未能及时进行专业维护等,均容易导致导管受损或断裂。

3. **医护人员因素** · 护理人员经PICC导管快速加压推注液体、操作技术不熟练、体外导管的固定不正确都容易造成PICC导管断裂。该患者来院护理频率是3周一次,其中2周在本地社区护理。后经询问,本地医疗机构不清楚导管的特性,使用10 mL或5 mL的注射器抽取生理盐水冲封管,导致导管受损,最终脆弱断裂。

• 措施与结局

立即安置患者平卧,置管侧手臂制动,腋下扎止血带,每5分钟放松一次止血带15秒,防止血液循环障碍。观察患者意识、呼吸频率,是否有咳嗽、胸闷等症状,以便及时判断是否存在肺栓塞。给予拍摄左上肢部正位片(图2-124),启动多学科会诊,请血管外科会诊,超声科专家给予术前定位(图2-125),手术室医师会诊征询意见。因患者强烈要求取出异物,整形科主治医师给予局麻下手术取出残端,残端与拔出导管破损段对比完全吻合(图2-126)。术后第1天给予换药,拔除伤口片状引流管,回家10天拆线。术后2周电话回访,伤口愈合好,术后1个月门诊随访无不适主诉。

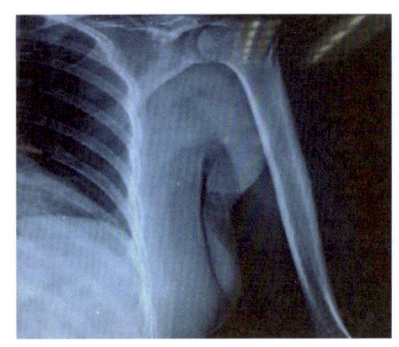
图2-124 左上肢正位片

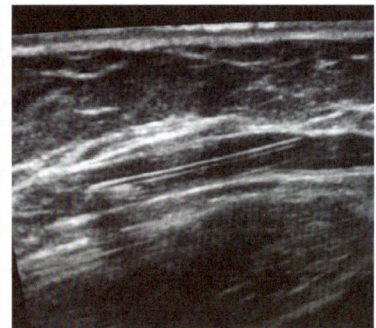
图2-125 术前超声定位

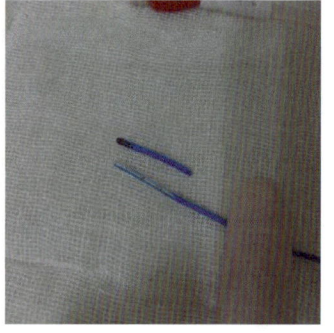
图2-126 残端与破损段吻合

### (三)思考与启发

拔除PICC导管时可能会出现头端断裂或缺失的情况,这种情况可能会引起一些问题和并发症。在拔除PICC导管时,医护人员应该严格按照操作规范进行操作,确保导管可以完整地取出,避免头端断裂或缺失。定期培训和演练可以帮助提高医护人员的技术水平。在拔除导管之前,应该对导管进行全面的检查,确保导管没有损坏或异常。如果发现导管有异常情况,应当及时采取相应措施,避免出现问题。一旦发现导管头端断裂或缺失,医护人员应该立即采取相应的处置措施,如通过影像学检查确定导管残端位置,避免残留导管引发感染或其他并发症。任何导管相关的异常情况都应该及时记录并报告,以便进行事后分析和改进。这有助于避免类似事件再次发生。综上所述,对于PICC导管拔除后头端断裂或缺失的案例,重要的是加强相关技术培训、导管检查、及时处置和记录报告,以此减少潜在的风险并提高医疗安全水平。

## ■ 知识拓展

### • 如何辨别PICC导管是否可以做增强CT

（1）临床上有耐高压（紫色）和非耐高压（蓝色）两种PICC导管，如果是耐高压的导管，可以进行增强CT检查。耐高压导管识别点：导管接口标有5 mL/s MAX，最高能承受5 mL/s注射流速；紫色管体；延长管标有"POWER INJECTABLE"耐高压标识。

（2）使用时注意事项：非耐高压PICC管腔不能做增强CT，可能引起导管损坏而耽误治疗；用非耐高压导管推注药物前确认导管通畅，否则可能会导致导管损坏；建议高压注射前将造影剂加温至体温（37℃），加温至体温可以降低造影剂的黏度，减少对血管和导管的刺激，提高患者的耐受性。

（3）双腔耐高压PICC导管无主侧腔之分，三腔耐高压PICC导管有区分。其横断面结构"⊖"为双腔导管横断面；"⊕"为三腔导管横断面。

### • 常见留置针型号、流速及临床应用

以下是常见留置针型号（表2-9）。

**表2-9 常见留置针型号**

| 名　称 | 国际型号 | 国内型号 | 流　速 | 临床应用 |
| --- | --- | --- | --- | --- |
| 留置针Y型 | 18G（绿色） | 12# | 65 mL/min | 快速/大剂量输液，常规手术/输血 |
| 留置针Y型 | 20G（粉色） | 9# | 48 mL/min | 常规手术/输血，常规成人输液 |
| 留置针Y型 | 22G（蓝色） | 7# | 31 mL/min | 常规成人/小儿输液，小儿颈静脉 |
| 留置针Y型 | 24G（黄色） | 5.5# | 20 mL/min | 小而脆静脉，常规小儿静脉 |

### • CVAD及其附加装置的分类（图2-127）

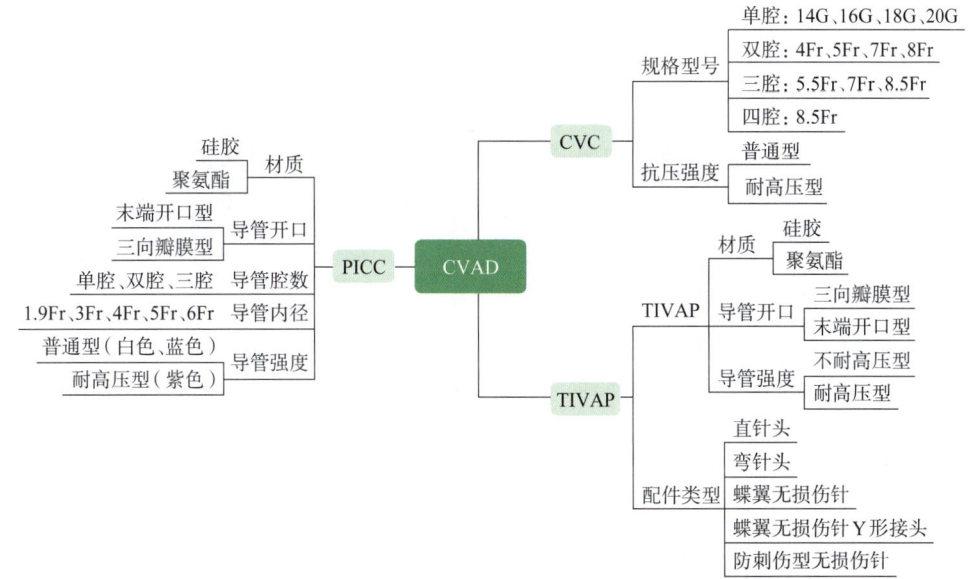

图2-127　装置分类

## 第五节·导管堵塞

导管堵塞是VAD使用过程中常见的并发症，相较于导管相关性血流感染、外渗、渗出及静脉炎，导管堵塞更加常见。MC导管堵塞的发生率为14.3%，CVC导管堵塞的发生率为14%～25%，PICC导管堵塞的发生率为3.6%～34%，TIVAP导管堵塞的发生率为3.33%。一旦发生导管堵塞，导管失去其功能，需进行导管内溶栓甚至拔管或重新置管，不仅会导致治疗中断、影响患者预后，而且会增加住院时间和医疗费用。

### ■ 基本概念

导管堵塞是指留置血管内的导管部分或完全堵塞，导致药液的输注受阻或受限，无法抽出回血，冲管有阻力，局部疼痛明显。按堵塞的原因其可分为血栓性堵管、机械性堵管和药物性堵管，其中血栓性堵管占多数。按堵塞程度其可分为完全性堵塞和不完全性堵塞。

### ■ 原因分析

1. **血栓性堵塞**·导管附壁存在血栓、导管内血栓或纤维蛋白鞘形成、血液高凝均会造成血栓性堵塞（具体原因见本章第三节相关内容）。

2. **机械性堵塞**

（1）导管置入位置选择不当：PICC选择前臂肘下穿刺，导管跨越肘窝，或者尖端位于腋窝处。TIVAP经过锁骨下静脉穿刺置管，导管进入第1肋骨和锁骨上间隙时，受到第1肋骨和锁骨的挤压产生狭窄或夹闭，造成导管夹闭综合征而产生机械性堵塞。

（2）导管固定不当：导管固定于肘关节处，前臂弯曲时，导管在肘窝处打折。

（3）导管尖端贴壁：导管尖端与血管壁粘连，导致回抽时无回血或回血量少。

（4）置管过程中穿刺入路的解剖位置、过度的送管操作、血管走行迂曲均会使血管痉挛，导致导管体内反折。携管期间导管在体内反折，导致导管卡嵌、堵塞。

3. **药物性堵塞**

（1）药物沉淀或大分子溶质（如脂质、胶体物质、血制品）、高浓度药物沉积，常见于pH＜5或＞9和高渗透压药物（脱水药物、营养液），长期输注致血液黏稠度大，导致药物吸附、沉淀在导管内壁。

（2）配伍禁忌药物之间形成沉淀。输注有配伍禁忌的药物，发生沉淀反应，输注后如冲洗不彻底，易黏附于血管壁使管腔变窄，极易引起血液回流凝固或药物微粒性堵塞。

### ■ 处理方法

#### （一）导管堵塞的预防

**1. 血栓性堵塞的预防**

（1）及时冲管，每日输注药物后要正确进行冲封管，使用正确的脉冲式冲管方法：脉冲式冲洗导管，冲管液的最小量为导管与附加装置容积的2倍。外力因素导致导管内回血，可增加冲封管次数。若发现外延管内回血较多时，也应及时进行冲封管。

（2）密切观察患者情况，注意叮嘱患者置管侧手臂不要进行剧烈运动，不要压迫置管侧肢体，切勿在置管侧肢体测量血压，减少导管回血情况发生。

（3）如无输液治疗时延长管应以U形固定导管，导管夹应靠近穿刺点夹闭，可减轻导管内回血情况发生。

（4）选择合适型号的瓣膜型导管，尽量避免使用聚氯乙烯导管。选择具有极其柔软、高弹性、高强亲水等特性的导管，对血管壁及周围组织的损伤极小，降低血栓性静脉炎和CA-DVT的发生率，减少导管堵塞。

（5）选择合适的封管液：对血液高凝状态的患者，可选用肝素稀释液（10～100 U/mL）封管。肝素稀释液的配置方法（以2 mL, 12 500 U 1支的肝素为例）：① 10 U/mL肝素稀释液，生理盐水100 mL+肝素0.16 mL；② 100 U/mL肝素稀释液，生理盐水100 mL+肝素1.6 mL。TIVAP使用者，如为≤2岁的患儿，常规生理盐水封管后再用3 mL肝素稀释液正压封管，＞2岁的患儿，常规生理盐水封管后再用5 mL肝素稀释液正压封管，次日输液前需回抽血液2 mL并弃去。对于导管内血栓堵塞，使用尿激酶稀释液（5 000 U/mL）进行溶栓，尿激酶对新形成的血栓溶栓起作用快。

对凝血功能差的患者不宜用上述封管液，应选生理盐水，可在停输液间歇期超过12小时增加1次冲封管，能有效降低堵管率。

**2. 机械性堵塞的预防**

（1）详细评估血管：选择管径粗、路径直、分支少、静脉瓣少的血管。

（2）选择最佳穿刺区域：尽量避免前臂穿刺，选择上臂中段为宜。

（3）规范固定：固定导管时，采用向上反折固定法，避免导管因肘关节活动在肘窝处打折。

（4）调整导管尖端位置：保持正确的导管尖端的位置，有条件者可采用DSA调整导管防止导管尖端与血管壁粘连时导管堵塞。

（5）置管过程中应使用超声全程评估血管、知晓血管走行；送管时应动作轻柔避免反复穿刺、来回送管造成血管痉挛。患者携管侧肢体避免大幅度活动，造成导管体内反折。

**3. 药物性堵塞的预防**

（1）两次输液之间用至少10 mL不含防腐剂的生理盐水进行脉冲式冲管。识别输注全营养混合液（TNA）时发生脂质残留物堵管的风险，可疑脂质残留物堆积时增加冲管的频率。

（2）间歇性输液及每次输液、输血及治疗结束后，应回抽并冲洗导管，以评估导管功能，并将附着在管腔内的药液、血液冲入体内，降低堵管风险。

（3）严格掌握药物配伍禁忌：合理安排输液顺序，避免有配伍禁忌的药物混用，防止前后两种药物在输液器内发生反应，形成沉淀而阻塞导管。

（4）正确掌握冲封管技术：冲封管规定应遵循（saline-antibiotic-saline-heparin，SASH）原则，S为生理盐水，A为药物，H为肝素稀释液，根据药液选择适当的溶液脉冲式冲洗导管。封管液量应是导管+附加装置容积的2倍，禁用<10 mL注射器进行冲封管。

TIVAP正压封管脉冲式正压封管方法为：10～20 mL生理盐水，用大鱼际顶住针栓，以推-停-推-停有节律地推动注射器活塞使生理盐水产生推进性的涡流，冲刷储液槽及导管壁，以减少血液制品及大分子营养物质在管壁的黏附和聚集，减轻残余药物对血管及周围组织的刺激作用，冲管速度不宜过快，以免损伤血管内膜。如果不输液只是常规维护：脉冲至生理盐水剩余2 mL时正压直推，推注完毕夹闭拇指夹拔出无损伤针即可。如果不夹闭拇指扣则需要一边推生理盐水一边拔针，切忌不夹闭拇指夹直接退无损伤针，这样会导致拔针的一刹那产生的负压致导管头端血液回流进而引起导管堵塞。第二种情况是输液过程中无损伤针尾端接有无针输液接头，如果是正压接头在生理盐水推注完毕直接卸下空针即可，如果是非正压接头生理盐水推注完毕则需要先夹闭拇指扣再卸下空针。

（5）加强健康教育及导管的维护：患者体外导管应妥善采用U型固定导管，弯度不能过小，注意翻身、移动时避免导管打折、扭曲、滑脱，尤其是烦躁的重症患者，必要时给予镇静治疗。患者避免置管侧手臂提重物，不做引体向上锻炼，患者治疗的间歇期每周进行导管冲封管、更换贴膜、无菌接头等维护，而对凝血功能紊乱的患者在治疗间歇期应每日冲封管2次，导管有血液反流入导管时应及时冲封管。鼓励患者多饮水，凝血指标偏高的患者需按医嘱使用抗凝药物预防血栓形成堵塞导管。

### （二）导管堵塞的处理

（1）确认导管堵塞原因，胸部X线片确认是否发生打折、夹闭综合征。

（2）先变换体位，牵拉置管处的肌肉群以排除导管扭曲、打折或导管开口紧贴血管壁的可能。

（3）揭开敷料，局部消毒后调整导管位置，将导管略微往外退出，观察滴速。

（4）血栓性堵管

1）用10 mL注射器轻轻回抽，尽可能地将凝块从导管中抽出，避免用暴力、导丝或冲管来清除血凝块，以免导管损伤、破裂或栓塞。

2）溶栓剂负压再通：回抽不成功，可用溶栓剂进行溶栓，包括尿激酶、瑞替普酶、替奈普酶和蛇毒纤溶酶，其中尿激酶最常用，成人一般用量5 000 U/mL。方法：接头连接三通，三通一端连接抽有稀释尿激酶液（5 000 U/mL）的注射器，另一端连接抽有少量等渗盐水20 mL注射器，回抽20 mL注射器活塞使形成一定负压后关闭此连接三通阀门，开放连接尿激酶侧的阀门，因负压作用尿激酶液进入导管，关闭三通，保留尿激酶液在导管内20分钟，再用等渗盐水冲管，如不通畅重复以上操作。直至导管通畅，抽5 mL血液保证抽回所有药物和血凝块，再进行1次脉冲式封管（见图2-82）。

■ **处理流程**

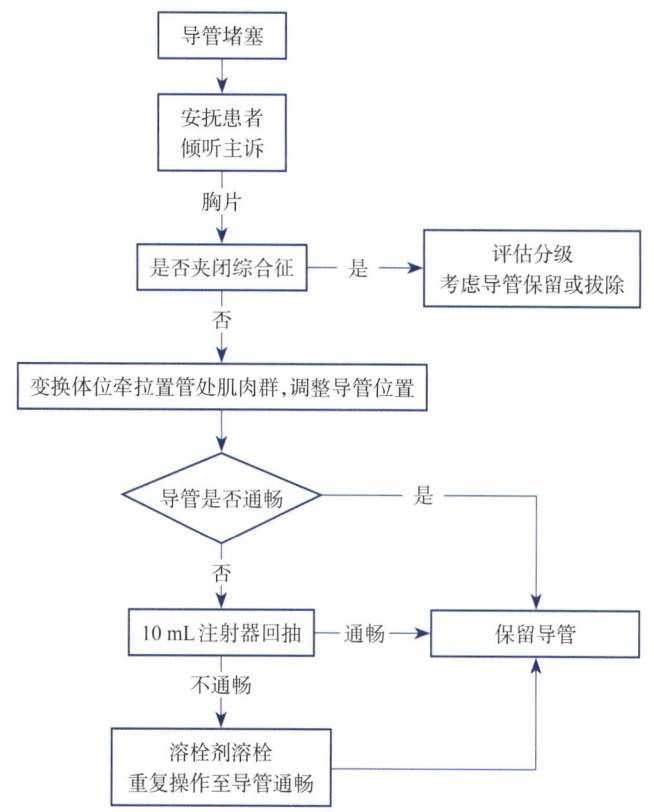

■ **案例解析**

# 案例 一  TIVAP机械性堵管（1）

## （一）病例介绍

患者，女，54岁，BMI 26 kg/m²，颈部粗短。行腹腔肿瘤切除+大网膜切除+切口疝修补+全子宫切除+双层附件切除术。术后病理提示（后腹膜）倾向于卵巢混合性腺癌（浆液性腺癌及移行细胞癌）。同年3月收入中医妇科行TC方案（多西他赛120 mg静滴D1+卡铂100 mgD1+卡铂200 mgD2-D3）化疗，遵医嘱行TIVAP植入术。

操作经过：患者在局麻下行颈内静脉穿刺，置入中心静脉导引导丝，扩皮后置入鞘管，经鞘管置入输液港导管，在锁骨下局部麻醉区域上方切开一长约1.7 cm的切口，向下钝性分离，形成一囊袋，利用隧道针经囊袋口向上至颈内静脉穿刺点打一皮下隧道，经隧道将输液港导管引入囊袋，取适当长度导管固定输液港，回抽通畅见血。将输液港置入囊袋内，丝线固定底座，缝合皮下、皮肤，安返病房。术后胸部X线片（图2-128）示导管头端位于右侧第6后肋，导管入血管处有一明显反折。立即与手术医生联系，医生用丝线将一皮内血管外固定支架在导管进血管处与导管固定（图2-129），使打折处导管弧度变大，不易随颈部转动而变形。

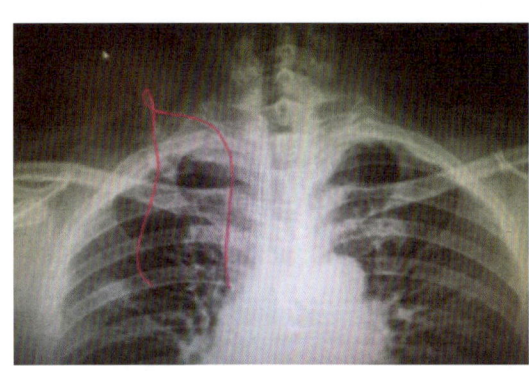
图2-128 植入术后定位胸部X线片

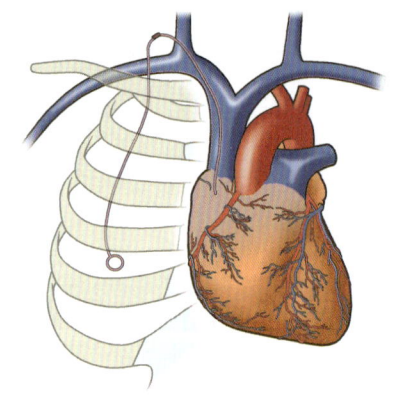
图2-129 皮内血管外支架固定图

返回病房后输注液体,导管回抽有回血,液体滴速正常。4个月后,患者TIVAP输液速度较前减慢,最快70滴/分。因输液滴速较慢,而化疗时液体量较大,为了使输液速度接近正常,缓解患者因长时间输液造成焦虑,每次化疗时我们给患者使用输液泵来控制输液港的滴速,缩短输液时间。

### (二)分析、处理与转归

- **患者为什么出现导管入血管处有一明显反折**

与手术方式有关。患者当时手术为标准手术,在导管入血管转弯时处理欠佳,皮下隧道呈弧形,处理不当。

- **出现明显反折需不需要调整**

需要。

原因:导管入血管处皮下隧道弧度不圆滑,弧度小,有交叉,当时给予皮内血管外固定支架暂时缓和了打折角度,但随着时间的推移,由于妇科肿瘤患者容易发生脂代谢异常,出现体重增加,颈变粗,从而增加支架的压力,时间久后,支架起不到支撑的作用。患者在活动颈部时,导管就会出现锐角造成导管打折,从而发生输液不顺畅或导管断裂,引起一系列的液体外渗、导管断裂入右心房造成肺栓塞等导管断裂相关并发症。

- **使用输液泵输液有什么好处**

使用输液泵时,可以按需求设定输液速度,在整个输液过程中因为体位使液体输入不顺畅时,会触发它的报警系统,提醒患者及时改变体位。

原因:输液泵是一种机械或电子的控制装置,通过作用于输液导管达到控制输液速度的目的。它能够准确控制输液滴数或输液流速,保证药物能够速度均匀,药量准确并且安全地进入患者体内发挥作用。当输液不顺畅时,由于压力过高,会引发它的报警机制,提醒护士及时处置,避免由于患者未在意或睡着后体位变化使输液速度变长而不被发现,造成整体输液时间延长。

- **措施与结局**

(1)立即联系手术医生,为其做出专业解释,缓解患者焦虑情绪。

(2)输液时嘱患者将颈部向置管对侧伸展,手术医生用丝线把外固定支架与导管固定,减少因颈部转动造成对导管的压迫。

（3）每次入院输液前行胸部正位片确定导管位置,输液过程中密切观察输液速度,导管回抽有无回血,如发现导管无回血、输液速度突然明显加快,且不管什么体位都不会使输液速度减慢,需要考虑是否导管断裂,必须行胸部 X 线检查,以确定导管是否在位。

（4）在化疗后期,由于液体量多,给患者使用输液泵加压输入,加快输液速度,以免输液时间太长增加患者的焦虑。

（5）患者顺利完成规范化疗 8 个疗程后,复查 2 个月各项指标正常,在局麻下行静脉输液港取出术,术程顺利。

### （三）思考与启发

TIVAP 机械性堵管时,可能会导致输液困难、药物不能顺利注入,影响患者治疗效果。因此,术者应经过规范培训后操作,注意皮下隧道的走行。临床护士在第一时间发现导管输液速度过慢时,需早期判断,积极分析其具体原因。在排除输液器打折、扭曲或蝶翼穿刺针异常等情况后,应摄片确定导管位置和走向。在观察导管头端位置的同时,还需关注整个导管走行路径是否存在异常。如导管走向无异常,再考虑血栓性堵塞。在执行 TIVAP 植入术前,责任护士要做好全面评估,包括患者的基础疾病、BMI、情绪状态等,并与术者充分沟通,便于根据患者特性选择最优静脉入路方式。护士在患者输液过程中若发现非正常情况,第一时间汇报上级专业护士,联系静脉输液治疗专家讨论处理对策。及时与术者联系获得专业帮助,安抚患者情绪;同时查阅循证证据及国内外最近文献报道,提升知识储备,尽快解决现存问题。解决问题后应善于归纳总结,形成相关应急处理流程,为后续相关病例治疗提供依据,也为 TIVAP 的护理和教学提供可靠资源,通过交流讨论提升全院护士 TIVAP 维护水平。再次手术会增加患者的痛苦和经济负担,对患者来说压力较大。因此,责任护士首先要做好患者的安抚和解释工作,缓解紧张、焦虑情绪,必要时可由患者信任的上级医生与护士长一起向患者讲解再次手术的必要性,取得患者的配合。术前责任护士与手术医生做好沟通,由责任护士陪同至门诊手术室与手术医生交接。二次手术会增加术后感染概率,术后护士需密切观察患者体温变化,发现体温升高及时汇报医生对症处理。伤口按时换药拆线,加强患者对 TIVAP 的认知度,提高患者依从性,全面掌握 TIVAP 的日常注意事项,降低导管并发症的发生率。综上所述,通过加强 TIVAP 的管理和维护,可以有效预防机械性堵管事件的发生。

## 案例二 TIVAP 机械性堵管（2）

### （一）病例介绍

患者,女,56 岁,行左侧乳腺癌切除术,在局麻下行经颈内静脉右侧 TIVAP 留置术,术程顺利,港体留于右侧胸部,体内留置导管 23 cm,完成第一次化疗。预行第二次化疗时,至血管通路门诊行无损伤针穿刺并回抽,无回血、推注阻力大,用力可推入液体,但输液不顺畅。考虑:① 导管堵塞;② 导管体内弯折;③ 导管脱离港体。尝试尿激酶溶栓但无效,胸部正位 X 线片见右侧颈内静脉穿刺处导管有完全打折现象(图 2-130),排除导管脱落。

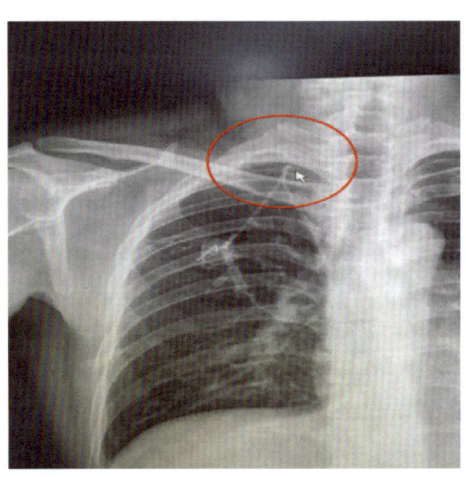

图 2-130　导管在颈内静脉处弯折

## (二) 分析、处理与转归

- **TIVAP 留置后第二次化疗时为什么出现输液不顺畅**

首先考虑导管堵塞,术后首次 X 线片正常,可先按规范予以尿激酶 5 000 U/mL 稀释液 2 mL 三通负压式溶栓,将导管抽吸成负压状态时未能有溶栓液吸入,操作多次无改变。胸部正位 X 线片见患者右侧颈内静脉穿刺点处导管有明显弯折,导致机械性堵管、导管腔完全堵塞。

- **该 TIVAP 导管体内弯折堵塞的原因和处理方法**

输液港为完全置入体内的输液治疗装置,置管过程由麻醉医生操作完成,手术为标准手术,在导管入血管转弯时处理欠佳。

通过胸部正位 X 线片明确导管弯折部位,需手术切开,体内导管部分出现弯折、脱落等问题需由医生手术处理。请麻醉科医生判断后提出处理办法,患者弯折的部位在颈内静脉穿刺点处,比较表浅,如果在体外通过按摩局部将导管疏通,可正常使用,或者手术纠正。

- **如何预防 TIVAP 输液不顺畅**

(1) 输液前让患者取仰卧位,或适当抬高前臂,能缓解导管压迫现象。患者长期输液时穿刺针蝶翼下方放置纱布,做好穿刺针的固定。输液过程中避免大幅度活动,预防针头脱出。如果出现渗血、渗液应及时干预。若导管发生损伤和断裂,应由置管医生判断后方可取出输液港。

(2) 加强护理人员培训,穿刺时非主力手三指固定输液港港体,主力手将无损伤针针尖斜面背对输液港导管垂直进针到底,防止针尖斜面贴壁导致输液不顺畅。输液、输血结束后用生理盐水 20 mL 脉冲式冲管、100 U/mL 肝素稀释液 5 mL 封管防堵管。

(3) 有条件者可在 DSA 下进行输液港置入,导管头端的理想位置为上腔静脉中下 1/3,与右心房交界处,此处血管管腔较大,发生导管间断漂浮于上腔静脉或贴壁的可能性非常低,输液障碍的发生率也较低。

- **措施与结局**

(1) 立即启动多学科团队会诊,汇报静脉输液安全管理委员会、主诊医生及麻醉科医生。

(2) 安慰患者,判断输液港输液不顺畅的原因,行胸部正位 X 线片检查,发现是输液港导管体内弯折导致的机械性堵管,弯折点在颈内静脉穿刺点附近,先尝试体外疏通,无效,由麻醉科医生切开局部、露出导管,发现导管折痕明显,将弯折的导管拉直并皮下缝针固定,缝合皮肤后摄片见导管走行顺畅,抽吸有回血,输液化疗通畅。

(3)再次行化疗前又发现导管原部位弯折,仍由麻醉科医生切开调整导管后输液。

(4)结局:经麻醉科医生多次切开调整,解除导管弯折后输液。

### (三)思考与启发

为了避免TIVAP机械性堵管,重要的是定期维护TIVAP。定期冲管、更换附加装置以降低堵塞的风险。在使用TIVAP时,医护人员应该遵循操作规范,避免使用过大的无针接头或注射力度过大,以免损坏TIVAP底座导致堵塞。医护人员应该定期评估TIVAP的功能,包括注射部位的皮肤情况、输液管道和附加装置的连接是否松动,以及TIVAP功能是否有异常。及时发现问题并进行处理可以减少机械性堵塞的发生。进行TIVAP维护时,应该使用符合要求的维护包,确保TIVAP的畅通性。避免使用不适当的清洁方法或化学溶液,以免损坏TIVAP功能,造成堵塞。建立完善的团队合作机制,保持信息畅通,共同努力降低机械性堵塞的发生率。对于患者使用TIVAP的情况,医护人员应该进行相关教育,包括TIVAP的正确使用方法、注意事项和早期症状的识别等。患者配合是预防机械性堵塞的重要环节。综上所述,对于TIVAP机械性堵管的情况,关键在于定期维护和冲管、遵循操作规范、定期评估TIVAP的功能、使用专业的维护包、多学科合作、患者教育。通过加强TIVAP的管理和维护,可以有效预防机械性堵管事件的发生,保障患者的治疗效果和安全。

## 案例 三 TIVAP导管夹闭综合征

### (一)病例介绍

患者,女,63岁,体检发现左乳肿块1天,为行进一步治疗而入院。入院后经超声、钼靶、肿块穿刺等检查,确诊为左乳房恶性肿瘤cT1N1M0 或 A 期,拟先行新辅助化疗实现肿瘤降期。

操作过程:在介入科行TIVAP植入术,采用的材料是耐高压输液港,植入方法是用Seldinger技术穿刺右锁骨下静脉,成功后接输液港导管;导管前端位于上腔静脉中下1/3处,经导管造影证实局部无渗漏、导管通畅、位置良好。顺利植入后患者行表柔比星+环磷酰胺4个周期,再调整化疗方案为E-CT 8个周期(表柔比星+环磷酰胺,序贯使用多西他赛)。该患者前5个周期化疗输液过程顺利,未诉输液港处有不适,拟行第6次新辅助化疗,无损伤针经皮肤顺利置入港体后,回抽无回血,轻轻试行冲管发现阻力大,予以尿激酶5 000 U/mL反复负压抽吸,0.5小时仍不通畅。

### (二)分析、处理与转归

• 导管回抽无回血,推注有阻力,导管堵塞、打折

首先患者无不适主诉,观察其输液港上局部皮肤无红肿、硬结、无外渗等情况,考虑有导管堵塞。行溶栓治疗0.5小时仍不通畅,遂立即联系介入科,X线透视检查示导管位于锁骨下,呈现弓形(图2-131),推注对比剂时对比剂从导管溢出至软组织内(图2-132),提示导管破损(图2-133和图2-134)。

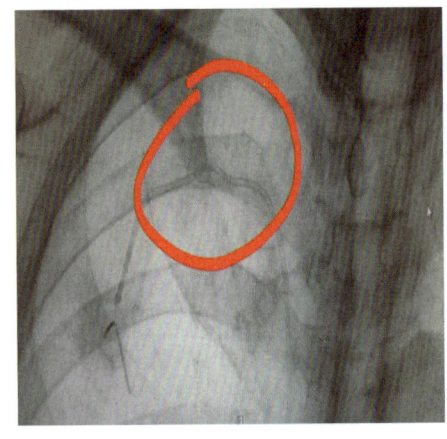
图 2-131　X 线透视下输液港显影

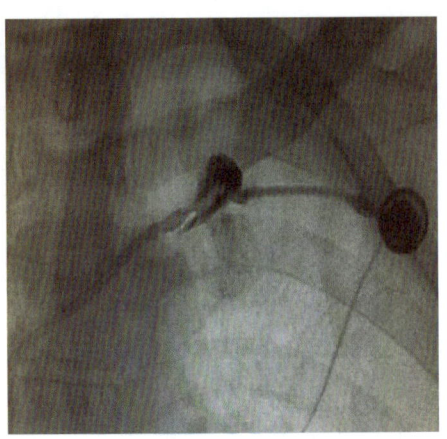
图 2-132　DSA 下推注的对比剂从导管内溢出

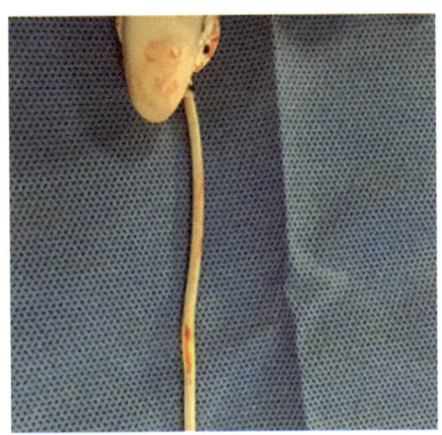
图 2-133　输液港有裂缝

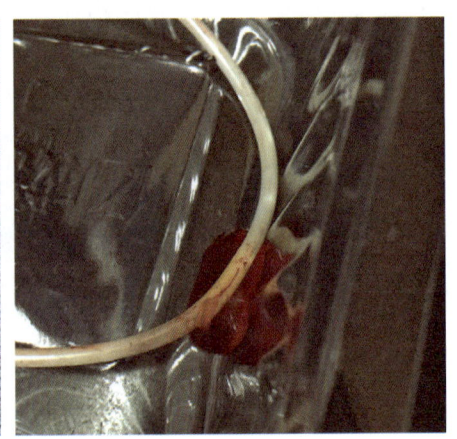
图 2-134　冲洗导管有血液溢出

- 导管破损发生的原因

导管出现了并发症：夹闭综合征。患者日常活动时，第 1 肋骨与锁骨间夹角发生开合样剪切运动，导管反复受到挤压与摩擦后出现破损或完全断裂。此外，锁骨下肌的压迫及肋锁韧带的钳夹作用也会引起导管断裂。患者发生夹闭综合征时无自觉症状，因此很难在第一时间诊断。

- 导管夹闭程度及处理（表 2-10）

表 2-10　导管夹闭程度及处理

| 等级 | 处理 |
| --- | --- |
| 0 级 | 导管无压迫，无需处理 |
| 1 级 | 导管被轻微压迫，但不伴有管腔狭窄，每隔 1～3 个月复查，监测有无发展到 2 级夹闭综合征的表现 |
| 2 级 | 导管被压迫，同时伴有管腔狭窄，应考虑拔管 |
| 3 级 | 导管破损或断裂，应立即拔管 |

- **什么是导管夹闭综合征**

导管夹闭综合征是指导管经第1肋骨和锁骨之间的间隙进入锁骨下静脉时,受第1肋骨和锁骨挤压而产生狭窄或夹闭影响输液,严重时可造成导管损伤或断裂。主要临床表现是抽血困难,输液时有阻力,输液或抽血时需患者改变体位。导管夹闭综合征的诊断,应根据临床表现和胸部X线片进行判断,若发现导管严重狭窄、损伤,甚至断裂,应立即通知医生给予拔管处理。夹闭综合征是输液港植入术后严重并发症,其发生率为8%,相关致死率为1.8%。

- **措施与结局**

在日常护理工作中若发现回抽困难、冲管或输液有阻力时,特别是输液滴速与患者体位有关时,应高度怀疑夹闭综合征,及时汇报,安排胸部X线摄片,必要时行导管造影。若发现回抽困难,一般首先考虑堵管,可用回抽负压自动回吸的方法溶栓,或尿激酶10 000 U加入2 mL生理盐水稀释溶栓,不可盲目暴力冲管,否则会引起体内破管。若溶栓后效果不佳,应考虑夹闭综合征。该患者经溶栓治疗后,回抽无血及冲管阻力大的现象并未改善,故予以胸部X线摄片检查,观察是否存在夹闭综合征。若怀疑导管破损,可行导管造影检查。密切观察并评估导管功能,尽早发现导管并发症并及时处理,可以保障患者的用药安全。该患者导管已破损,无法继续使用,经患者及其家属同意后,在X线下将输液港体顺利取出。

### (三)思考与启发

TIVAP导管夹闭综合征是一种罕见但严重的并发症,通常由于导管被压迫或夹闭导致输液受阻而引起。为避免此类并发症,应首选颈内静脉穿刺,若选锁骨下静脉穿刺可优选外1/3段,或选择腋静脉穿刺,不应选择锁骨下静脉内侧段穿刺。植港后,护士应定期检查输液导管是否通畅,以早期识别导管受压的征象。患者出现输液受阻、注射液反流或输液速度异常缓慢,但在改变体位后变通畅的情况,应充分怀疑导管夹闭综合征,及时手术去除港体,避免日后发生导管断裂。综上所述,对于TIVAP导管夹闭综合征,关键在于预防和早期识别,多学科合作,根据具体情况选择合适的治疗方法,并术后加强管理和护理,以降低并发症发生的风险,提高治疗效果。

### ■ 知识拓展

- **理想的封管液**

理想的封管液应具备以下条件:① 可预防导管内血栓形成;② 血管刺激性小,不会导致蛋白质变性;③ 短时间内多次使用安全隐患小;④ 可预防CRBSI,且不会导致细菌耐药;⑤ 与血浆渗透压相当。

临床上可作为CVAD封管液的主要有生理盐水、肝素盐水、抗生素、尿激酶、枸橼酸钠及乙醇等,但需根据临床具体情况合理选择。

- **何时选择肝素稀释液封管**

临床上常用的封管液主要包括生理盐水和肝素稀释液。生理盐水刺激性小,安全性高,适用于大多数普通患者。但是新生儿、早产儿等凝血功能尚未发育完全的特殊人群,亦可选择1 U/mL的肝素稀释液封管,以降低系统性抗凝风险。

对于存在血液高凝风险的患者,如恶性肿瘤、术后、外伤、高龄、制动状态、心力或呼吸衰竭、急性感染、肥胖、心肌梗死或脑梗死患者,宜选择具有抗凝作用的肝素稀释液封管,以减少CVAD内血液反流后形成血栓的可能,从而维持导管通畅性。在使用肝素稀释液封管前,应先用生理盐水充分冲管,既可清除导管内残留血液,减少血栓和细菌滋生的风险,又可避免肝素直接注入血管引发系统性抗凝作用。封管后,在下次启用导管前应先抽出管腔内封管液,以防肝素进入血液循环,造成不必要的抗凝风险。对于高凝状态特别严重的患者,可根据临床需要适当提高肝素浓度,直至使用原液浓度进行封管。

- **何时应用含抗生素封管液**

含抗生素封管液多指含有高于100～1 000倍最低有效抑菌浓度的抗生素的封管液。抗生素需与抗凝剂共同用于封管,一方面可预防导管感染;另一方面可防止导管堵塞、血栓形成。在选择抗生素和抗凝剂时需注意配伍禁忌,肝素配伍禁忌药物包括卡那霉素、阿米卡星、柔红霉素、硫酸庆大霉素、氢化可的松琥珀酸钠、妥布霉素、万古霉素、头孢孟多、头孢哌酮、头孢噻吩钠、氯喹、氯丙嗪,其中常用头孢类抗生素可与肝素共同用于封管。连续长时间使用含抗生素封管液进行封管,导管内的抗生素难免进入血液循环,进而可能加快诱导细菌耐药,且较高的药物浓度也会损伤血管内皮细胞,因此在CVAD维护中,不推荐常规使用含抗生素封管液预防CRBSI。

长期使用CVAD、有多次CRBSI病史的患者为再次发生CRBSI的高危人群,可预防性使用含抗生素封管液;对于已出现CRBSI的患者,首先选择拔除该CVAD并进行细菌培养,在极特殊情况下,如确实无其他可替代的静脉通路,可根据病原学证据使用含敏感抗生素的封管液。同时,若使用含抗生素封管液进行封管,在下次使用CVAD时应将管腔内的所有含抗生素封管液抽出,不可将抗生素冲入血管。

- **如何应用含尿激酶封管液**

尿激酶能直接作用于内源性纤维蛋白溶解系统,激活纤溶酶原成为纤溶酶,发挥促纤溶作用。发生CVAD相关性血栓时,首先选择拔除该CVAD,在极特殊情况下,如高凝状态无法纠正,可采用浓度为5 000～20 000 U/mL的含尿激酶封管液进行封管,并需关注纤维蛋白原浓度。虽然尿激酶可溶解纤维蛋白原并减少血栓的继续形成,且可与肝素联合作为封管液以保持导管通畅,但关于采用含尿激酶封管液用于预防CVAD相关性血栓时尿激酶的适宜浓度及封管方法尚无标准,且缺乏疗效及安全性研究,因此不推荐常规使用。

- **是否可使用枸橼酸钠封管液或乙醇封管液**

枸橼酸钠作为封管液用于CVAD封管,其出血并发症发生率并不高于肝素稀释液封管液,同时具有一定的抗菌效果。不同浓度枸橼酸钠的抗菌活性不同,浓度<2%时无抗菌活性,浓度为2.2%～15%时具有抗革兰阳性菌活性,浓度>30%时具有广谱抗菌(包括真菌)活性。然而,虽然枸橼酸钠的浓度越高,其抗菌能力越强,但是高浓度的枸橼酸钠可能导致低钙血症、心律不齐甚至心搏骤停等不良反应,因此其安全性有待进一步验证。目前临床常采用的枸橼酸钠封管液浓度为4%。

## 第六节·继发性导管异位

继发性导管异位是CVAD置管后最常见也是最严重的并发症。留置期间，PICC的发生率为1.9%~3%，TIVAP的发生率为0.1%~1.8%。若不及时处理，可能导致其他并发症的发生，如血栓、血栓性静脉炎、心律失常、心脏压塞等。异位无法纠正时，需立即拔管。导管异位分原发性异位和继发性异位两种，本节主要围绕继发性导管异位展开详细介绍。

### ■ 基本概念

CVAD置管成功后，首次胸部正位X线片显示尖端位置正常，但留置期间导管尖端游离标准位置以外，均界定为继发性导管异位。最常见的导管异位部位包括头臂静脉、颈内静脉、锁骨下静脉、腋静脉等。

### ■ 原因分析

1. **血管因素**·头静脉分支多、管径逐渐变细且在置管过程中进入腋静脉时形成角度较大，易发生尖端异位，发生率为47.37%，其中以异位到腋静脉最常见。贵要静脉管径粗、直，静脉瓣少，是经过腋静脉、锁骨下静脉到达上腔静脉最直接的途径，尖端异位发生率较低，为16.67%，其中以异位到颈内静脉最常见。与右上肢相比，左上肢静脉到上腔静脉的距离更长，所以左上肢的异位发生率要高于右上肢。

2. **穿刺部位**·PICC置管过程中，不同穿刺部位对导管异位的风险有显著影响。传统置管常选择肘下贵要静脉、头静脉等部位，由于血管管径较细、走行弯曲、分支较多，且多为盲穿操作，导管容易误入腋静脉、锁骨下静脉或颈内静脉，形成原发性异位。留置后，肘关节频繁活动也会牵拉导管，增加继发性导管异位的发生率。相比之下，肘上静脉穿刺在超声引导下操作，可实时观察导管走向，减少误入其他静脉的风险；同时该部位血管直、口径大，远离关节，受活动影响较小，更有利于维持导管尖端位置稳定，降低继发性导管异位的可能性。

3. **患者因素**

（1）胸腔或中心静脉压增高

1）胸腔压力增高：如咳嗽、呕吐、呃逆、憋气、大哭、用力排便、呼吸机持续正压通气等。

2）中心静脉压增高：如心力衰竭、DVT、肾衰竭、体循环淤血、先天性静脉畸形、肝硬化、输液量过大、循环负荷过重等。

（2）置管侧肢体活动幅度过大：肢体移动易发生导管与静脉间的相互移动，加剧导管在静脉内的漂移，其中肘关节、肩关节活动对导管尖端的位置影响较大，如提重物、篮球、打乒乓等；下肢及臀部活动对股静脉入路的CVAD影响较大。

**4. 操作者因素**

（1）维护不当：短时间快速、高压推注药液，导管尖端在血液急流涡流的作用下易反折异位。

（2）导管固定不牢：外部导管长度的变化会引起体内导管相对移位，导管脱出可能漂移到颈内或其他静脉，导管置入过深到达右心房。

## ■ 处理方法

### （一）继发性导管异位的预防

**1. 穿刺静脉的选择** · 由于异位的发生率由低到高依次为贵要静脉、肘正中静脉、头静脉，置管时应首选贵要静脉，其次是肘正中静脉，最后是头静脉。

**2. 选择超声引导** · 选用超声引导下改良 Seldinger 技术置管，避免肘下盲穿置管。

**3. 妥善固定导管** · 应用思乐扣妥善固定外露导管，经常监测导管体外部分长度，防止导管脱出或移位。对导管留置时间较长的患者或异位高危患者定期行 X 线检查，确定导管尖端位是否在位。

**4. 选择合适的入路** · TIVAP 导管锁骨上入路较锁骨下入路、颈内静脉入路的导管异位发生率低。

**5. 置管后教育**

（1）避免导致胸腔内压力增高的情况：剧烈咳嗽、呕吐、呃逆、憋气、大哭、用力排便等。对患有慢性咳嗽者，应指导有效咳嗽，口服镇咳药，避免剧烈咳嗽；便秘者给予缓泻剂，避免用力排便。

（2）避免置管侧肢体剧烈活动：游泳、打球、抱小孩、提 5 kg 以上重物、大甩手臂、大幅度的扩胸运动、长时间高举穿刺侧手臂、长时间将穿刺侧手臂枕在脑后、经常低头捡东西等。

### （二）继发性导管尖端异位的处理

**1. 倾听主诉** · 观察患者有无肩部、颈部疼痛、水肿及感觉异常等不适主诉。

**2. 退出导管法** · 如异位至右心房，退出误入的长度，重新做好导管维护。

**3. 体外手法复位法** · 行超声检查，排除无血栓后，可采用体外手法复位，如果复位不成功，根据病情需要，退出并修剪导管作中长导管使用。

**4. 生理盐水快速脉冲法** · 异位至颈内静脉时，嘱患者取坐位，手臂高举与地面垂直，深吸气，静脉治疗专科护士予以生理盐水快速冲管；或经评估患者病情允许，嘱患者多步行、活动颈部、跳跃、爬楼梯，生理盐水快速冲管，利用液体的重力及血液回流，使导管尖端向上腔静脉移动。异位至锁骨下静脉时，嘱患者取坐位，上肢外展，肘部伸直，肩关节顺时针、逆时针 360°旋转，同时静脉治疗专科护士用生理盐水快速冲管。

**5. 呼吸调整法** · 嘱患者配合深呼吸，深呼吸可以增加胸膜腔内负压，引起上腔静脉近心端扩张，导致上腔静脉压降低，带动颈部静脉、锁骨下静脉等附近的深静脉血流向上腔静脉快速回流，从而增加导管复位成功率。

**6. 复位操法** · 可嘱患者做复位操，第一步保持站立位，双手自然下垂；第二步异位侧手臂伸直向后，尽量伸展到与上半身呈 90°；第三步贴近耳缓慢地向上逆时针旋转一圈；第四步远离躯干，尽量向前伸直；第五步手臂缓慢下落，恢复站立位。每次持续 15～20 分钟，每天 2～3 次，连续 3 天（图 2-135）。

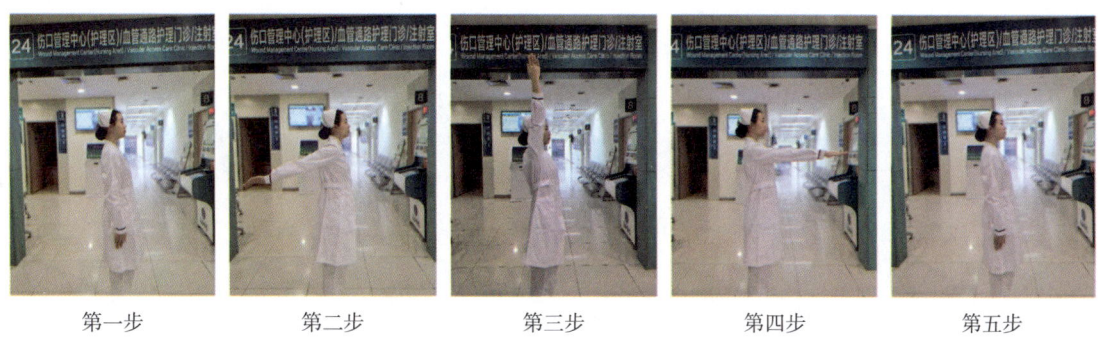

| 第一步 | 第二步 | 第三步 | 第四步 | 第五步 |

图2-135　复位操

**7. 立即启动多学科团队** · 邀请静脉输液治疗专家、超声科/放射CT室、心血管外科会诊。

（1）球囊推送法：在放射介入下，球囊经由颈内静脉将异位导管头端推送至最佳位置，该方法经济成本高。

（2）抓捕器套取法：难度大，易发生导管折断及静脉壁损伤，且费用高。

（3）"J"管勾挂法："J"管由右股静脉入路，经上腔静脉，将异位至颈内静脉、锁骨下静脉、头臂静脉的导管复位至上腔静脉。

**8. 再次植入法** · 经以上方法均未调整至最佳位置者可使用，但创伤大、经济成本高，且有再次异位可能。

■ **处理流程**

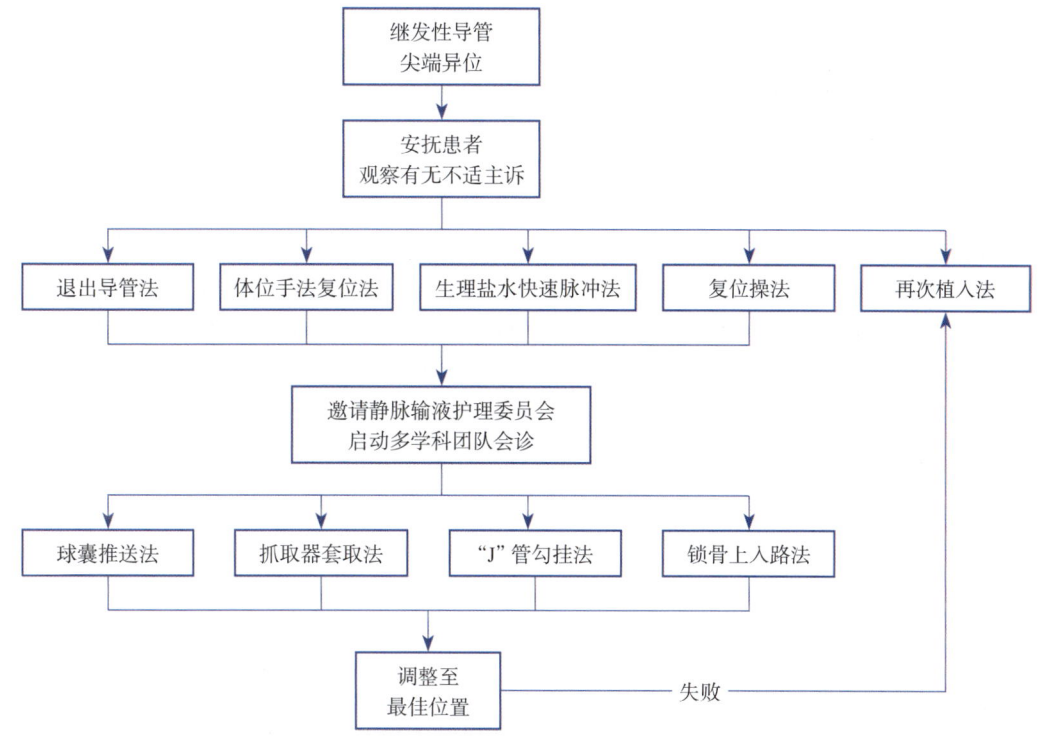

## 案例解析

# 案例一　PICC导管继发性异位

## （一）病例介绍

患者，男，66岁，头痛、双下肢乏力10天，门诊拟以肺癌伴脑转移收入院。完善检查见左肺上叶肺癌伴纵隔及左肺门淋巴结转移、颅内多发转移瘤。血D-二聚体0.53 μg/mL升高（正常值＜0.5 μg/mL）。拟全颅放疗、降颅内压治疗，行PICC穿刺置管术。

静脉输液治疗专家评估患者的置管风险程度为中危，与患者及家属谈话告知相关风险及并发症，签署置管知情同意书。

操作经过：操作者采用常规方法在患者右上肢肘正中静脉穿刺置入4Fr三向瓣膜PICC导管47 cm，穿刺、送管过程顺利。术后胸部X线片（图2-136）示PICC头端位于右侧第7~8后肋，正常使用。再次入院，常规胸部X线片（图2-137）示PICC头端位于颈内静脉。

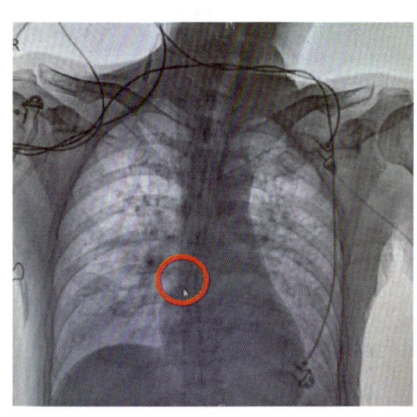 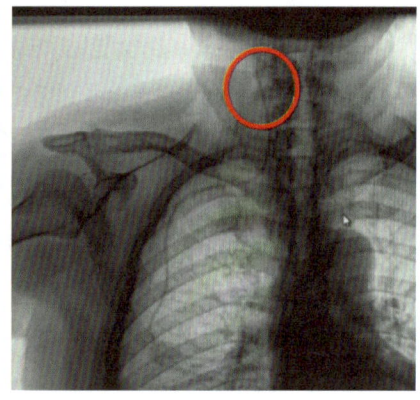

图2-136　PICC头端位于右侧第7~8后肋　　图2-137　PICC头端位于颈内静脉

## （二）分析、处理与转归

- 该患者为什么会出现PICC导管继发性异位

该患者因肺部肿瘤，有咳嗽、咳痰，且又全颅放疗，颅内压高致恶心、呕吐症状，可导致胸腔压力变化。患者胸部增强CT显示左肺上叶肺癌伴纵隔及左肺门淋巴结转移。虽然置管时未出现上腔静脉压迫，但随着病情进展逐渐肿大的淋巴结还是可能会造成上腔静脉的受压，导管为硅胶材质，质地柔软，上腔静脉管腔较宽，有充分的空间使导管移动。血管腔受压后，导致血流动力学改变，造成局部的乱流与湍流，使导管顺血流移动，造成异位。

- 措施与结局

立即启动静脉输液治疗专家会诊，邀请专家现场指导，在严格无菌技术下，将导管退至15 cm重新送管复位。给予生理盐水静脉推注，同时超声检查颈内静脉未见导管影，X线片显示PICC头端位于右侧第7~8后肋水平，复位成功。

## （三）思考与启发

PICC导管对于高危患者的治疗至关重要。穿刺成功后，需X线检查确保导管尖端位置正确，及时发现患者导管异位，加强护士培训，提高临床护士对导管继发性异位的识别意识和能力，熟悉并掌握PICC导管异位后常见表现，如反复回血、回血不顺畅或无回血等。如发现尖端位置不在上腔静脉时，应通知上级专业护士，双方合作，重新调整位置。操作护士应按静脉输液指南进行导管维护，正确脉冲式冲、封管、导管妥善固定、导管标识清楚、维护手册填写翔实等。加强对患者的宣教，强调导管的重要性，正确适度的肢体活动，避免大幅度高强度活动，自觉不适及时就医。再次住院治疗前、导管长期留置期间要常规行X线检查，确保导管尖端位置正确，治疗之前，认真评估导管功能，观察穿刺点皮肤、臂围的变化、患者主诉等。

## 案例二　PICC置管后1周尖端定位不清

### （一）病例介绍

患者，男，56岁，烧伤53%体表面积Ⅱ～Ⅲ度。带右锁骨下静脉置管、外周静脉置管、留置导尿管、胃管入院，创面封闭，降低感染率，亚胺培南西司他丁500 mg加入生理盐水100 mL，2次/天，静脉滴注，抗感染治疗，10%葡萄糖+能量合剂静脉滴注营养支持，考虑患者治疗周期较长，遵医嘱行PICC置管术，静脉治疗专科护士评估患者的置管风险，包括患者一般情况、疾病种类、治疗方案、既往病史及化验检查（血红蛋白96 g/L，钾3.5 mmol/L，凝血酶原时间15.2秒）。患者手术时有右锁骨下静脉置管史，评估风险后，家属签署知情同意书。

操作经过：静脉治疗专科护士采用改良Seldinger技术在超声引导下选择右上肢贵要静脉穿刺置入4Fr耐高压型PICC导管，穿刺过程送管顺畅。送至预测长度后，采用超声探头探查右颈内静脉发现有导管影，生理盐水冲管有水花状影像表现，安慰患者，给予回撤导管后重新置管，调整导管位置后送入管道顺畅，抽见回血，待胸部X线片进一步定位，术后X线片示PICC头端位于右侧第6后肋水平（图2-138）。置管后第3天，护士未能抽出回血，即暂停使用，血管超声检查颈内静脉未见导管影。置管后第5天重新摄片，PICC导管在腋静脉的腋下处反折（图2-139）。

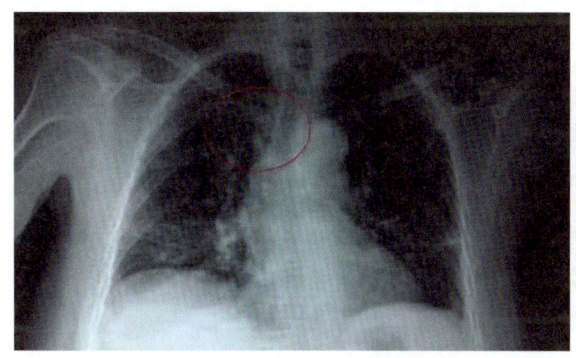

图2-138　PICC头端位于右侧第6后肋水平

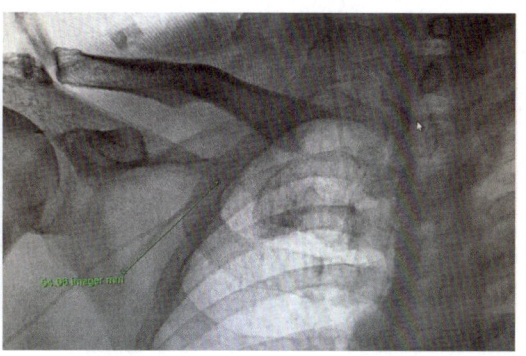

图2-139　PICC在腋静脉处反折

### （二）分析、处理与转归

- 导管为何在使用1～2天会发生导管打折

穿刺部位的选择对导管位置有重要影响，屈肘时肌肉收缩，频繁使用翻身床引起体位变化，烧伤导致血管通透性改变和血管收缩，都可能导致导管发生打折现象。

• 导管为何在腋静脉打折？如何避免这种现象

其位置属于PICC导管尖端异位，需要调整。

原因：穿刺部位和置管侧肢体的活动，患者大幅度活动时导管未充分固定，更换敷料时带出导管；穿刺点在关节部位及患者的体型，这些原因都有可能导致导管移位，改变导管尖端位置。

为避免这种现象，穿刺时应首选贵要静脉，沿肱二头肌和旋前肌之间的沟斜上升，管径为8 mm，直粗，静脉瓣少，充盈程度好，易于触摸，易固定（图2-140）。

• 胸部X线片定位显示管道打折在腋静脉，如何调整导管头端

在超声引导下，先退导管尖端至锁骨下静脉入口处，用10 mL注射器吸生理盐水快速推注，以0.5 cm/3 s匀速送管，有利于异位导管准确调整到位。

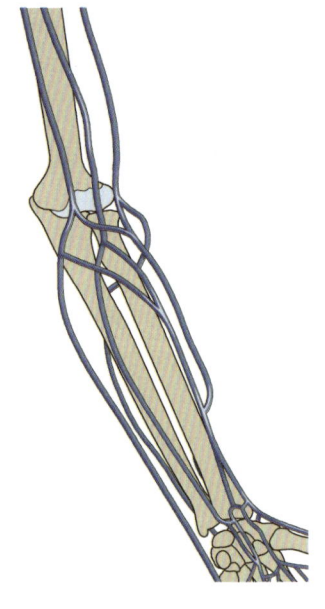

图2-140　PICC穿刺首选贵要静脉

原因：患者烧伤创面渗液多，无完整的皮肤屏障，固定导管受限，烧伤患者均为"大"字卧位，需180°翻身，增加脱管异位风险。

• 回抽见回血是否是判断导管位置的标准

不是，2024版《输液治疗护理实践标准》提出应通过X线摄片或其他被认可的技术，确定CVAD的尖端位置。

原因：回抽回血表明导管在静脉内，并不能判断其尖端位置。研究表明，尖端位置过浅，会增加静脉血栓的风险，减少导管留置的时间，位置过深进入右心房、右心室或下腔静脉可能会导致心律失常、心腔病变、三尖瓣功能障碍或病变、血栓形成。PICC定位方法：① 体表测量（横L法：患者平卧，穿刺侧手臂与身体成90°角，穿刺点至右胸锁关节，再向下至第3肋间隙，形成一个L形，以此测量出置入导管的大致长度，帮助确定导管尖端的理想位置）（图2-141和图2-142）；② X线尖端定位法；③ 超声引导辅助定位（图2-142）；④ ECG定位（图2-143）。

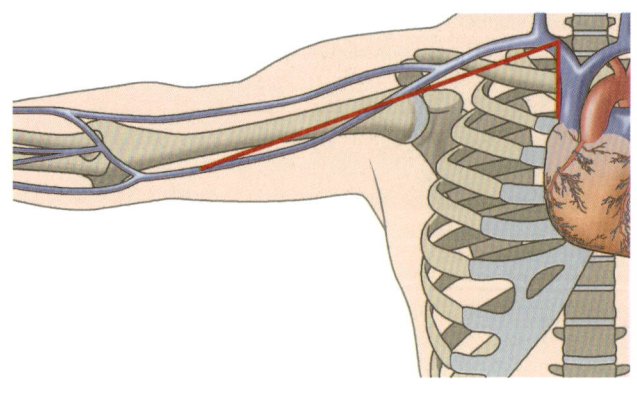

图2-141　体表测量（横L法）

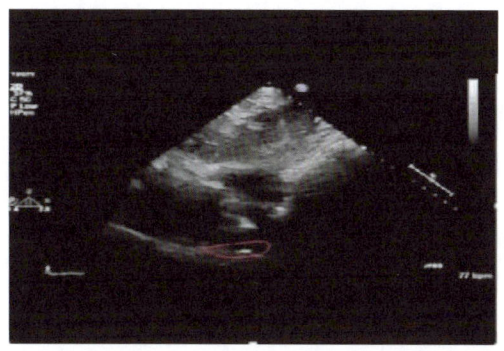

图2-142　心脏超声引导辅助定位

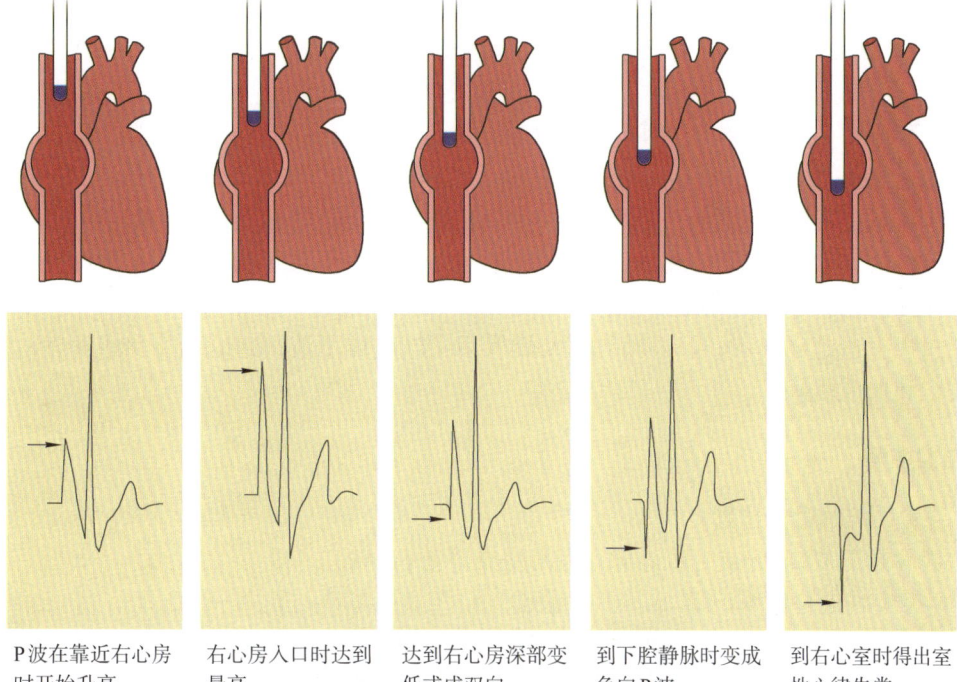

| P波在靠近右心房时开始升高 | 右心房入口时达到最高 | 达到右心房深部变低或成双向 | 到下腔静脉时变成负向P波 | 到右心室时得出室性心律失常 |

图2-143　ECG定位

- 患者为何选择PICC

烧伤患者皮肤屏障受损,创面的坏死组织和含有大量蛋白质的渗出液成为大量细菌的培养基,残留在创面的毛囊、皮脂腺、周围健康皮肤组织细菌繁殖,深度烧伤区域周围血栓形成,导致局部组织发生缺血和代谢障碍,使人体抗感染因子难以到达局部。这些因素使烧伤后感染发生率极高,患者置入中心静脉时间过长,反复穿刺增加感染概率,烧伤创面穿刺难度系数、失败率高,高渗药物易引起静脉炎,增加患者痛苦和经济负担。

- 措施与结局

立即启动多学科团队,邀请超声科/放射CT室、心血管外科会诊。胸部X线反复确定位置,发现管道在腋静脉腋下处打折,拔出9 cm在超声引导下调整位置。摄片定位,经多学科专家会诊,最终确定PICC可正常使用。该患者顺利使用PICC导管完成烧伤休克早期补液的需要。

### (三) 思考与启发

PICC置管后1周尖端定位不清可能会导致静脉穿孔或血管破裂、血栓形成、感染、心律失常等并发症。针对这些问题和并发症,可以定期检查和确认PICC导管的位置,在置管后和使用期间,医护人员应定期检查导管位置,确保尖端正确定位在静脉内。使用适当的影像学技术,如X线、超声等,帮助确认导管位置,避免误置和并发症的发生。对于进行PICC置管和护理的医护人员,应进行规范的培训和教育,提高他们的操作技能和意识,减少误置的发生。导管尖端异位后,应结合临床情况尽快处理,一般置管6 h后,不建议调整导管尖端位置,以免导致导管相关性血流感染的发生。

通过以上措施和启示,可以降低PICC置管后尖端定位不清引起的风险和并发症,提高患者的安全和护理质量。

■ 知识拓展

- 导管尖端的最佳位置

上腔静脉下1/3部分或上腔静脉和右心房交界处(CAJ)。

- 导管尖端定位技术

**1. X线定位法**·X线具有简便、快捷等特点,目前作为判断PICC尖端位置的金标准被广泛应用于临床。国内常用的影像学解剖标志有前后肋、气管隆凸、胸椎等,不同医院对于胸部X线片定位标志有各自的选择和判断标准。此外,X线定位法不能实时观察导管尖端位置,如发生异位还需重新进行调整,该过程会增加患者二次辐射暴露的风险和导管相关并发症的发生率。

**2. 超声定位法**·多数情况下,锁骨下静脉、颈静脉和无名静脉交汇处是置管过程中导管难以通过的位置,超声定位技术通过提高可视化程度确定导管走向,一旦PICC尖端发生异位,操作者可以及时进行调整,使其顺利通过三条静脉的交汇处。此外,置管前应用超声对患者血管充盈程度、血管直径和血流情况等进行评估,判断其是否符合置管要求,不但可以提高穿刺成功率,还可以降低置管相关并发症的发生率。此种定位方法简单易行,准确率高,适用于任何患者,可由经过培训的PICC专科护士在床边完成,且有研究表明超声定位法的准确性等同甚至优于X线定位法。

**3. ECG定位法**·ECG定位技术是在置管过程中采用导管内金属丝或推注生理盐水引导

出ECG，通过特征性P波的振幅和波形变化确定导管尖端位置。当导管尖端位于上腔静脉时，P波直立高耸；当导管尖端靠近上腔静脉与右心房交界处时，P波最高，接近甚至高于QRS波群；当导管尖端位于右心房中下部及右心室时，P波下降或倒置。值得注意的是，心腔内ECG只能确定导管尖端是否位于上腔静脉、上腔静脉与右心房交界处、右心房和右心室，不能对导管在静脉中的走向进行实时观察。因此，为了同时实现血管内导航和腔内定位还需要结合超声技术。

4. 3CG磁导航技术·3CG磁导航技术是一种结合磁追踪技术和ECG定位的实时导航技术，该技术通过磁导航系统和心电图信号的双重定位，能够精准地将导管尖端引导至上腔静脉与右心房交界处的理想位置。在置管过程中，操作者可以通过显示器观察导管的走向，结合心电图P波形态变化，判断导管尖端位置，当心电图P波颜色由黄变绿时，表明导管尖端已到达上腔静脉与右心房交界处（CAJ点），可停止送管，3CG技术广泛应用于长期输液、输注高渗溶液或化疗药物的患者，尤其适合锁骨下静脉穿刺失败或行动不便的患者，为PICC置管提供了精准、安全且高效的解决方案。

• PICC置管风险评估表（表2-11）

表2-11　PICC置管风险评估表

| 评估内容 | 评 估 结 果 |
|---|---|
| 一般情况 | □年龄＞70岁　□不能下床活动　□肢体不能活动　□不能配合 |
| 疾病种类 | □严重创伤　脊髓损伤　□中晚期恶性肿瘤　慢性心衰呼衰缺血　□恶性肿瘤早期　下肢静脉曲张　糖尿病　□其他 |
| 治疗方案 | □骨科、普外大手术　□关节镜、腹腔镜手术　□化疗　□pH＞9或＜5的药物　□高渗药物　□高浓度药物　□其他 |
| 既往病史 | □有血栓史　□有房颤史　□直管史（CVC PICC PORT）　□乳腺癌手术史 |
| 化验检查 | □血小板高　□纤维蛋白原高　□D-二聚体高　□血液黏稠度高　□高血脂　□凝血酶原时间延长　□凝血时间长　□白蛋白低　□血色素低　□白细胞高 |
| 初步判断 | PICC置管必要性：□必要　□不必要<br>置管风险：□极高　□高　□中　□低 |

# 第七节·导管相关性血流感染

留置血管内导管是为患者实施诊疗时常用的医疗操作技术。CVAD导管相关感染是长期静脉置管的重要并发症，特别是CRBSI，是导致患者住院时间延长、医疗费用增加，甚至死亡的原因之一。CRBSI是一种临床定义，监测时通常使用中心导管相关性血流感染（central line associated blood stream infections，CLABSI）。《2021年国家医疗质量安全改进目标》和《血管导管相关感染预防与控制指南》的发布显示了CRBSI防控的重要地位。研究数据表明，CVC的发生率为1.5～3.0/1 000导管日，PICC的发生率为0.5～1.5/1 000导管日，TIVAP的发生率为0.1～0.3/1 000导管日。

### ■ 基本概念

1. **导管相关性血流感染**·CRBSI是指带有血管内导管或拔除血管内导管，包括PIVC、动脉导管和/或CVAD，48小时内的患者出现菌血症或真菌血症，并伴有发热（＞38℃）、寒战或低血压等感染表现，除血管导管外没有其他明确的感染源。实验室微生物学检查显示，如果从血液培养中或从导管尖端培养中分离的微生物相同，且从尖端分离培养阳性半定量大于15个菌落形成单位（CFU）或定量大于$1\times10^3$ CFU/mL；或定量血培养比≥3∶1（CVAD和外周血）；或者外周静脉血和导管腔内血培养结果为同一种微生物，且导管腔内较外周静脉报阳时间差（DTP）提前2小时，三项标准满足其一，则可诊断。

2. **中心导管相关性血流感染**·CLABSI是CRBSI常用的监测指标。原发性导管相关性血流感染（BSI）者，在阳性血培养结果者的血标本送检前48小时内，体内置有中心导管，且无其他部位感染，确定为CRBSI；继发性导管相关性BSI者，BSI继发于中心导管以外的来源（如胰腺炎、黏膜炎），但由于缺少导管尖端细菌培养结果或DTP数据，不能鉴别是否为CRBSI。因此，CLABSI的监测结果可能会高估CRBSI的真实率。

### ■ 原因分析

1. **与导管选择有关**·包括导管的材质、结构、型号。抗菌材质的导管比普通材质导管CRBSI发生率低。不同材质的普通导管感染风险由低到高依次为硅胶、聚氨甲基酸乙酯、聚乙烯、聚氯乙烯。三腔及双腔导管较单腔发生率高。5Fr较4Fr发生率高。

2. **与装置类型及置管部位有关**·各装置发生CRBSI的危险性由低到高依次为TIVAP、PICC、CVC。其中，CVC发生CRBSI的危险性由低到高依次是锁骨下静脉、颈内静脉、股静脉；肘上穿刺的PICC，越靠近腋下发生CRBSI的风险越高。

3. **与导管留置时间有关**·CRBSI在整个置管期间都有可能发生，导管留置时间长是引起CRBSI的主要危险因素之一。置管后数天内血液中纤维蛋白逐渐沉积在导管表面，形成一层纤维膜，导管的光滑性受到破坏，成为微生物良好的定植场所。纤维膜促进穿刺点局部皮肤微生物沿导管表面向体内迁移，严重时引起全身感染。

4. **与导管功能状态有关**·已形成血栓的CVC比未形成血栓的CVC发生血流感染的风险高，形成血栓的导管会影响细菌的吸附和生物膜的形成。

5. **与输注的药品有关**·输注被污染的液体或细菌与真菌容易生长的液体，如血制品、肠外营养液、氨基酸类药物、葡萄糖、脂肪乳剂、蛋白类、丙泊酚等。

6. **与患者基础情况有关**·高龄、营养不良、基础疾病、免疫功能低下、APACHE Ⅱ评分高、皮肤脆弱或患有复杂皮肤疾病的患者。患者合并其他部位感染，微生物迁移至血液中，定植在导管上。

**7. 与技术操作不当有关**·穿刺时局部消毒不严、使用时输液器与接头受污染、维护时长时间使用纱布或透明敷料覆盖穿刺部位，容易造成局部皮肤温暖湿润。

## ■ 处理方法

### （一）CRBSI的预防

血管导管相关性感染预防要点包括置管前、置管中、置管后。

#### 1. 置管前的预防措施

（1）减少不必要的置管。

（2）选择恰当的导管装置类型、材质、型号：根据置管的目的及预计装置使用时长，选择适合患者的导管型号和最少管腔数量、最小管径的导管。高危患者建议选择抗菌涂层导管。

（3）选择合适的置入部位：如对于成年患者，CVC首选锁骨下静脉，其次为颈内静脉，并低位侧方入路而不是中间上颈部入路，不建议选择股静脉；PICC首选肘上中1/3。

（4）置管前做好环境准备，查检无菌物品的外包装及有效期。

（5）患疖肿、湿疹等皮肤病或呼吸道疾病（如感冒、流感等）的医务人员，在未治愈前不应进行置管操作。

（6）剪除多余毛发，应使用一次性剪刀或一次性手术剪刀，请勿刮除毛发。

#### 2. 置管中的预防措施

（1）严格无菌操作：最大无菌屏障；佩戴医用外科口罩、帽子、无菌手套、无菌衣；置管过程中手套污染或破损时应立即更换。

（2）遵循无菌非接触技术（aseptic non touch technique，ANTT）原则：规范执行ANTT原则，选择符合规范的皮肤消毒剂，首选2%氯己定醇（新生儿除外）；规范皮肤消毒。

（3）规范导管固定：敷料及固定装置应与皮肤紧密贴合；避免使用缝线固定CVAD。

#### 3. 置管后的预防措施

（1）选择合适的敷料：尽量使用无菌透明、透气性好的敷料（高热、渗出、穿刺点出血等除外）。对于18岁以上置入人群建议选择氯己定敷料，对皮肤脆弱和/或患有复杂皮肤病患者慎用；监测敷料部位是否有红斑和皮炎。当穿刺点出血、渗液或出汗较多时，选择无菌纱布覆盖；当黏胶过敏、皮肤完整性受损时，选用无菌纱布＋透明敷贴覆盖，必要时应用治疗性敷贴，如水胶体敷贴等。

（2）合理的敷料更换：CVAD无菌透明敷料至少每7天更换一次，渗血、渗液、卷边、潮湿、松动、污染、完整性受损时，及时更换。特殊情况穿刺点或皮损处覆盖的无菌纱布至少每2天更换一次。

（3）其他预防措施无效的情况下，考虑对置入了CVAD的ICU患者（包括2个月以上的婴儿）每天用氯己定洗浴。

（4）导管接头的选择及更换：导管相关性血流感染的高危人群推荐使用新型抗菌涂层接头；减少三通及各类接头的使用；推荐使用含2%氯己定的70%异丙醇溶液擦拭输液接头，无菌输液接头的更换频率不应小于96小时；输液接头内有残留物时、明确污染时应及时更换；三通接头应与输液装置一起更换；应采用无菌非接触的方法进行更换。

（5）中心静脉导管通路采血时，不能将断开连接的注射器内的血液推回血管内，不建议使用注入肠外营养的中心静脉导管通路采血。

（6）静脉药物配置环境符合国家管理规范，确保输注液体无菌，TIVAP专用针（无损伤针头）至少每7天更换1次。

（7）治疗结束后，尽早拔管。在急诊或紧急情况中非最佳无菌条件下置入的导管应在48小时内移除。

### （二）CRBSI的处理

一旦监测出CLABSI，应根据CVAD类型（长期、短期）、感染微生物种类及可否有再次置入CVAD的条件，来评估导管是否需要移除或挽救。

1. 导管挽救·患者血流动力学稳定、单纯性CRBSI的患者、导管预期留置时间≤14天、因凝固酶阴性葡萄球菌或肠球菌长期使用CVAD的单纯性CLABSI患者等，尝试挽救导管。根据药敏试验结果，对患者进行全身性抗生素治疗和抗生素封管治疗，为确保结果精准可靠，操作者至少采集一套静脉外周血培养，另采集一套等量的导管血培养。

2. 导管移除

（1）立即移除携带金黄色葡萄球菌、革兰阴性杆菌或念珠菌的短期CVAD，并使用既定疗程的全身抗生素治疗，少数情况下（如没有替代的血管通路部位时）除外。

（2）严重脓血症、化脓性血栓性静脉炎、心内膜炎、接受超过72小时的抗菌治疗仍存在血流感染、金黄色葡萄球菌、铜绿假单胞菌、真菌、分枝杆菌引起的感染应移除。

（3）如果患者突然出现不明原因的发热、寒战，临床上又查不出其他的原因，应考虑导管血行感染，这时应果断拔管，用无菌剪刀剪下导管前端至少5 cm做细菌培养，同时从对侧肢体抽取静脉血8～10 mL做血培养，为抗生素的选择提供依据。

■ **处理流程**

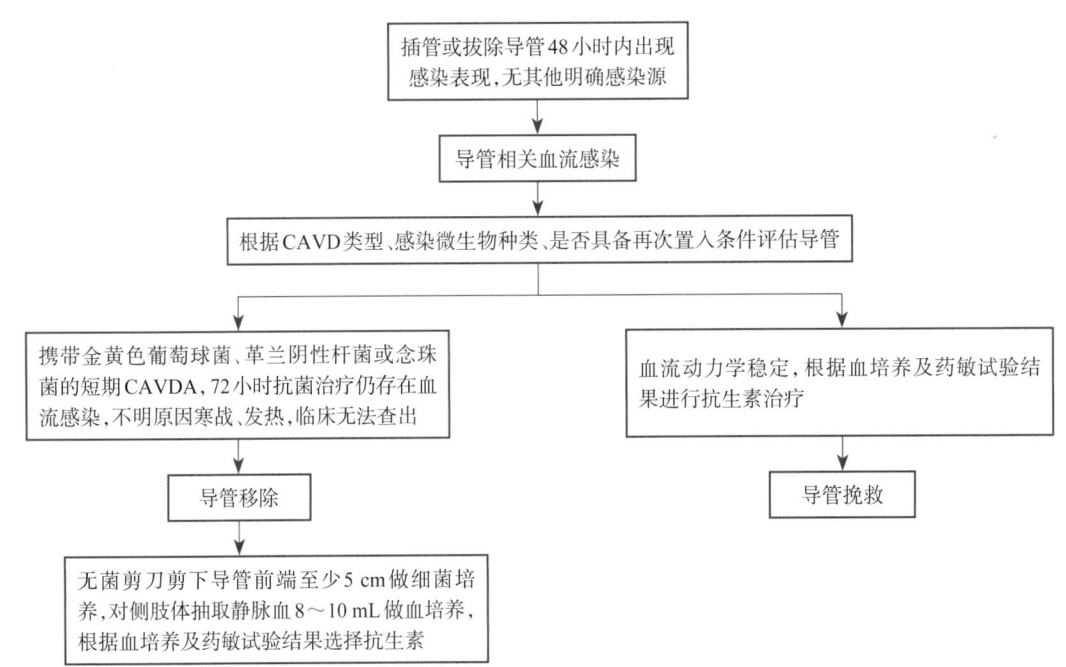

■ 案例解析

## 案例一　PICC穿刺点感染

### （一）病例介绍

患者，女，46岁，因左侧乳腺癌术后行化疗，遵医嘱行右侧上臂贵要静脉PICC穿刺置管术。置管前，评估患者一般情况、疾病种类、治疗方案、既往病史及实验室检查结果等，乳腺癌术后、其他无异常检验结果，置管风险为中危。与患者及家属进行置管前谈话并签署知情同意书及携管期间健康教育。

操作过程在超声引导下联合改良Seldinger技术顺利完成。留置末端三向瓣膜耐高压单腔导管1根，体内39 cm、外留0 cm，穿刺点予以2.5 cm×2.5 cm的8层无菌小方纱按压、10 cm×11.5 cm透明贴膜无张力覆盖置管后即刻胸部正位X线片示导管头端位于右侧第7、8肋间，属最佳位置（图2-144）。当天遵医嘱予以

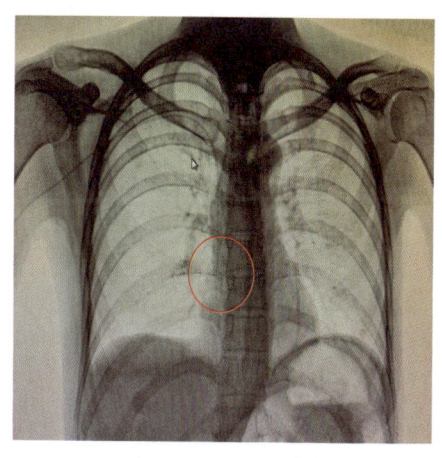

图2-144　PICC头端位于右后肋第7、8肋间

表柔比星+多西他赛方案化疗。24小时后揭除、消毒并予思乐扣加透明贴膜覆盖固定后回外地老家。

患者行第二疗程化疗前来血管通路门诊维护，主诉穿刺点及周围皮肤红、肿、痛（图2-145）渗出已有1周，无发热等全身症状，当地医院给予穿刺点常规消毒、口服头孢拉定抗感染。见透明贴膜下穿刺点有黄色干痂、周围红肿范围约5 cm×5 cm，压痛、皮温高，臂围未增粗。揭除贴膜消毒，用棉签挤压穿刺点上2 cm处，未见明显渗出（图2-146）。

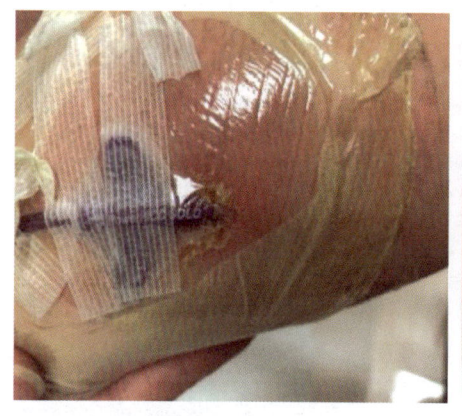

图2-145　穿刺点红肿压痛

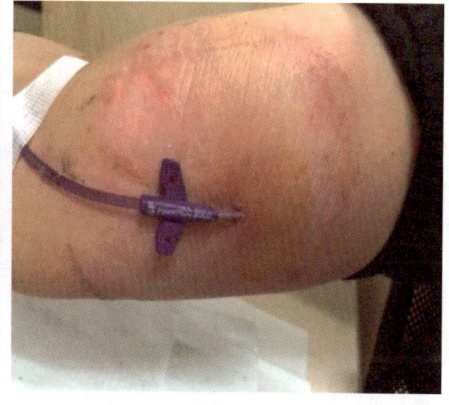

图2-146　揭除贴膜消毒，未见渗出

### （二）分析、处理与转归

- 穿刺点为什么会感染

该患者留置PICC导管2周时出现穿刺点及周围5 cm×5 cm皮肤感染。

可能存在的原因为：患者化疗后免疫功能低下，在追问病史中，患者主诉在家独自洗澡时，穿刺处保护不善、贴膜内受潮未及时到院维护，导致细菌生长和繁殖，患者皮肤菌群迁移。

- **穿刺点感染后是否需要拔管**

患者PICC导管不需拔除。

原因：该患者PICC导管相关性感染局限在穿刺点周围皮肤5 cm×5 cm范围内，在当地已给予穿刺点局部消毒及口服头孢拉定抗感染治疗多日，就诊时虽可见有黄色干痂及红肿、压痛及皮温高，但主诉无寒战、发热、低血压等全身感染症状。患者原发病治疗刚开始，可以通过加强局部干预，尽量保留导管。

- **局部治疗过程中能否经导管正常输入化疗药**

该患者PICC导管可以正常输入化疗药，但需排除导管内感染。

原因：导管维护时回抽顺畅，回血好，脉冲式冲管与正压封管均无阻力，冲管后无寒战、高热等菌血症表现，提示穿刺点局部感染未累及导管内，而引起导管相关性血流感染，可以在治疗穿刺点周围感染的同时经该PICC导管输入化疗药。如果治疗未能控制局部感染，皮肤菌群迁移入血或有导管内感染致菌血症发生，则不能经PICC输液。

- **措施与结局**

（1）静脉输液治疗专家听取患者主诉、了解病史、用药治疗情况、观察局部来判断感染范围，最终确定为局部重度感染，制定处理方案。

（2）打开贴膜后予以75%乙醇棉签离穿刺点直径1 cm以外皮肤消毒一遍、2%葡萄糖酸氯己定醇棉签湿润穿刺点处黄色干痂并轻轻去除，再按顺时针—逆时针—顺时针的旋转棉签方法消毒皮肤3遍，消毒范围大于贴膜覆盖范围。用干棉签于穿刺点上2 cm处沿导管向穿刺点轻轻按压，未见渗液。

（3）待消毒液自然干燥，将注射用头孢拉定粉少许抹在穿刺点局部（图2-147），采用高潮气通透率透明贴膜无张力固定导管。

（4）建立微信通信平台，与患者通过图片传送，共同观察穿刺点及周围皮肤变化，治疗后观察该患者穿刺点局部无渗出、肿痛消失、皮肤颜色正常（图2-148）。建议按常规7天维护一次，有异常及时到医院维护。

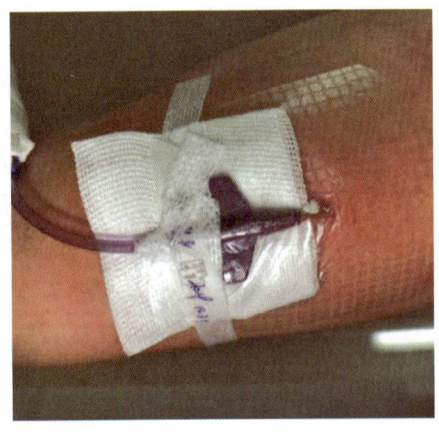

图2-147　局部涂头孢拉定粉

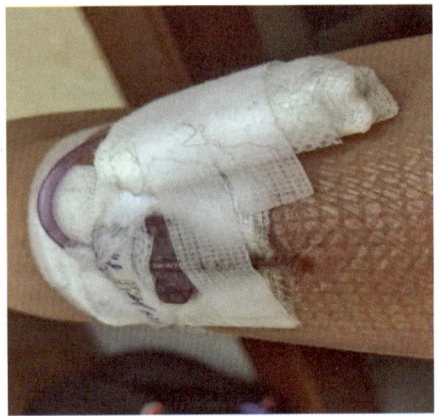

图2-148　涂头孢拉定粉后第2天

(5)结局:经积极有效处理,在2周内局部感染被控制,PICC导管可正常使用,顺利完成输液化疗。

### (三)思考与启发

PICC穿刺点感染多由无菌操作不规范或携管期间护理不当引起,特别是在患者免疫功能低下的化疗过程中更易发生感染。本案例中,患者因回家期间自行洗澡未做好穿刺点保护,导致贴膜受潮、细菌滋生,最终引发穿刺点局部感染。该事件提示,除了医护人员在置管、维护过程中需严格执行无菌技术、规范操作流程外,加强患者及家属的自我护理教育同样关键。PICC置管患者在携管期间应避免穿刺部位接触水源,洗澡时需使用防水贴或塑料膜充分覆盖,尽量选择擦浴或局部清洁,避免贴膜受潮。如发现贴膜起翘、进水、局部皮肤红肿、疼痛或渗出等情况,应立即到医院由专业人员重新评估和处理。医护人员应在置管当日就开展个体化健康教育,指导患者如何正确观察穿刺点情况,如何进行日常活动防护,并建立远程随访平台便于持续跟进。本例中通过微信平台远程观察伤口变化,有效提升了护理连续性,也促进了患者依从性。通过加强医护协作、自我管理指导与持续监督,可有效减少穿刺点感染的发生,提高导管使用的安全性和化疗治疗的顺利进行。

## 案例二 导管相关性脓毒血症

### (一)病例介绍

患者,女,55岁,因多发性骨髓瘤行表柔比星+长春新碱+地塞米松(VAD)方案化疗,由于治疗时间较长,遂由静脉治疗专科护士行PICC穿刺术,导管头端位于右侧第7后肋。完成3个疗程化疗,化疗后1个月在外院进行常规维护后1小时内突发寒战、高热,外科医生诊断为呼吸道感染并进行抗感染治疗,次日体温正常。患者因肺炎在急诊输注头孢哌酮钠-舒巴坦钠(舒普深)抗感染治疗,1周后在血管通路门诊常规维护,仅30分钟即出现寒战、高热(体温40℃),后渐出现气促,伴尿量减少、左侧胸痛等症状,立即送往急诊发热门诊,即查血培养(导管内和对侧外周静脉)、血常规、C反应蛋白等。血气分析示pH 7.45,$PCO_2$ 22 mmHg,$PO_2$ 41 mmHg,$HCO_3^-$ 15.3 mmol/L、剩余碱(BE)-8.7 mmol/L、血糖6.7 mmol/L、乳酸(LAC)2.7 mmol/L、Hb血红蛋白143 g/L。血常规:白细胞$33.69 \times 10^9$/L、中性粒细胞$30.6 \times 10^9$/L,血清降钙素20.1 pg/mL。生化:尿酸538.4 μmmol/L、尿素氮8.88 mmol/L、谷草转氨酶(AST)114.8 U/L、肌酸激酶(CK)386 U/L、α-羟丁酸脱氢酶(α-HBDH)1 316.9 U/L、C反应蛋白(CRP)8.1 mg/L、降钙素原(PCT)100 ng/mL。凝血四项:凝血酶原时间(PT)19.6 s、活化部分凝血活酶时间(APTT)65.5 s、凝血酶时间(TT)25.3 s。尿常规:尿糖(GLU)1+、尿隐血(BLD)3+、尿红细胞(PRO)2+。辅助检查:胸部X线片+腹部X线片结果显示右侧肺部低密度阴影改变,轻度肺气肿。细菌室报血培养结果为革兰阴性杆菌感染,明确为阴沟肠杆菌感染,亚胺培南敏感,根据药敏结果行抗感染治疗,感染得以控制。

### (二)分析、处理与转归

• PICC导管出现了什么问题

该患者行PICC常规维护后突发寒战、高热,导管内血细菌培养结果确诊为PICC导管相关性血流感染。

原因：① 患者为血液系统疾病多发性骨髓瘤，原发病致机体免疫系统功能低下。② 患者已经历3次化疗，骨髓造血功能受影响。③ 患者明确肺部感染多日，存在感染菌定植在导管并繁殖，维护导管时将大量的定植菌冲入血液，出现脓毒血症表现。④ 皮肤消毒不规范，将皮肤表面细菌带入穿刺点，发生导管相关性血流感染的可能性。

- **PICC发生导管相关性血流感染后是否还能保留**

可予以抗生素全身及导管内封锁治疗，感染有效控制可保留PICC导管，否则需取出导管。

- **措施与结局**

患者PICC维护后寒战高热就诊，立即启动多学科团队，请发热门诊医生、静脉输液治疗专家会诊。遵医嘱分别由PICC导管及外周血抽血送细菌、真菌培养及药敏试验，同时查感染相关指标：血常规、C反应蛋白等。该患者因肺部感染已外周静脉输入头孢哌酮钠-舒巴坦钠抗感染治疗3天，遵医嘱抽血培养后即留取该抗生素液5 mL封锁PICC，次日依然高热。次日血培养结果为革兰阴性杆菌感染，继续使用头孢哌酮钠-舒巴坦钠5 mL（5 mg/mL）封锁PICC。第3天明确阴沟肠杆菌，药敏结果亚胺培南敏感，即予以亚胺培南溶液静脉输注并留5 mL（5 mg/mL）封锁PICC，每天1次。抗生素封锁导管治疗第3天患者体温降至正常，连续封管治疗7天。

结局：患者为典型PICC导管相关性血流感染，经多学科团队会诊，根据血培养药敏结果选择头孢哌酮钠-舒巴坦钠封锁及全身抗感染治疗后感染控制，PICC得到保留，后续原发病化疗及自体造血干细胞移植时均由该PICC输注药物，完成治疗。

### （三）思考与启发

导管相关性脓毒血症是一种严重的医院感染，可能导致严重并发症甚至危及患者生命。因此，在插管、更换导管或处理导管时，医护人员应严格执行无菌操作规范，避免交叉感染和导管污染。确保操作过程中的无菌环境和器械可以有效预防导管相关性脓毒血症的发生。严格无菌操作是预防导管相关性脓毒血症的重要手段之一。根据相关指南和医院政策规定，制定合理的导管维护计划，避免导管长时间留置而增加感染风险。医护人员应密切观察导管插口和周围皮肤的情况，及时发现红肿、渗液、发热等异常情况，并采取相应措施。早期发现感染征象可以有效预防导管相关性脓毒血症的发生。保持导管通畅可以降低导管相关性感染的发生率。定期冲洗导管、避免不必要的导管堵塞和导管移动可以降低感染的风险。注意输液速度和质量，避免过度压注以防导管移位或损伤导致感染。医院应加强导管相关性感染的防控培训，提高医护人员对于感染风险和预防措施的认识。加强团队合作、信息交流，建立导管相关感染的监测和反馈机制，及时发现问题并进行改进。对于患者及其家属，应进行相关的教育，包括导管使用注意事项、感染征象的识别、日常护理方法等。患者的自我观察和参与是预防导管相关性脓毒血症的重要环节。综上所述，预防导管相关性脓毒血症的关键在于严格执行无菌操作规范、密切观察导管插口和周围情况、保持导管通畅、增强医护人员的意识和培训、患者教育和参与。通过综合的措施和多方合作，可以有效预防导管相关性脓毒血症的发生，保障患者的安全和治疗效果。

# 案例 三　TIVAP囊袋感染

## (一) 病例介绍

患者，女，63岁，因乳腺癌术后需TAC（多西他赛+多柔比星+环磷酰胺）辅助化疗，拟行TIVAP植入术。经术前评估后，在乳腺癌手术同侧（右侧）胸前壁皮下成功植入TIVAP，穿刺过程顺利，拍胸部正位X线片提示导管头端位于右侧第7后肋水平，完成3个疗程，化疗间歇期患者发现输液港港体上皮肤红肿，有触痛。触诊皮肤略硬，按压后可感觉注射座周围液性空腔感（图2-149），从囊袋处抽出脓液并做培养，测体温37.8℃，急查血检验结果显示白细胞计数为$12 \times 10^9$/L，中性粒细胞比值为86%，根据药敏结果，予以头孢哌酮钠-舒巴坦钠静脉滴注1.5 g 3次/天，予以葡萄糖酸氯己定湿敷2次/天，5天后患者体温恢复正常，2周后输液港处皮肤红肿消失，无不适症状，TIVAP得以保留。

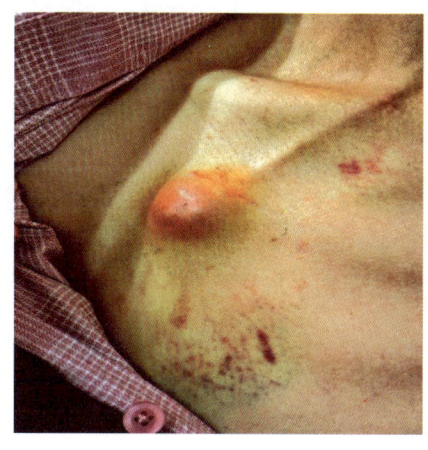

图2-149　注射周围皮肤

## (二) 分析、处理与转归

- **该患者出现TIVAP囊袋感染的可能原因**

(1) 患者皮下脂肪少，医生手术过程未按标准执行。

(2) 注射座置于皮下组织，使囊袋局部皮肤弹性减弱，皮下组织血液循环减慢。

(3) 反复的穿刺及化疗药物的不良反应，导致患者机体免疫力下降，微生物通过穿刺针移位至囊袋。

(4) 肿瘤患者行肿瘤切除术，手术对机体带来重大创伤，机体抵御细菌的天然屏障遭破坏，导致机体体液及细胞免疫暂时性受抑制。

(5) 护理人员在TIVAP维护过程中未严格遵守操作规程。

(6) 患者未将TIVAP注射座贴膜48小时后撕掉，导致细菌滋生，用手抓挠囊袋周围皮肤。

(7) 输液港囊袋与乳腺手术切口形成的输液港囊袋漏，易造成输液港囊袋及乳腺切口的移行感染。

(8) 患者穿着紧身、高领衣服易摩擦到注射座，以及机体剧烈运动摩擦或碰撞到注射座。

(9) 患者及家属对输液港维护的认知度不高、依从性差。

- **囊袋切口感染如何观察**

输液座周围皮肤硬化、疼痛、红肿，多伴有周围软组织蜂窝织炎或全身感染症状，部分患者可自囊袋处抽出脓液，部分患者出现发热。

- **TIVAP囊袋漏的注意事项**

相关研究表明，术中输液港囊袋漏的发生率仅为1.5%，但这一情况需高度重视，因为输液港囊袋漏可能导致输液港囊袋及乳腺切口的移行感染，此类患者属需高度预防术后感染的人群。术后护理中，应特别注意卧床休息，避免颈部、胸部和上肢的大幅度剧烈活动，避免意外碰撞形成血肿。血肿为细菌提供了良好的培养条件,可能增加细菌移行感染的风险,因此加强预防和护理是降低术后感染风险的关键。

- **措施与结局**

鼓励和支持患者发现输液港异常及时就医,安慰患者,缓解紧张、焦虑等负面情绪,积极配合治疗。根据局部感染症状给予相应处理且措施得当,患者体温恢复正常,2周后输液港处皮肤红肿消失,输液港可以正常使用。

### (三) 思考与启发

TIVAP囊袋感染是一种比较常见的并发症,可能导致局部感染、败血症等严重后果。因此,应由经规范化培训后的护士进行维护与使用输液港。触诊、植入、查看、调整TIVAP或更换敷料前后严格执行手卫生规范。加强护理人员培训,严格无菌操作,更换穿刺部位,勿同一部位反复穿刺。蝶翼无损伤针必须每7天更换一次。治疗间歇期每4周由受过专业培训的护理人员对静脉输液港进行冲管、封管等维护一次。加强局部观察,每班检查患者输液港在位通畅情况,以及输液港处皮肤有无红肿、疼痛、渗液。加强沟通,取得患者信任,鼓励患者将置管部位出现的不适感及时告知医护人员,根据情况分析问题并给予妥善处置。局部感染作为一个应激源可引起患者不同程度的心理反应,过度的心理反应及负性心理可导致儿茶酚胺、白细胞介素等介质的释放,从而使微血管收缩,局部血氧供应减少,影响感染处愈合。综上所述,预防输液港囊袋感染的关键在于严格无菌操作、定期维护TIVAP、增强医护人员的意识和培训、患者教育和参与。通过综合的措施和多方合作,可以有效预防TIVAP囊袋感染的发生。

## 案例 四 抗生素封锁技术治疗TIVAP导管相关血流感染

### (一) 病例介绍

患者,女,55岁,因多发性骨髓瘤行VTD(硼替佐米+沙利度胺+地塞米松)化疗,由麻醉医生在局麻下行静脉输液港留置术,输液港头端位于右侧第7后肋水平,完成3个疗程化疗,外院进行输液港常规维护后1小时突发寒战、高热(最高体温39.5℃),外科医生诊断为呼吸道感染并进行抗感染治疗,次日体温正常。患者因肺炎经外周静脉输注头孢哌酮钠-舒巴坦钠(舒普深)抗感染治疗。PICC门诊行常规维护冲管,仅30分钟即出现寒战、高热(最高体温40℃),口服退热药后体温下降,但仍高于正常水平,就诊于发热门诊,急查血培养(导管内和对侧外周静脉)、血常规、C反应蛋白等,相关检验结果如下(表2-12),给予头孢哌酮钠-舒巴

表2-12 患者的异常检验值

| 检 验 项 目 | 感染1天后 | 感染5天后 | 正 常 值 |
|---|---|---|---|
| 白细胞计数($\times 10^9$/L) | 11.13 | 33.69 | 4～10 |
| 中性粒细胞计数($\times 10^9$/L) | 9.02 | 30.60 | 1.8～6.3 |
| C反应蛋白(μg/mL) | 19.06 | 5.79 | <10 |
| 血清降钙素原(ng/mL) | 3.0 | 20.1 | <0.5 |

坦钠（0.6 mg/mL）封锁导管。血培养提示阴沟肠杆菌，药敏结果提示亚胺培南敏感，改为亚胺培南5 mL（5 mg/mL）封管导管治疗，1天后体温正常，感染得到有效控制，5天后感染指标恢复正常，复查血培养阴性，输液港成功保留。

### （二）分析、处理与转归

- **TIVAP出现了什么问题**

该患者行输液港常规维护后突发寒战、高热，导管内血细菌培养结果确诊为输液港导管相关性血流感染。

原因：① 患者为血液系统疾病多发性骨髓瘤，原发病致机体免疫系统功能低下。② 患者已经历3次化疗，骨髓造血功能受影响。③ 患者明确肺部感染多日，存在感染菌定植在导管并繁殖，维护导管时将大量的定植菌冲入血液，出现菌血症表现。④ 不排除无损伤针穿刺前皮肤消毒不严格，将皮肤表面细菌带入储液槽及导管内并定植，再次维护时大量定植菌被冲入血液，发生导管相关性血流感染。

- **TIVAP发生导管相关性血流感染后是否还能保留**

抗生素全身及导管内封锁治疗，感染有效控制后可保留输液港，否则需取出输液港。

处理方法：体温升高第1天初步判断分析为输液港感染，立即抽出导管内和对侧外周静脉内血液进行血培养，并将正在静脉输注治疗肺炎的抗生素留取5 mL予以输液港内封锁；第3天血培养结果明确为TIVAP导管相关性血流感染，并据药敏结果更换抗生素（亚胺培南）经外周静脉置管滴注，亚胺培南5 mL（5 mg/mL）封管导管治疗，即日体温下降，抗生素封锁5天后复查血培养阴性，连续应用抗生素封锁7天，感染指标恢复正常，输液港得以保留，后续化疗由输液港内输入。

- **导管相关感染的主要原因及病原体是什么**

（1）维护时、使用中无菌技术不严格，任何原因污染导管接口和内腔，致输液港储液槽及导管腔内细菌繁殖；未按标准及时维护，如穿刺点或输液港囊袋处切口有分泌物及渗血、渗液时，未及时更换敷料。

（2）肿瘤患者消耗大、体质较差，放化疗后骨髓抑制、免疫功能低下，易感染。

（3）患者皮肤菌群迁移、自身有其他部位的感染等，微生物通过血行播散到导管，在导管上黏附定植，引起CRBSI。

（4）长期输注肠外营养、血液制品等，增加感染率。

导管相关性血流感染病原体主要来源于导管接头及穿刺部位周围皮肤表面微生物定植，常见凝固酶阴性葡萄球菌、金黄色葡萄球菌、肠球菌和白色假丝酵母菌。

- **导管相关感染处理方法**

根据患者是局部感染还是全身感染，而采取针对性处理方法。

（1）局部感染：发现异常及时就诊维护，穿刺点分泌物行细菌培养、挤出穿刺点脓液、严格消毒，局部敷抗菌敷料或抗生素，增加维护频次，以免引起严重感染而导致拔管。

（2）全身感染：① 立即做血培养，积极寻找感染灶，经验性使用抗生素。② 根据血培养及药敏试验结果调整抗生素类别，导管内予以抗生素封锁治疗。③ 密切监测患者生命体征及体温。④ 安抚患者及家属，取得积极配合。⑤ 症状严重者拔除导管，另建立静脉通路继续治疗。

- **抗生素封锁技术与方法**

对于已形成细菌生物膜的导管，全身抗生素治疗效果差，但需要保留导管的患者，学者Mesing在1988年率先提出了一种称为抗生素封锁（antibiotic lock technique，ALT）的治疗方法。

抗生素封锁治疗是将高于100~1 000倍的抗生素最低抑菌浓度的药液2~5 mL（含有或不含有抗凝剂）灌注在导管内并保留一定时间，从而破坏细菌生物膜结构，减少和消除导管腔内微生物定植，有效预防和治疗导管相关感染。

- **抗生素封锁技术使用药物的种类、浓度和时间**

目前常用的抗菌封管液包括抗生素、乙醇、甲双二嗪、乙二胺四乙酸（EDTA）、26%氯化钠、梭链孢酸、亚甲蓝和柠檬酸钠等抗菌液，这些药物可单独使用，也可联合使用以增强抗菌效力、协同破坏导管内生物膜结构。

封管液的种类与浓度直接影响封锁效果。抗生素种类的选择需根据血培养结果及病原菌的药敏试验制定，原则上应选择对目标菌敏感、能覆盖生物膜内细菌且在导管内具有良好稳定性的抗生素作为封管液组成。近年来，常用的抗生素包括万古霉素、达托霉素、庆大霉素、头孢唑林、头孢他啶、头孢噻肟和氨苄西林等。其中，万古霉素常用浓度为2.5~5 mg/mL，最长封管时间可达72小时；庆大霉素使用浓度为1~5 mg/mL，与肝素合用时可维持稳定72小时；达托霉素推荐浓度为5~10 mg/mL，封管时间一般不超过72小时；头孢唑林常用浓度为5~10 mg/mL；头孢他啶常见浓度为10 mg/mL；氨苄西林推荐浓度为10 mg/mL；头孢噻肟常用浓度为100 mg/mL；环丙沙星、左氧氟沙星等喹诺酮类可用于革兰阴性菌感染，浓度一般为1~5 mg/mL。封管液中是否加入肝素（通常为2 500~5 000 U/mL）需根据患者具体情况评估，既要维持导管通畅，也要注意药物配伍和禁忌，如肝素诱导的血小板减少症（HIT）禁忌使用肝素。抗生素封锁的时间安排对于疗效也具有决定性作用。抗感染药物按药效特性可分为时间依赖型、浓度依赖型与长效型，时间依赖型抗生素如β-内酰胺类、万古霉素等，锁管时间应尽可能延长，建议每次保留封管液不少于12小时，每日1次；而浓度依赖型药物如氨基糖苷类则对保留时间不敏感，但需保持高峰浓度。常见抗生素封锁时间有6、8、12、24小时不等，最长封管时间可参考具体抗生素稳定性，但通常不宜超过72小时。封管期间应避免导管使用，若需用导管则应先抽出抗生素溶液，不可直接冲入血管。抗生素封锁疗程通常为连续7~14日，不少于7日。为防止细菌耐药，需每日更换新鲜封管液并合理调整治疗方案，如感染持续、症状未缓解，需评估导管是否应及时拔除。

- **措施与结局**

患者输液港维护后出现寒战、高热就诊，立即启动多学科团队，请发热门诊医生、静脉输液治疗专家会诊。抽取血培养明确阴沟肠杆菌感染，药敏结果示亚胺培南敏感，给予亚胺培南溶液静脉输注并留5 mL（5 mg/mL）封锁输液港。

结局：患者为典型输液港导管相关性血流感染，经全身抗感染治疗后感染得到控制，输液港得到保留，后续原发病化疗及自体造血干细胞移植时均由该输液港输注药物，完成治疗。

### (三)思考与启发

抗生素封锁技术是一种治疗TIVAP导管相关血流感染的有效方法。抗生素封锁技术是通过将高浓度抗生素溶液注入TIVAP导管的方法,使抗生素在导管内形成高浓度,直接作用于导管内壁和感染病原体,从而达到治疗感染的目的。医护人员需要深入了解该技术的原理和操作方法,确保操作规范和安全。在进行抗生素封锁技术治疗时,医护人员必须严格执行无菌操作规范,避免交叉感染和导管再次被污染。确保操作过程中的无菌环境和器械可以有效预防感染的扩散。根据病原菌培养结果和药敏试验,选择对感染病原体敏感的抗生素,并确定合适的药物浓度和封锁时间。确保抗生素的选择和使用符合临床指南和标准化治疗方案。

在进行抗生素封锁治疗后,医护人员需要定期监测患者的症状、体征和实验室检查结果,评估治疗效果和感染情况的变化。根据监测结果及时调整治疗方案,确保治疗效果和患者安全。在进行抗生素封锁技术治疗前,应对患者及其家属进行相关的教育,介绍治疗原理、操作过程、可能的不良反应等信息。与患者建立良好的沟通和信任关系,鼓励患者配合治疗并及时报告异常情况。在抗生素封锁技术治疗过程中,医护人员之间需要密切合作,共同制定治疗方案、监测治疗效果和处理意外情况。建立信息分享和反馈机制,及时交流治疗进展和问题,保障患者的安全和治疗效果。综上所述,抗生素封锁技术是治疗TIVAP导管相关性血流感染的一种重要方法,关键在于理解技术原理、严格执行无菌操作、选择适当的抗生素和浓度、定期监测治疗效果、患者教育和沟通、团队合作和信息分享。通过综合的措施和多方合作,可以有效治疗感染并提高患者的治疗效果和生存率。

### ■ 知识拓展

#### • 标准无菌非接触技术与外科无菌非接触技术的区别

无菌非接触技术(ANTT)能使临床操作过程更加规范,有助于提升静脉治疗护理质量,减少感染,是静脉输液治疗实践中非常强调的重要环节。

**1. 标准无菌非接触技术** · 该技术用于保护关键部位、关键部件简单且耗时短的无菌操作,如冲封管、输液器具的准备与更换、静脉输液和简单伤口护理。若需要直接接触关键部件或关键部位,必须佩戴无菌手套。

**2. 外科无菌非接触技术** · 将标准预防措施和关键部位、关键部件保护方法相结合,联合使用无菌铺巾和个人防护用品。主要用于临床侵入性操作。该技术用于保护关键部件、关键部位复杂且耗时长的操作,如手术和中心静脉置管。

#### • 标准无菌非接触技术的5个实践术语

(1)关键部位(key-site):进入患者体内的任何入口,如血管通路的穿刺点、注射部位、开放性伤口(图2-150)。

(2)关键部件(key-part):如果被污染,很可能导致患者感染的医疗用物的局部,如注射器乳

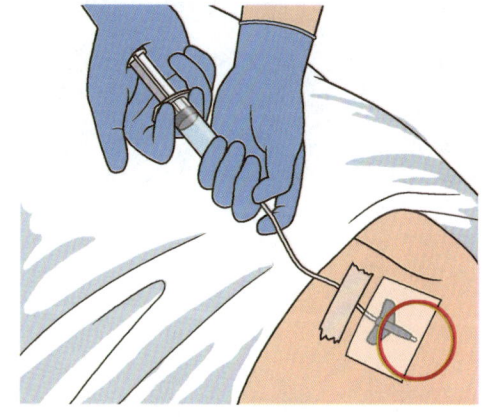

**图2-150** 关键部位

头、接头/输液器的突出端、注射针头(图2-151)。

(3)一般无菌区(general aseptic field):已清洁和消毒的治疗盘或一次性操作包/铺巾,促进但不能保证无菌(图2-152)。

(4)关键无菌区(critical aseptic field):无菌铺巾/屏障。用于确保无菌,所有无菌物品均放置在该区域内并有序摆放(图2-153)。

(5)微小的严格无菌区(micro critical aseptic field):保护关键部件的小的无菌面/包装,如输液接头突出端的无菌帽/盖和接头包装打开后的内面(图2-154)。

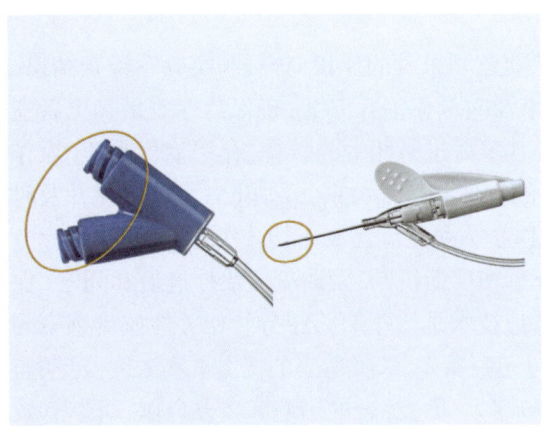

图2-151 关键部件

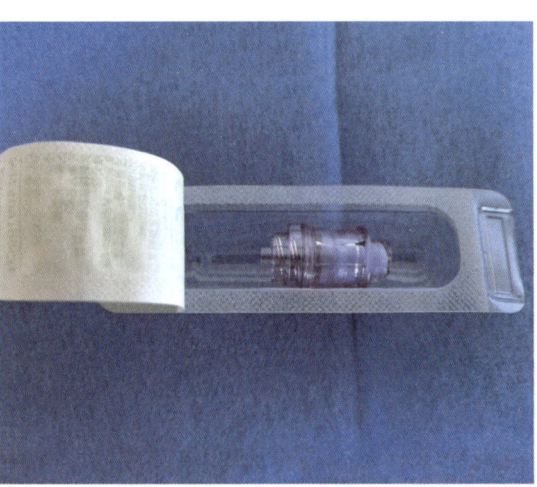

图2-152 一般无菌区

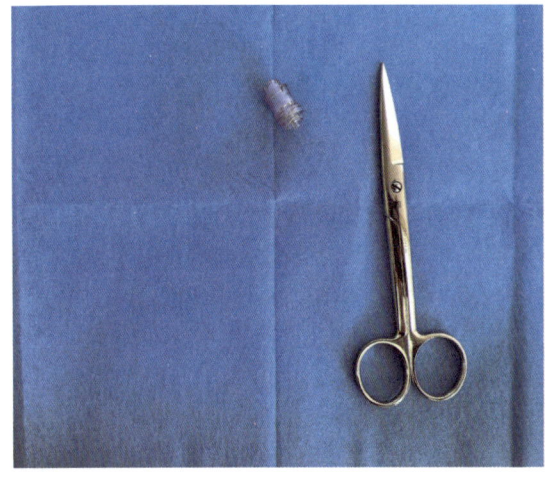

图2-153 关键无菌区

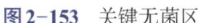

图2-154 微小的严格无菌区

# 第八节·导管相关性皮肤损伤

导管置入和定期维护的过程影响到皮肤的完整性,容易形成导管相关性皮肤损伤(catheter associated skin impairment,CASI),如皮肤撕裂伤、张力性损伤、体液渗出、穿刺部位感染、浸润性皮炎、接触性皮炎、过敏性皮炎等。CASI的发生率为13%~19.7%。此类并发症严重影响患者的治疗进程,使患者身心疲惫。因此,做好导管维护工作,减少不良反应发生和并发症,提高患者生活质量至关重要。

## ■ 基本概念

1. **导管相关性皮肤损伤** · 在导管穿刺点周围敷料下方出现的渗液、红斑和/或其他皮肤异常的表现,包括但不限于水疱、大疱、浸渍或撕裂,且在移除敷料后持续30分钟或者更长时间。

2. **医用黏胶相关性皮肤损伤** · 医用黏胶相关性皮肤损伤(medical adhesive related skin injury,MARSI)是指在移除医用黏胶后,局部皮肤出现红斑或其他皮肤异常(包括水疱、大疱、撕裂、浸渍等)持续30分钟以上的情况,主要类型有表皮剥脱、皮肤撕脱伤、张力性水疱、接触性皮炎、过敏性皮炎、浸渍和毛囊炎。

## ■ 原因分析

1. **高龄及新生儿** · 主要由于老年人皮肤松弛、萎缩,皮肤保湿功能下降、经皮水分丢失增加,屏障功能减弱;新生儿皮肤薄嫩,且发育不完善,防御能力极差。

2. **皮肤屏障受损**

(1)疾病作用下,患者皮肤屏障受损,皮肤修复功能降低。例如,糖尿病、感染、营养不良、脱水、皮肤疾病(皮炎、湿疹)、淋巴水肿和静脉功能不全、感官和认知缺陷、躯体移动障碍、慢性难愈合型伤口等。

(2)特殊治疗作用下,患者会出现上皮细胞的衰老和耗竭和血管内皮的损伤,干扰表皮细胞再生和修复的过程,如抗肿瘤药物(紫杉醇、5-氟尿嘧啶)、放疗等。

(3)外界环境作用下,皮肤受到损害,如空气污染、紫外线辐射等。

3. **操作不当**

(1)导管固定方法不当:敷料使用时张力过大、输液附加装置被过紧压迫在敷料下方,消毒液未待干的情况下,使用敷料固定。

(2)敷料选择不当:未选择透气性好的敷料,对于易敏者未选择低敏性敷料。

(3)敷料揭除不当:未0°或180°揭除敷料,皮肤支撑不足时过快撕拉黏胶产品,维护时未完全去除残留黏胶,频繁更换敷料。

（4）皮肤保护不当：高风险人群未使用皮肤保护膜，使用皮肤保护膜前消毒剂未干燥。

## 处理方法

### （一）CASI的预防

**1. 充分评估** · 评估CASI发生的高危因素、VAD预计置入部位的皮肤状况，评估皮肤状况时，需要良好的照明。评估皮肤对导管材质、消毒剂和敷料是否有过敏反应，如果患者不清楚过敏史，医护人员可在无损伤的皮肤上进行过敏试验。定期评估受损皮肤的完整性，监测是否出现皮肤损伤或感染的症状和体征。对于出现化学性烧伤或刺激体征的早产儿，应立即采取措施，将潜在的刺激源移除，并进行治疗。

**2. 改善皮肤状况** · 纠正患者的皮肤状况，加强营养和水分充足，改善患者的皮肤屏障功能。

**3. 采取促进皮肤再生和保护策略**

（1）使用无菌的医疗黏胶去除产品，减轻移除敷料带来的不适和皮肤损伤。

（2）采用无菌、无乙醇、与抗菌溶液兼容的皮肤保护剂，以保护有风险的皮肤并充分干燥皮肤保护剂。

（3）在清洁干燥的皮肤上使用低敏无菌敷料吸收渗液，促进伤口愈合并保护VAD部位。

（4）尽可能避免在皮肤受损区域置入VAD。

（5）每次更换敷料时，使用皮肤保护剂，尤其在高风险患者中。

（6）评估患有复杂性皮肤病（如史-约综合征、移植物抗宿主病、烧伤，以及全身水肿）、严重渗出的患者、免疫抑制患者、幼儿，使用氯己定敷料的风险和优势。氯己定敷料适应人群为APACHE Ⅱ评分>20分、有>3种基础疾病、已有血流感染、急性呼吸窘迫、高血糖、CRRT、置入临时血滤导管、置入体外膜肺氧合（extracorporeal membrane oxygenation，ECMO）导管等。

（7）对于有VAD置管后出血风险的患者使用止血剂等。

（8）不宜使用提高黏胶剂黏性的物质，如复方安息香酊等。

**4. 正确固定及揭除敷料**

（1）妥善固定导管及附加装置，避免对皮肤脆弱的患者造成压力性损伤，如高举平台法、零压法、避免粘贴过紧等。固定方法如下：无张力粘贴敷料，粘贴位置要伸直平展，手法为高举、平放、塑形、抚平四步走（图2-155）。粘贴过程中不可用力压迫，询问患者感受。

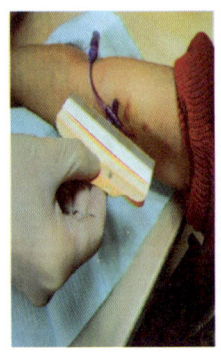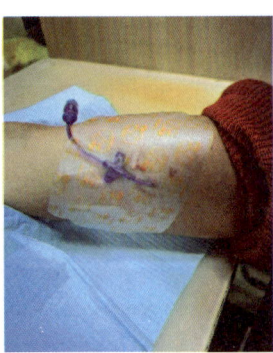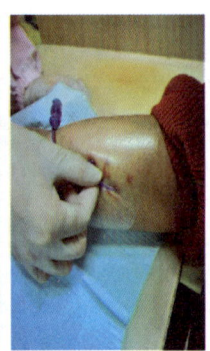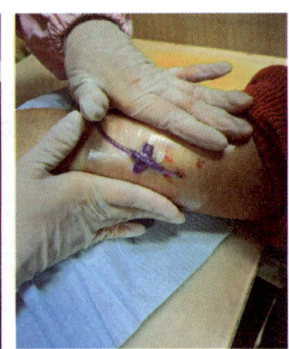

**图2-155** 无张力粘贴敷料（高举、平放、塑形、抚平）

（2）正确揭除敷料，以防止因黏胶与皮肤之间黏过紧而出现导管相关性皮肤损伤，适当情况下使用黏胶去除剂、皮肤干燥患者使用生理盐水湿润。湿化贴膜边缘（图2-156），可选用0°或180°方法揭除敷料（图2-157），拇指腹面轻轻上推胶带边缘。

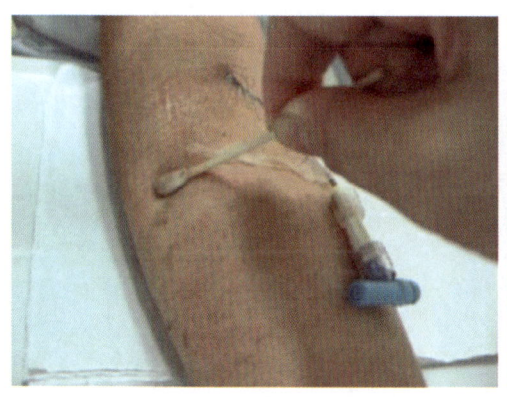

图2-156 湿化贴膜边缘

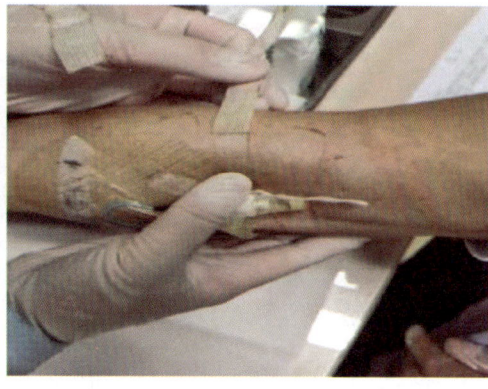

图2-157 0°去除贴膜

（3）如果敷料出现污染、完整性受损，或出现皮肤损害的早期症状或体征，如皮肤破损、水疱、红疹、皮炎、渗出等，应及时更换敷料。

### （二）CASI的处理

#### 1. 创面无渗出的情况

（1）使用洁肤霜、止痒乳霜、地塞米松+抗生素等。根据皮损大小范围及程度均匀涂抹受损皮肤处，避开穿刺点及导管（图2-158）。

（2）考虑在敷料上方使用消炎、止痒、抗组胺和/或镇痛剂，并进行冷敷。

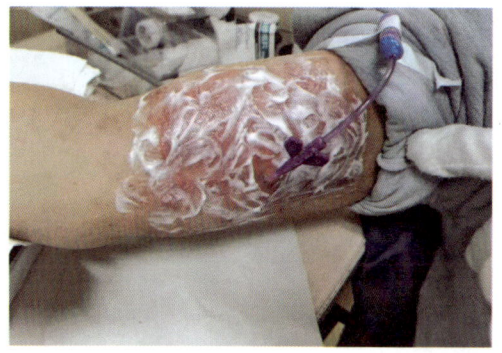

图2-158 药物均匀涂抹于受损皮肤

（3）如果相关部位的炎症和瘙痒没有改善，建议短期使用外用低、中效皮质类固醇（避免直接在穿刺点使用）。

#### 2. 创面有渗出的情况

（1）根据渗出情况选择合适的敷料，临床上常用的有水胶体敷料、藻酸盐敷料、藻酸钙敷料、银离子敷料等。

（2）根据水疱的大小及性质选择合适的处理方法。黄豆大小（约0.2 cm×0.2 cm）且张力性低的水疱，自行吸收加强观察，若水疱张力增加或水疱面积变大时用1 mL注射器抽吸，碘伏消毒后无菌纱布覆盖。常规24小时更换敷料一次，渗出增多时应及时更换。

#### 3. 皮肤撕裂的处理

（1）对于皮肤撕裂，如果出现皮瓣，则在使用敷料之前将正常的皮瓣边缘重新对齐。

（2）在处理皮肤撕裂时，避免使用透明半透膜敷料（transparent semi-permeable membrane，TSM）、含黏合剂或水胶体敷料，去除不当，有表皮剥离的风险。

（3）如果皮肤损伤、渗液处远离穿刺点，将伤口及渗出液与穿刺点隔离，在伤口处使用吸收性敷料,穿刺点处使用透明敷料。在皮肤损伤处使用硅酮纱网或TSM敷料,确保敷料粘贴在健康的皮肤边缘。

4. **皮肤损伤3～7天未得到改善或发生恶化**,应咨询伤口/皮肤专家并寻求建议。

■ 处理流程

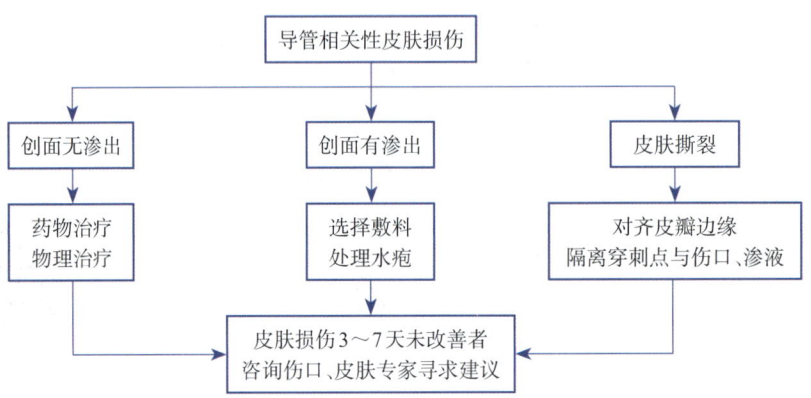

■ 案例解析

## 案例一 PICC置管处贴膜过敏

### (一)病例介绍

患者,女,68岁,卵巢癌,拟予以多西他赛+卡铂联合方案化疗,遵医嘱至血管通路门诊行PICC置管。

置管过程:在超声引导下左侧上臂贵要静脉置入PICC导管,置管过程顺利。置入导管长度39 cm,拍胸部正位X线片见导管尖端位于左后第8肋。患者化疗后携管居家生活,按规范每7天维护1次。2个月后患者因穿刺点及周围皮肤发红、瘙痒就诊。

经静脉输液治疗专家全面评估后判断为导管相关的过敏性皮炎,皮疹面积6 cm×7 cm、皮肤红肿、表面湿润、有丘疹、皮温略高(图2-159),沿静脉走向无触痛,测量臂围24 cm,与置管时相符。局部皮肤疼痛评估为2分。患者无药物过敏史,否认过敏体质。置管周围给予药膏外涂、纱布固定(图2-160),经48小时换药一次,连续3次换药后局部过敏症状好转,但导

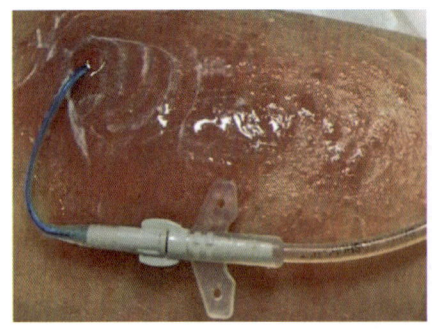

图2-159 PICC置管处贴膜过敏情况

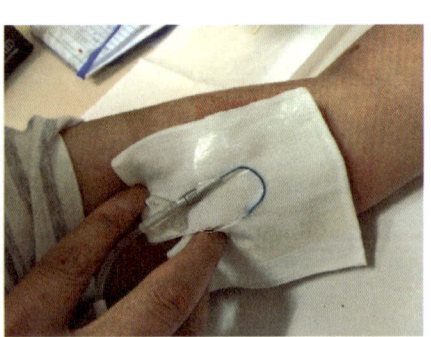

图2-160 局部处理后纱布覆盖固定

管较前脱出5 cm。予以10 cm×10 cm水胶体敷料(安普贴)固定,1周后来院维护。虽能有效固定导管,并促进伤口愈合,但是伤口表面湿润、渗液较上周量多、基底颜色发黑。后选用5 cm×5 cm水胶体敷料固定1周维护1次。2周后患者置管处皮肤过敏症状好转。

### (二)分析、处理与转归

- **为什么PICC置管处发生过敏性皮炎**

PICC置管后局部皮肤发生过敏性皮炎因素较为复杂,肿瘤患者化疗后体质虚弱或机体处于长期消耗性状态、营养状况不良患者致抵抗力下降;化疗药物的使用致机体内环境发生改变,增加机体敏感性;PICC置管处局部皮肤反复受消毒液的化学刺激及擦拭时的物理刺激,消毒后自然待干时间不够,无菌技术不严格等都可能造成局部皮肤发生过敏性皮炎;天气炎热时,大量的汗液刺激局部皮肤,使皮肤黏膜屏障能力下降;部分患者对敷贴、胶带过敏等。

- **PICC导管为什么会脱出**

护理人员固定导管手法有差异性,固定不牢。过敏性皮炎瘙痒难忍,患者用手抓挠使得固定装置松脱;夏季汗液较多,皮肤潮湿影响有效固定。患者的依从性差,自行延长维护间歇期,防导管滑脱意识不强。

- **为什么水胶体敷料可促进伤口愈合**

水胶体敷料的成分是亲水性胶体羟甲基纤维颗粒,可以有效保护静脉,具有很强的自然清创能力,可以选择性清除坏死组织,具有抗感染能力。其可形成低张氧;刺激释放巨噬细胞和白细胞介素;促进局部血液循环;加速炎症消退。水胶体敷料透气不透水,可阻挡皮肤外界的微生物的入侵及吸收渗液,保持局部干燥。

- **措施与结局**

(1)局部皮肤使用生理盐水清洁、2%葡萄糖酸氯己定醇消毒皮肤后,局部使用止痒霜外涂,无菌纱布覆盖导管周围皮肤、露出导管,再用贴膜固定导管于纱布上,患者48小时换药,经过3次换药后,患者伤口已好转。再次评估:治疗后导管较前脱出5 cm,置管处皮肤无红肿、丘疹面积4 cm×4 cm,表面湿润,沿静脉走向无触痛、皮温正常。臂围24 cm,与穿刺时相符,局部皮肤疼痛评估为0分。患者主诉贴膜下皮肤无瘙痒。

(2)选用10 cm×10 cm水胶体敷料固定,每周维护但是伤口表面湿润、渗液较上周量多、基底颜色发黑后改用5 cm×5 cm水胶体敷料固定(图2-161)。效果:贴膜无卷边,贴膜可视下:皮肤无渗液、基底颜色变淡,连续使用效果好(图2-162)。

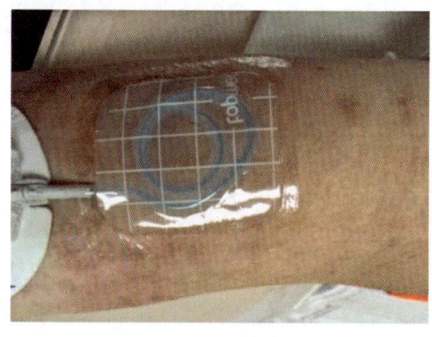 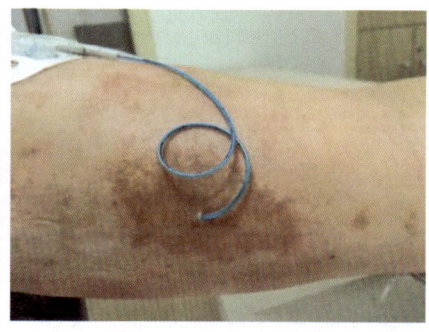

**图2-161** 5 cm×5 cm水胶体敷料固定　　**图2-162** PICC置管处皮肤过敏转归

### (三)思考与启发

PICC置管处贴膜过敏是一种常见的并发症,可能导致局部皮肤瘙痒、红肿、疼痛等症状,严重时甚至引发皮肤溃烂。因此,医护人员在进行PICC置管前,应详细询问患者的过敏史,了解患者对贴膜材料可能存在的过敏反应。根据患者的过敏史选择合适的贴膜材料,避免引发过敏反应。进行PICC置管后,需要及时观察患者置管处皮肤的情况,注意是否有红肿、瘙痒等过敏症状。一旦发现过敏反应,应及时辨识并采取相应措施,如拆除贴膜、更换贴膜材料等。贴膜材料的选择应考虑患者的皮肤特点和过敏史,避免使用可能引发过敏反应的材料。可以尝试使用低敏质材料或进行过敏测试,选择对患者皮肤刺激性小的贴膜材料。定期更换贴膜是预防过敏反应的重要措施。医护人员应根据相关规范和指南,制定合理更换贴膜计划,避免贴膜长时间停留在皮肤上引发过敏反应。

定期对患者的置管处皮肤进行护理和保养,保持皮肤清洁、干燥,避免局部湿热环境对皮肤的刺激。及时清洁贴膜周围皮肤,保持皮肤健康。医护团队应建立贴膜过敏反应的记录和汇总系统,及时记录患者的过敏反应情况、贴膜材料选择和更换情况等信息。通过总结经验,不断改进操作流程和提高对过敏反应的识别能力。综上所述,预防和处理PICC置管处贴膜过敏的关键在于及时观察和辨识过敏反应,了解患者过敏史,选择合适的贴膜材料,定期更换贴膜,皮肤护理和保养,记录和汇总经验。通过综合的措施和多方合作,可以有效预防和处理贴膜过敏反应,确保患者的舒适和安全。

## 案例二 PICC导管留置期间合并穿刺点周围皮肤湿疹

### (一)病例介绍

患者,男,54岁,骨髓瘤,硼替佐米+表柔比星+地塞米松(PAD)方案化疗5个疗程。行依托泊苷+环磷酰胺(CE)方案化疗后采集自体造血干细胞,拟行自体造血干细胞移植术收入院。

患者入院时,右上肢贵要静脉留置PICC导管。置管处贴膜卷边,无固定器固定,局部皮肤泛红、干裂蜕皮,范围大小约5 cm×6 cm,有瘙痒感,穿刺点处有分泌物结痂为黄色颗粒状(图2-163)。

患者入院时血常规结果为白细胞$3.9×10^9$/L,血小板$103×10^9$/L,血红蛋白126 g/L。

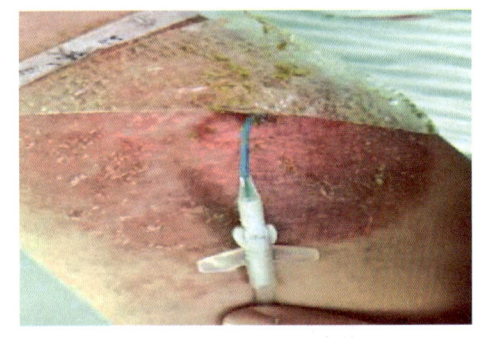

图2-163 入院时患者皮肤情况

### (二)分析、处理与转归

- **该患者PICC穿刺处为什么会并发湿疹**

湿疹的诱发因素有很多,患者并发湿疹的原因如下:① 化疗患者在接受化疗后机体的抵抗力下降,皮肤黏膜的屏障作用降低。② 患者自身存在高敏体质,如对贴膜过敏。③ 换药者操作不当。④ PICC作为异物长期留置血管内,激发身体产生防御机制对其产生免疫反应。

⑤穿刺点处皮肤长期反复受消毒液刺激。

- 如何选择PICC贴膜

适宜的创面敷料可以减轻患者的痛苦,延长导管使用时间,选择有透气、防水、粘贴牢固等优点的敷料。抹药后贴膜无法粘贴,改用无菌纱布敷料覆盖,利于皮肤透气,但需妥善固定防脱管,住院期间1周更换2次。

- PICC并发湿疹是否可以使用固定器

PICC并发湿疹后皮肤表面会出现水疱、渗液、蜕皮等现象,此时贴膜容易松动,需要更牢固的固定。思乐扣是一种无需缝合的导管固定装置,它不含乳胶,固定垫上含有一层强力胶合剂,能与皮肤紧密联合在一起,固定牢靠保护导管不移位。

- 措施与结局

(1)保持湿疹处皮肤的干燥无菌。

先用乙醇纱布清洁PICC导管,安装思乐扣固定于皮肤完整处,安装思乐扣前先用皮肤保护剂沿着一个方向擦拭,以保护完好的皮肤不再发生湿疹。

湿疹处先用生理盐水棉球轻轻擦拭去除油脂污垢,再用安尔碘溶液进行消毒,面积大于湿疹范围1cm以上,待干后予以止痒乳膏和洁肤乳膏交替涂抹于湿疹处的皮肤,无菌纱布覆盖后再用透明敷贴覆盖。

(2)每天换药1次,1周后湿疹明显好转,皮损恢复,色素沉着明显,无瘙痒感(图2-164)。

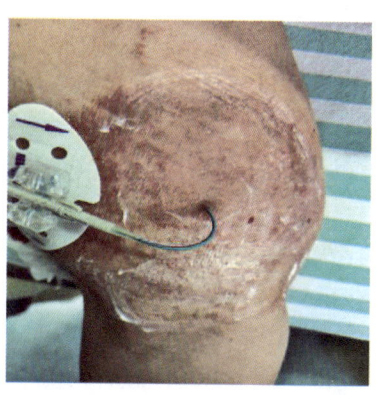

**图2-164** 湿疹明显好转,皮损恢复

### (三)思考与启发

合并穿刺点周围皮肤湿疹是PICC导管留置期间常见的皮肤并发症,可能导致患者不适和感染风险增加。因此,医护人员在留置PICC导管期间应定期观察患者穿刺点周围皮肤的情况,注意是否有红肿、瘙痒、皮疹等湿疹症状。在发现皮肤湿疹时,应及时评估湿疹的病因和严重程度,采取相应措施。穿刺点周围皮肤湿疹可能与湿润环境有关,医护人员应避免过度湿润导管周围皮肤,保持皮肤干燥清洁。可选择透气性好的敷料或贴膜,避免长时间暴露在潮湿环境中。针对患者出现皮肤湿疹的情况,医护人员可以尝试更换敷料或贴膜材料,选择对皮肤刺激性小的产品。建议选择低敏原、透气性好的敷料,减少皮肤对外界刺激的敏感性。出现皮肤湿疹时,医护人员应加强局部皮肤护理,保持皮肤清洁干燥。可以使用温和的清洁剂清洁皮肤,避免使用刺激性强的消毒剂或药物。医护团队应及时与患者沟通,了解患者的皮肤情况和不适感。根据患者的反馈和皮肤情况,调整PICC导管周围的护理措施和治疗方案,确保患者的舒适和安全。建立患者皮肤湿疹的记录和反馈机制,及时记录患者的皮肤情况和治疗效果。通过总结经验,不断改进护理措施和提高对皮肤湿疹的识别和处理能力。综上所述,处理PICC导管留置期间合并穿刺点周围皮肤湿疹的关键在于及时观察和评估皮肤情况,避免过度湿润,选择合适的敷料和贴膜,局部皮肤护理,及时沟通和调整治疗方案,记录和反馈经验。通过综合的措施和多方合作,可以有效预防和处理皮肤湿疹,确保患者的皮肤健康和留置导管的安全。

## 案例 三 PICC导管留置期间合并穿刺点周围过敏性皮炎

### （一）病例介绍

患者，女，47岁，弥漫大B细胞淋巴瘤ⅢB期复发难治，甲状腺乳头状癌术后。入院时右上臂带入PICC导管1根，患者每周维护导管1次。更换前，发现患者右上臂皮肤发红，以透明贴膜处最明显（图2-165），穿刺点有少量渗液。患者主诉皮肤发痒。向责任护士了解到上次维护时并没有皮疹、发痒等表现。

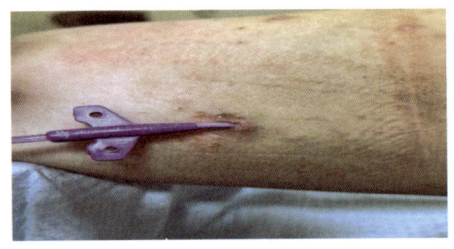

图2-165　右上臂敷料处皮肤接触性皮炎

### （二）分析、处理与转归

- 如何判断该患者发生了接触性皮炎

PICC置管后局部皮肤过敏多指对导管和固定贴膜的接触性皮炎，皮损首先仅局限于接触部位，机体高度敏感时可发至全身。主要表现为红斑、浸润、丘疹，甚至出现水疱甚至大疱。患者主观感受局部皮肤痒、抓挠后不能缓解，反而使红斑面积扩大，影响日常生活。一般情况下，经处理和护理干预后，皮肤过敏可以缓解，不影响肢体功能活动。

- 对透明敷料过敏的患者该选择何种敷料进行固定

临床常用的敷料有透明敷贴、泡沫类敷料、藻酸盐类敷料、水胶体敷料、无菌纱布敷料（表2-13），那么针对该患者我们应该应用哪一种敷料呢？

表2-13　不同敷料类型与特点

| 敷料类型 | 敷料特点 |
| --- | --- |
| 透明敷贴 | ①透明，粘贴牢固；②常作为首选；③透气性差；④接触性皮炎发生在置管后1～2个月 |
| 泡沫类敷料 | ①具有多孔性，表面张力低；②富有弹性、可塑性强、轻便；③对渗出液吸收能力强，对氧气及二氧化碳几乎完全通透，可作为药物载体 |
| 藻酸盐类敷料 | ①比较柔软，容易折叠；②敷贴方便，形成半固体物质；③环境湿润，提高表皮细胞的再生能力，加快表皮细胞移动 |
| 水胶体敷料 | ①能与不平整的创面紧密黏合；②减少细菌增生，加速血管生成，促进上层细胞生长；③吸收少量到中量渗液，胶层厚度决定吸收能力的大小 |
| 无菌纱布敷料 | ①透气性能好；②减少出汗，减轻皮肤瘙痒；③价格便宜 |

根据上述表格描述，该患者属于对透明敷贴过敏，可使用无菌纱布替代透明敷贴联合弹力绷带，使患者过敏现象得到改善。

- 处理与转归

（1）用生理盐水清洁局部皮肤，用浸润地塞米松的纱布覆盖皮肤过敏处，待30分钟后用生理盐水再次清洁局部皮肤充分待干，避开导管穿刺点0.5 cm用无菌棉签将地塞米松软膏均匀涂抹于创面处。

（2）将8 cm×7 cm无菌纱布使用无菌剪刀裁剪1/4，再将1/4的小方块对半剪开并剪出一个小圆孔（图2-166），并在开口位置嵌入PICC导管，在纱布上摆放导管外露的位置，在摆放时需要对角度进行固定，避免牵拉，打折，正压接头部分采用高举平台法，通过纸质胶布在纱布上固定，外面再缠绕一层消毒纱布，通过弹力绷带固定最外层，避免导管滑脱，2天更换一次敷料。患者皮炎明显好转，穿刺点干燥，瘙痒症状减轻（图2-167）。

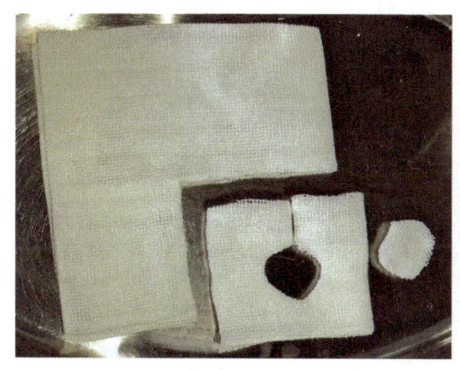
图2-166 剪纱布

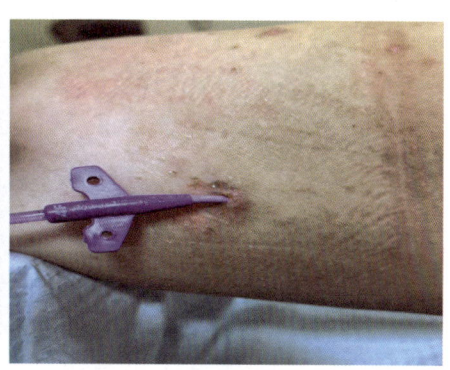
图2-167 患者皮炎症状缓解

### （三）思考与启发

PICC导管留置期间合并穿刺点周围过敏性皮炎是一种常见的并发症，可能会引起患者的不适和疼痛，增加感染的风险。医护人员在留置PICC导管期间应密切观察患者穿刺点周围皮肤的情况，并及时识别过敏性皮炎的症状，如皮肤红肿、瘙痒、皮疹等。一旦发现过敏反应，应立即采取措施减轻症状。对于患者出现过敏性皮炎的情况，首要的原则是停止刺激源，即导致过敏反应的因素。可能导致过敏的因素包括导管材料、敷料、消毒剂等，应尽快排除并更换为不引起过敏的替代品。针对过敏性皮炎，可以考虑局部使用抗过敏药物，如外用类固醇或抗组胺药物，以减轻皮肤瘙痒和红肿等症状。医护人员应根据患者的具体情况和过敏程度选择合适的治疗方案。在治疗过敏性皮炎的同时，医护人员应加强对患者穿刺点周围皮肤的护理，保持皮肤清洁干燥。选择对皮肤刺激性小的敷料或贴膜，避免进一步刺激皮肤。一旦发生过敏性皮炎，医护人员应警惕患者可能存在的过敏史及过敏原，避免再次暴露于可能引起过敏的因素。在后续的护理和治疗中，应选择对患者不会引起过敏反应的材料和药物。医护人员应向患者及其家属充分解释过敏性皮炎的原因、处理方法和预防措施，提高其对过敏反应的认识和应对能力。患者和家属也应积极配合医护人员的治疗和护理措施。综上所述，处理PICC导管留置期间合并穿刺点周围过敏性皮炎的关键在于及时识别过敏反应、停止刺激源、局部抗过敏治疗、皮肤护理、避免再次过敏、教育患者和家属。通过综合的措施和团队合作，可以有效缓解患者过敏性皮炎的症状，保障患者的皮肤健康和导管的安全。

### ■ 知识拓展

- **斑贴试验的适用和禁忌人群**

（1）适用人群：变应性接触性皮炎患者；各种湿疹皮炎特别是脂溢性皮炎、淤积性皮炎等；系统性接触性皮炎，主要表现为手足无规律的泛发性湿疹或水疱性湿疹等；没有明确接触史，但发生在特殊部位的皮炎，比如面部、手部和颈部等暴露部位的皮炎湿疹。

（2）禁忌人群：孕妇和皮炎急性期患者不宜做斑贴试验。

- **斑贴试验的原理和具体方法如何**

斑贴试验的应用已有百年历史,对接触性皮炎及某些过敏性皮肤病诊断的可靠性得到了充分证明,促进了接触性皮炎与皮肤变态反应检测的发展。

(1)原理:将可疑致敏物质敷贴于患者皮肤上,通过皮肤或黏膜进入机体后由抗原呈递细胞将抗原呈递给T淋巴细胞,使特异性T淋巴细胞活化,诱发炎症反应。

(2)具体方法:将试剂贴在皮肤上观察一段时间后,根据皮肤对接触物的反应判断是否对这种物质过敏。

## 第九节 · TIVAP术后早期并发症

TIVAP可以减少患者反复穿刺的痛苦,由于港体埋置于皮下,在体外无任何部件裸露,降低了局部和全身感染的可能。TIVAP维护频率低,不影响患者生活质量,目前被广大患者接受。但术中操作、术后维护或管理不当会引起导管相关并发症,发生率为9.67%~38%,并发症的发生会严重影响输液港的留置时间,从而增加患者的痛苦和经济负担。

### ■ 基本概念

输液港植入术后早期并发症包括囊袋血肿、切口愈合不良、港体翻转等。早期并发症症状急、发展快,需要通过密切观察、细心体检并结合有效的检查方法明确诊断,必要时采用手术等措施及时干预。

1. **囊袋血肿** · 是指埋置静脉输液港港座游离出的皮肤软组织囊袋内出血形成血肿,出血可积聚在囊袋内,也可顺着组织间隙向周围扩散。

2. **切口愈合不良** · 是指伤口长时间不愈合,甚至范围扩大,伤口常有明显红肿、瘢痕形成症状。

3. **港体翻转** · 是指输液港港座发生前后翻转。

### ■ 原因分析

**(一)囊袋血肿**

建立囊袋是输液港植入术的关键环节之一。囊袋位置目前尚无固定区域,原则上选择方便患者生活,便于保护、护理及应用的位置,同侧锁骨下区域是比较理想且临床常用的区域。

1. **疾病因素** · 肿瘤患者长期化疗导致血小板低下、凝血功能异常,更易发生囊袋血肿。

2. **操作因素** · 囊袋建立过程中钝性分离皮下或筋膜后方组织,会出现皮下组织中毛细血管及小动静脉撕裂出血的情况,尤其囊袋建立在血供丰富的区域,筋膜后方贴近肌肉层,分离过程中组织渗血会更加明显；无损伤针穿刺皮肤时刺破小血管,拔除针头时局部按压时间不够,导致皮下出血致囊袋血肿。

3. 其他因素·术后用力咳嗽或大幅度活动导致渗血。

### (二) 切口愈合不良

切口愈合不良是留置输液港常见的并发症,临床表现为术后14天内仍然没愈合。上臂港的发生率为0.9%,胸壁港的发生率为4.2%。

1. 疾病因素·恶性肿瘤是一种慢性消耗性疾病,肿瘤细胞的快速增殖需要利用大量的营养物质,从而抑制机体正常组织的生长代谢,不能满足肿瘤患者的营养需要。它的机制复杂,异常的炎性反应、肉芽组织含量减少、外周神经病变,以及伤口处血管新生受损均参与诱导切口愈合障碍。肥胖患者加重脂肪液化,造成切口延迟愈合。手术区域皮肤接受过放射治疗或乳房切除并接受锁骨下淋巴结清扫手术者,局部皮瓣薄、血供差等因素也会影响到切口的愈合。

2. 操作因素·术前评估不到位,操作人员技术不到位,操作不规范。切口的方向、囊袋的大小、放置的位置、切口缝合时未准确对合,都会增加切口裂开的概率。缝线距离过密或过松,太过紧密易出现部分组织液化坏死,引发血运功能障碍,导致伤口愈合不良；过松切口出血增多,伤口愈合延迟。缝线拆除过早,患者后期维护不当或维护受阻,都是引发并发症的因素。

3. 材质因素·输液港港座材质为钛/环氧树脂,导管为硅胶/聚氨酯。输液港材质不相容,影响切口愈合。局部皮肤对可吸收缝线出现排斥反应,不能被吸收。医务人员组织胶水使用不当,导致切口不能愈合。患者皮肤对透明贴膜过敏,使用期间因局部瘙痒不适,抓挠使皮肤破损,细菌进入切口边缘引发局部感染,导致切口愈合不良。

4. 药物因素·肿瘤患者治疗中常用的免疫抑制剂、抗肿瘤药物、抗凝剂、抗血管生成药物等均会影响伤口愈合。

5. 其他因素·患者的文化程度、卫生习惯、心理因素、健康宣教不到位等也是影响切口愈合的相关因素。

### (三) 港体翻转

输液港港体表面是光滑的塑料或金属合金,随着囊袋愈合、成熟,周围组织在港体周围形成与港体轮廓一致的纤维包膜,港体在包膜内易旋转、翻动。尤其是植入术后1~2周,港体周围纤维包膜尚未形成,其发生率在0~1.6%。

1. 疾病因素·皮下组织过剩/疏松可使港体易移动、翻转,是目前较为常见的危险因素；白细胞介素2的不良反应会导致毛细血管渗漏综合征,患者囊袋内出现积液,使港体漂浮在积液中,增加了港体翻转的概率。

2. 操作因素·术中医生分离囊袋过大；输液港港体与周围组织固定不牢固；仅与周围皮肤组织固定,未与胸肌筋膜固定。

植入位置深度过浅或过深、角度不正确、植入技术的不熟练导致植入后港体的稳定性差,增加了翻转的风险。

3. 解剖因素·患者的颈部长短、皮下脂肪厚度等因素都可能影响港体的稳定性。一些解剖学特征,如胸骨角较小或颈胸部的弯曲度较大,也可能增加港体翻转的风险。

**4. 其他因素** · 患者的活动习惯、体型变化、植入部位感染；术后患者过早进行大幅度牵拉运动，颈部过度弯曲、外力撞击等也可能对港体的稳定性产生影响。

■ **处理方法** ·

（一）并发症的预防

1. **人员资质** · 静脉输液港较其他中心静脉导管的植入手术操作更加复杂，操作者的技术水平直接影响并发症的发生率。输液港的操作者可由外科、介入科、麻醉科等多学科医生担任，或采用医护合作模式。但操作者需要经过严格的培训和考核，合格后方能执行输液港植入操作。

2. **术前评估**

（1）术前检查：完善术前常规化验检查（包括血常规、凝血常规、生化全项、术前病毒检查等）。

（2）手术部位评估：术前静脉治疗团队需和患者一起评估和选择输液港植入位置。综合考虑植入部位、穿刺血管条件和患者需求，评估后制定手术方案。首选胸壁、上臂作为输液港放置的部位，特殊患者也可考虑下肢、腹壁作为放置输液港的部位。置港部位应选择平坦不易受到挤压、摩擦的地方，避开感染、接受过放疗、肿瘤侵犯的皮肤及有淋巴结转移的区域。接受过腋窝淋巴结清扫术的上肢不宜进行手臂港植入。

3. **手术禁忌证**

（1）凝血功能异常：中度凝血功能障碍是输液港植入的相对禁忌证，血小板计数 > $50 \times 10^9$/L 和国际标准化比值（INR）< 1.8 时，活化部分凝血活酶时间（APTT）< 正常值的 1.3 倍，无须进行预处理逆转。血小板计数 < $50 \times 10^9$/L 和 INR > 1.8 时，APTT > 正常值的 1.3 倍，应于术前纠正凝血功能障碍。无法纠正的重度凝血功能障碍可能造成无法控制的出血，是手术的绝对禁忌证。

（2）感染：手术部位、入路静脉感染、全身感染可能导致术后皮肤、隧道、囊袋及港体内发生感染，严重影响输液港使用，增加患者痛苦及经济负担，是植入手术的绝对禁忌，在感染控制前不建议进行输液港手术。

（3）过敏：已知对输液港的使用的相关材料过敏是植入手术的绝对禁忌证。

4. **术中操作及术后维护**

（1）囊袋出血：预防措施主要包括手术野止血彻底，选择合适的解剖层面建立囊袋，依据解剖结构层面分离会减少出血。形成血肿的病理多数伴有囊袋直径过大的情况，应根据港体的体积建立适合大小的囊袋，原则上等于或稍微超过港体最大直径即可，为避免穿刺静脉出血经隧道进入囊袋，应提高穿刺技术，借助超声等引导提高穿刺成功率，避免反复穿刺或伤及动脉导致大量出血；锁骨下静脉和颈内静脉都是临床常用的穿刺静脉，但锁骨下静脉距离囊袋近，相对于颈静脉穿刺可以避免建立隧道导致出血的情况。

输液港植入术后伤口敷料需保持干燥，切勿自行打开；随时查看伤口敷料情况，指导患者自我观察，出现切口疼痛、敷料渗血等情况，立即告知护理人员；术后 24 小时内减少置港侧肢体活动；术后 1～2 周，避免局部压迫或拉扯伤口；术后手术部位可能出现疼痛感，一般 1～3 天后逐渐缓解；港体和皮下隧道部分可能出现青紫，1～3 周后逐步消退。

（2）切口愈合不良：手术中应严格无菌及规范操作，操作者需不断提高个人操作技术，缩短手术时间，降低感染的概率。切口应对合准确缝合，防止张力缝合；缝线距离应适当，避免过密过松。缝线避免拆除过早，防止伤口裂开。提高对维护人员的培训，严格无菌操作，在伤口未愈合前，维护动作要轻柔，防止用力过大，引发伤口裂开。手术后对伤口的严密观察，及时处理并发症是切口愈合的关键。术前评估应认真、仔细，有过敏体质者应慎重选择材质。选择可吸收缝线，可吸收缝合线由聚乙二醇酸材料制成，表面覆有含聚乙二醇酸合成涂层，可提供切口愈合期有效的维持张力和良好的操作性能，并有材料均一性、稳定性、无毒性、无胶原性、无抗性及无致癌性；组织反应低，有较强的抗酸和抗感染作用，最终可被水解和吸收；其分解产物经试验证明是有效的抗菌剂，吸收速率稳定，从而减少缝线组织反应及感染。病情允许情况下，延期使用抗血管生成药物。

肿瘤患者能量消耗大，化疗后抵抗力下降，维持机体正常免疫功能，调整机体内环境至最佳状态。针对有基础疾病的患者，积极治疗基础疾病及并发症，将血压、血糖控制在正常范围内，确保患者体质处于良好功能状态，以提高手术和化疗的耐受性。进行饮食指导，并发放饮食宣教手册，督促患者合理控制体重，避免体重过度增加或减少。

（3）港体翻转：手术时应根据注射座的型号分离皮下组织，如果囊袋过大可以将输液港港体与胸肌筋膜固定。预防港体翻转的方法，除了囊袋制作的大小适中，还可以术后即刻将蝶翼针插入港体固定。护士穿刺前要仔细评估局部皮肤及注射座的形状，如发现触诊异常或穿刺困难应进一步评估、检查。

避免在安置有输液港侧的颈部、胸部及上肢做剧烈运动，洗澡时不可用力擦洗囊袋周围皮肤，穿衣服时应选择宽松款式，注意保护好囊袋上方的皮肤。指导患者如发现输液港港体周围皮肤变薄或皮肤有异常时应及时告知医护人员，并停止使用输液港，及时查清原因并处理。

### （二）并发症的处理

1. **囊袋血肿**·囊袋血肿发生时，多数患者并无明显的主观症状，查体时囊袋所在区域皮肤组织肿胀、皮肤瘀斑，以囊袋为中心，逐渐向周围延伸，囊袋区域触诊到波动感，港体漂浮于囊袋内，患者感觉局部皮肤张力大，压痛明显。偶见伤口持续渗血、头晕、口干等失血性表现。

血肿较小且没有持续进展、判断为非动脉出血及积血可通过加压包扎、切口引流排出。

如果血肿较大或持续进展，需要进行清创止血。清创手术需严格遵循无菌操作，沿原手术切口进入引流积血后，探查囊袋出血情况。必要时延长手术切口达到充分探查和止血的目的，动脉出血需要进行血管断端的结扎或缝扎。

血液疾病患者（如白血病等）及接受过全身化疗的患者会存在血小板减少等凝血功能异常，此类患者出血的原因为囊袋内手术创面出血，采用填塞纱布压迫止血的效果明显，当压迫止血效果不佳时需进行创面的缝扎止血。

囊袋直径过大时需要进行囊袋缩窄手术，减少血液积存在囊袋内的可能性。在重新放置港体之前，确保所有的出血点都得到有效的控制。

再次发生囊袋出血风险高的患者，需要适当推迟输液港开始应用的时间，延长局部加压包扎时间，确定没有再次出血后再开始使用。

2. **切口愈合不良**·首先对囊袋切口进行仔细评估，输液港囊袋伤口边缘皮肤及周围有无疼痛；切口裂开大小、深度、基底层的颜色、有无窦道形成；切口渗液的颜色、质量、性质等。如果切口出现渗液、化脓时应尽早处理和充分引流。

处理方法：① 在渗液最明显处可拆除全部缝线，充分引流。② 加强换药，清除坏死组织，加速新鲜组织生长。③ 切口渗液较多的，同时做分泌物细菌培养，对症使用抗生素。④ 告知患者置管侧肢体避免剧烈活动、负重及外力撞击。综合撕裂情况、伤口和港体污染的程度评估再次缝合的可行性。早期因机械性因素导致的伤口裂开，具有诱因明确、症状明显、污染不严重等特点，可以保留港体进行二次手术缝合。若合并切口或港体污染，直接二次缝合继发感染的风险高，需要先取出港体和导管，清创缝合伤口，待伤口愈合后再考虑重新植入。

3. 港体翻转·准确判断注射座翻转。

（1）穿刺前评估：使用三指法固定底座后可见中间拱起，注射座翻转时所见圆盘比正常要大且更平、更硬。

（2）穿刺后评估：正常位置扎针时针尖可轻易穿透硅胶隔膜，具有落空感；注射座翻转时，针尖虽能穿透皮下组织但会遇阻力无法继续向下，无落空感且回抽无回血，拔针后部分可见针尖倒钩。

（3）评估后确认：怀疑注射座翻转后应立即上报医生进行检查，一些有特殊触摸标记的港体可通过触诊明确诊断，借助侧位X线片能够发现各种港体翻转。

港体翻转治疗前需判断导管是否从港体分离脱落或有折叠扭转的情况。如导管脱落或破损时，应尽快手术治疗，并评估是否需要更换新的输液港；如导管未脱落或破损后，可先尝试手法复位，约2/3的患者能够复位成功，手法复位成功的患者，建议局部进行加固包扎，为港体底座通过增生的纤维组织固定于囊袋内提供辅助支持。无法手法复位时手术切开复位是最有效的治疗方式，术后应对囊袋再塑形并加固港体于周围组织上，防止港体再次翻转。

■ **处理方法**

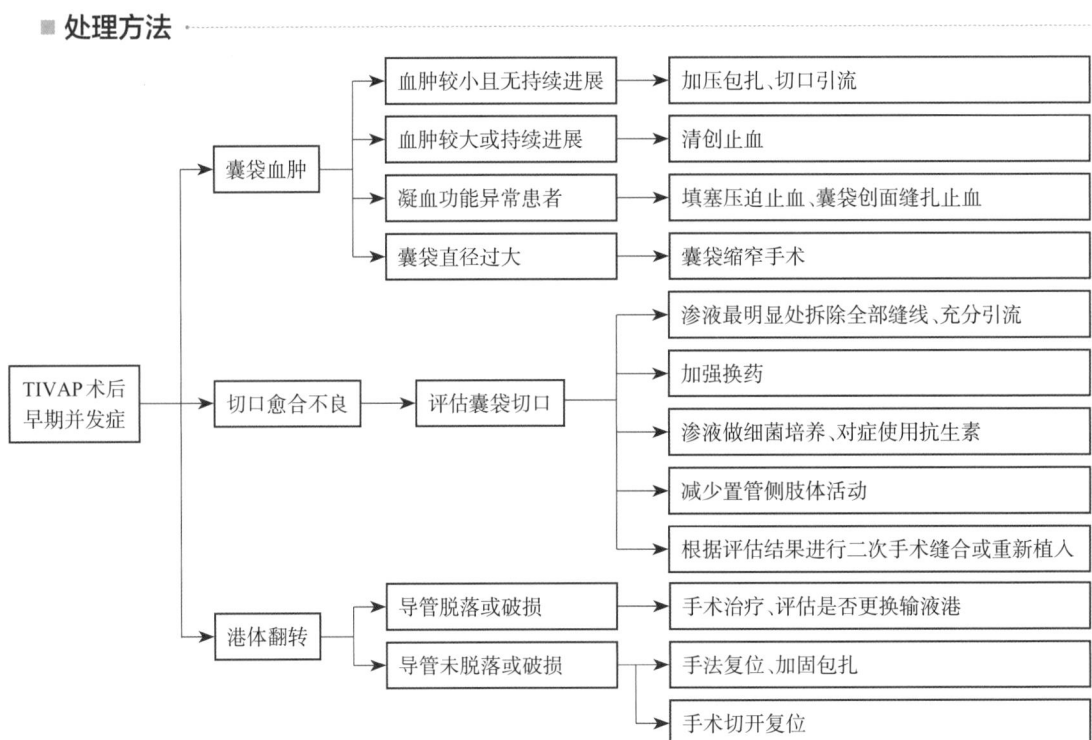

## 案例解析

### 案例一 TIVAP港体植入处伤口愈合不良

#### （一）病例介绍

患者，女，50岁，左大腿骨肉瘤肺转移术后，给予DIA（多柔比星+顺铂+异环磷酰胺）化疗，考虑化疗药物为高渗性药物，且化疗周期长，外院行输液港植入术。胸部正位X线片提示导管头端位于右侧第7后肋水平，常规外院化疗，化疗后第4天发现注射座上穿刺点发黑，皮肤发红范围为2 cm×2 cm（图2-168），无肿胀、渗液，疼痛评分为2分，予以碘伏纱布持续湿敷，每天换药1次，症状未好转，红肿范围逐渐加大，暗红色，无渗液，皮肤已坏死，范围为3 cm×3 cm（图2-169），治疗5天后入院。患者住院时间较长，反复接受多学科诊治与换药处理。经麻醉科、伤口中心、整形科、静脉输液治疗专家会诊，行皮瓣移植术（图2-170）。术后治疗方案调整为使用2%葡萄糖酸氯己定醇皮肤消毒液消毒，完全干燥后采用含新霉素的抗菌纱布湿敷，2天换药1次，结束化疗后出院。1周后患者发现皮瓣移植处伤口裂开，范围1 cm×1 cm，无渗液，至门诊换药，患者治疗期间持续口服靶向药阿帕替尼，行清创缝合（图2-171），伤口表面干燥、无渗血、渗液。患者因手术停阿帕替尼10天，切口稳定，无渗血、渗液。恢复阿帕替尼第2天切口开始渗出黄色液体，为预防感染，采用氯己定消毒后再次抗菌纱布湿敷，1～2天换药1次。

1周后伤口再次裂开，范围3 cm×2 cm，无渗血、渗液，次日重新清创缝合（图2-172），经多学科专家会诊后更换换药方案，采用氯己定消毒，纱布湿敷，2天换药1次，2周后伤口拆线（图2-173），伤口干燥，无渗血、渗液，患者全程体温正常。

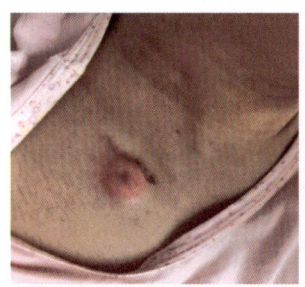
图2-168 注射座上穿刺点发黑

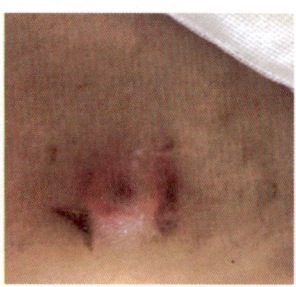
图2-169 红肿逐渐加重

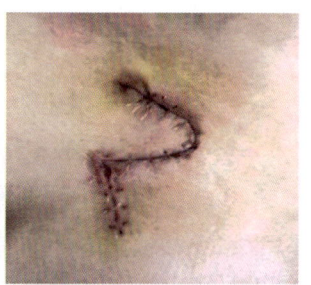
图2-170 皮瓣移植术

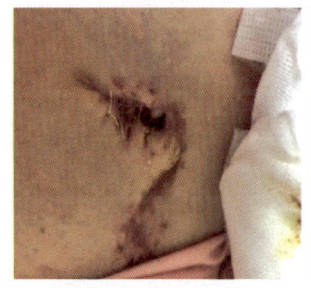
图2-171 清创缝合

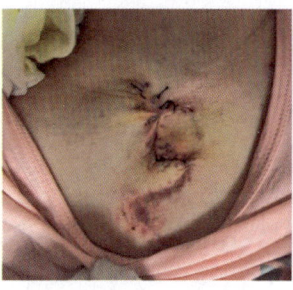
图2-172 重新清创缝合

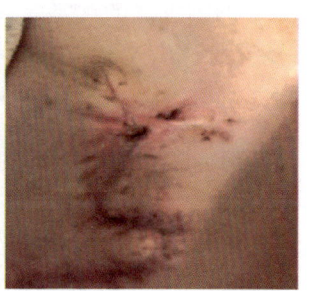
图2-173 伤口拆线

## （二）分析、处理与转归

- **该患者为什么出现TIVAP港体植入处伤口愈合不良**

（1）肿瘤患者皮肤弹性减弱，浅置的港体在患者局部皮肤形成隆突，导致局部皮肤的血运受限。

（2）肿瘤患者行肿瘤切除术，术后化疗致机体重大创伤，机体抵御细菌的天然屏障也遭破坏，导致机体及细胞免疫暂时性受抑制。

（3）住院治疗时间长，反复穿刺增加感染的风险。

（4）冲管不够彻底，注射座硅胶黏膜下积聚凝块。

（5）抗血管生成靶向药物阿帕替尼影响伤口愈合。

（6）囊袋过小致港体距手术切口过近并直接压迫手术切口，手术切口瘢痕的血运、抗张能力不如正常皮肤，从而更容易出现缺血坏死。

（7）TIVAP植入手术时间过长（≥40分钟）时，TIVAP相关感染的风险也将升高。

（8）二次清创缝合皮肤破损周围张力大，结痂处血供差。

- **发生TIVAP港体植入处伤口愈合不良时一定要取出港体吗**

不一定。临床工作中一旦发现TIVAP周围有异常，立即上报静脉输液委员会专家会诊、多学科专家会诊，经过积极治疗后，根据患者病情及治疗时间，可通过局部消毒湿敷、清创缝合、皮瓣移植术等方式保留输液港。

- **TIVAP港体植入处皮瓣移植后如何护理**

（1）首选＞0.5%葡萄糖酸氯己定乙醇溶液对皮肤局部进行消毒，有禁忌者可使用碘酊、聚维酮碘或70%乙醇，可用纱布浸湿消毒液湿敷。

（2）手术切口护理：保持伤口敷料的清洁、干燥，如渗液较多，及时更换。

（3）控制体位：术后体位的安置对皮瓣的血供和静脉回流、促进皮瓣成活具有重要意义，术后应保持患部高于心脏约10 cm，抬高患侧10°～15°，禁止患侧卧位；向患者解释体位固定的目的及其重要性，指导患者取平卧位或左侧卧位，抬高床头15°～20°，禁止右侧卧位，防止皮瓣受压。

（4）休息与活动：皮瓣转移、移植术后患者要卧床休息1周，指导患者床上进行踝泵运动，预防DVT，更换体位时宜缓慢，避免牵拉皮瓣。

（5）饮食护理：给予高蛋白、高热量、高维生素饮食，增强组织修复能力。

- **措施与结局**

立即启动多学科团队，邀请静脉输液治疗专家会诊，查找输液港注射座上皮肤异常的原因，选用合适的消毒液进行消毒、湿敷，积极抗感染治疗后皮肤仍然出现坏死，整形科给予清创＋皮瓣移植术，经过积极的治疗和护理，输液港成功保留，顺利完成化疗。

## （三）思考与启发

TIVAP港体植入处伤口愈合不良是一种常见并发症，可能会导致感染、港体移位或功能受损等问题。因此，使用抗血管生成靶向药物患者植入TIVAP的时机十分重要，以免引起植入后伤口不愈合。医护人员在植入TIVAP后应定期评估患者的伤口愈合情况，及时发现和处理愈合不良的情况。评估伤口是否红肿、渗液、发热等症状，及时进行处理。患者在术后需要做好伤口护理，保持伤口清洁干燥。医护人员应教育患者如何正确清洁和包扎伤口，避免感染和愈合不良的发生。植入TIVAP后,患者在日常生活中要避免局部受到外力挤压、摩擦等,避免影响伤口愈合。医护人员应指导患者如何避免局部受压,并选择合适的固定方式。良好的营养状态对伤口愈合至关重要。医护人员可以协助患者制定合理的饮食计划,保证充足的营养摄入,促进伤口愈合。定期更换伤口敷料是保持伤口清洁、干燥并促进愈合的重要步骤。医护人员应按照医嘱指导,定期更换敷料,并注意观察伤口情况。对于严重的伤口愈合不良情况,可能需要考虑手术修复或其他治疗方式。医疗团队应及时评估患者的情况,制定合适的治疗方案。医护人员需要向患者及其家属详细解释伤口愈合不良的原因、风险和注意事项,教育他们如何正确护理伤口,以促进愈合并避免并发症。综上所述,对于TIVAP港体植入处伤口愈合不良的情况,医护人员需要加强早期评估和处理、适当护理、避免局部受压、营养支持、定期更换敷料、手术修复和患者教育等方面的工作。通过全面的措施和有效的管理,可以促进伤口愈合,避免并发症的发生,确保患者的安全和康复。

## 案例 二 TIVAPP植入术后港体外露

### (一)病例介绍

患者,男,47岁,肝癌术后近5年,发现颈部淋巴结及肺转移1年余,门诊拟以肝癌术后复发伴多发转移收入院。诊疗计划拟使用三氧化二砷抗肿瘤治疗,拟行TIVAP植入术,患者签署使用医用植入知情同意书及经皮植入静脉输液港治疗同意书。完善各项检查,血检验异常指标,提示凝血功能差及营养不良;胸部CT增强示双肺及右侧胸腔、淋巴多处转移瘤、胸腔积液。患者在局麻下植入静脉输液港。患者化疗结束,输液港无异常,出院。

2个月后患者再次入院,主诉输液港植入术后第3周,港体上方皮肤拆线缝合处有2 cm×3 cm结痂,结痂脱落后发现港体上的皮肤有破损,暴露2 cm×3 mm白色港体(图2-174),告知患者输液港体外露风险后,患者同意重置输液港,术后第2天伤口处皮肤红肿1.8 cm×2 cm(图2-175),14天后拆线伤口愈合好。

第一次植入输液港手术回顾:介入科医师在DSA影像联合超声引导下行输液港植入手术。操作经过:患者取平卧位,常规消毒,铺巾,2%利多卡因10 mL局麻后,超声引导下穿刺

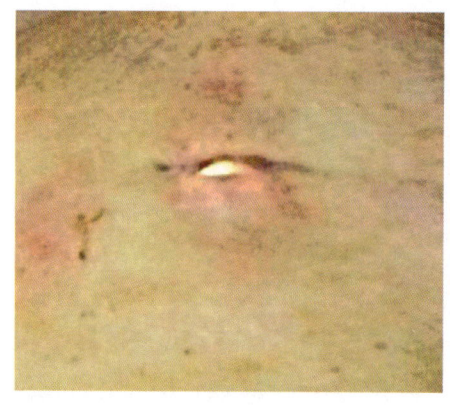

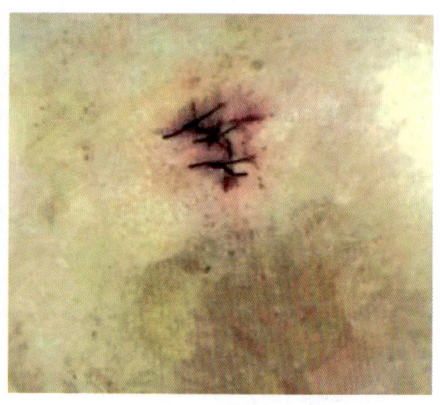

图2-174　港体外露　　　　　图2-175　输液港重置后皮肤情况

左侧锁骨下静脉,经穿刺针置入导丝,术中切到皮下小动脉,予以结扎小动脉,切开胸壁皮肤约3 cm,置入8F导管鞘,经导丝置入长约为22 cm的引导管、透视下导管头端位于右侧第6后肋水平,外接输液港体,将输液港埋于左侧胸壁锁骨下方皮下,丝线缝合。

### (二)分析、处理与转归

- **如何判断TIVAP港体外露**

评估局部皮肤:仔细观察给药盒(图2-176)周围皮肤(局部有无疼痛、发热、发红和肿胀),如护理中发现切口愈合不良,有红肿,渗液,应该询问患者切口有无牵拉不适、触摸有无波动感,观察皮瓣处皮肤情况,再根据患者个体差异分析原因及对症处理。

- **TIVAP输液港植入术后港体外露发生的原因**

该患者术后3周后发现港体上方的皮肤结痂脱落,可见皮肤有缺损,港体外露。原因如下。

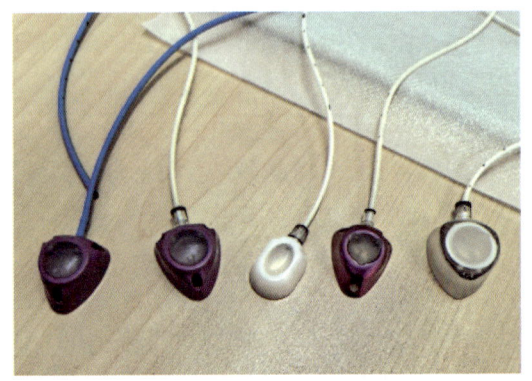

图2-176 输液港的结构组成

(1)手术过程中,在港体上方,切到皮下小动脉,结扎小动脉的伤口在港体上方,囊袋周围皮下组织血液循环减慢,导致局部皮肤弹性减弱,张力过高。

(2)切开胸壁皮肤约3 cm,皮下组织分离偏少,导致港体置入过浅,皮下囊袋过小,皮肤创面张力增加,血肿形成,不易愈合。

(3)患者皮下脂肪少,术后输液港区域的皮肤及组织水肿牵拉。

(4)胸壁输液港注射座植入部位位于锁骨下窝的皮下组织内,易受牵拉造成移位。

(5)囊袋周围血液循环变慢,皮肤弹性降低。

(6)植入输液港后出现排斥反应。

(7)局部皮肤放射治疗史。

本例患者输液港注射座囊袋切口在注射座正上方,切口张力大,加上皮下脂肪少,皮肤弹性差导致愈合不佳。

- **TIVAP港体外露是否需要将港体取出来**

首先应该评估港体外露的大小,对于局部无感染的港体外露者,若外露面积＜3/5,可以予以继续使用,在使用时注意无菌操作,伤口需定期换药(3天1次)。此外,告知患者避免衣物对局部皮肤的摩擦,切勿用力擦洗囊袋处的皮肤,避免置港部位剧烈运动和撞击。对于囊袋红肿、化脓伴港体外露者,一般给予取港处理,加强换药,若患者港体周围有可供重新制作囊袋的皮肤区域,予以切除坏死组织,重新制作囊袋并进行二期缝合。

- **措施与结局**

立即启动多学科团队会诊,对港体外露进行评估,保持伤口清洁,皮肤破损处予以凡士林纱布覆盖。安慰患者与家属,以取得积极配合。根据患者意愿,进行输液港重置。2周后拆线,伤口愈合好,经由输液港完成后续化疗。

### (三)思考与启发

TIVAP植入术后出现港体外露是一种严重的并发症,可能会引起感染、港体损坏等问题,需要及时处理和预防。医护人员应密切关注患者术后的情况,特别是检查植入港体的外露情况。早期发现并及时处理港体外露是防止感染和其他并发症的关键。患者术后应定期清洁植入部位,避免局部污染和感染。尤其要注意保持港体周围皮肤的干燥,避免湿润环境促进细菌繁殖。确保植入港体固定在正确的位置,避免外部因素引起港体移位或外露。医护人员应根据患者的体型和活动情况选择合适的固定方式,如敷料、专用固定装置等。患者在日常生活中要避免剧烈运动、重物提拉等可能造成港体外露的行为,避免外力撞击导致港体脱出或损坏。一旦发现植入港体出现外露,医护人员应及时处理。通常需要通过手术或其他操作将港体复位或更换新的植入装置,确保功能正常并避免感染等风险。医护人员需要向患者及其家属详细解释港体外露的风险和注意事项,教育他们如何正确护理和保护植入港体,以减少并发症的发生。医疗机构应建立完善的质控机制,对TIVAP植入手术和术后进行规范化和标准化管理,及时总结经验教训并改进操作流程,提高术后管理的质量和安全性。综上所述,对于TIVAP植入术后出现港体外露的情况,医护人员需要强化早期识别、保持整洁干燥、固定适当、减少外力撞击、手术处理或更换、患者教育和质量管理等方面的工作。通过全面的措施和有效的管理,可以有效预防和处理港体外露等并发症,确保患者的安全和健康。

## 案例 三 TIVAP留置期间港体翻转

### (一)病例介绍

患者,女,68岁,升结肠癌术后,行注射用奥沙利铂、卡培他滨片(XELOX)方案化疗。遵医嘱由麻醉科医生在局麻下行输液港植入术,次日起开始化疗。前4个周期输液港使用情况良好。第5个周期化疗顺利完成。出院后第7天在当地医院复查血常规发现白细胞$2.5 \times 10^9$/L,血小板$30 \times 10^9$/L,均降低。至当地医院住院治疗,给予皮下注射重组人粒细胞刺激因子注射液(瑞白)升白细胞及白细胞介素2升血小板,中药参麦注射液经外周静脉滴注补气治疗。10天后患者因出现全身性水肿,低蛋白血症、心包积液、胸腔积液等来院治疗。入院后拟予以补钾利尿、羟乙基淀粉治疗毛细血管渗漏综合征、补充白蛋白等治疗。静脉输液专业护士准备穿刺无损伤针时,触摸输液港港体边缘边界清楚,但直径较以往大,请另一名专业护士确认,发现异常立即告知护士长,护士长初步判断后怀疑港体翻转(图2-177),立即联系为该患者植入输液港的麻醉科医生,随即在胸部X线检查下确认患者输液港港体翻转,评估囊袋空间及港体与导管走行,消毒皮肤,戴好无菌手套,操作者主力手拇指、示指、中指成等边三角形固定港体向上捏起,示指、中指向拇指侧推动港体,扩大囊袋空间,拇指下压扣住注射座底部稍用力向上翻动注射座,使穿刺隔转向体表,复位成功。无损伤针插入港体抽回血顺畅,轻轻挤压局部将囊袋内渗漏液排出,并用无菌纱布加压港体周围,减少积液产生。患者输注液体通畅,无不适主诉。经过为期13天的治疗,患者浆膜腔积液明显减少,囊袋积液消失,病情稳定,按时完成化疗疗程。

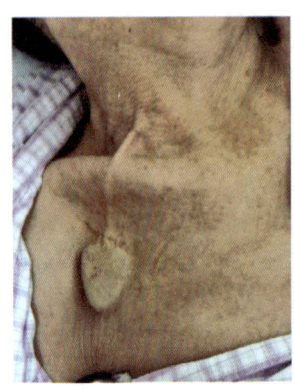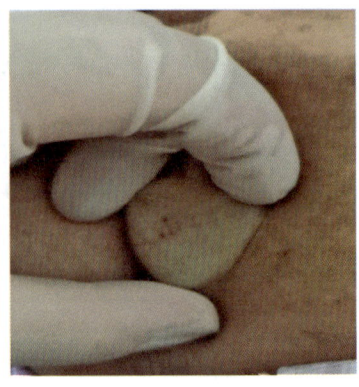

图 2-177 港体翻转

### (二)分析、处理与转归

- **为什么出现输液港港体翻转**

(1)与局部组织固定不佳的因素:① 术中医生分离囊袋过大;② 输液港港体与周围组织固定不牢固;③ 仅与周围皮肤组织固定,未与胸肌筋膜固定;④ 患者皮下组织松弛,输液港体容易发生旋转。

(2)输液港囊袋积液,白细胞介素2的不良反应会发生毛细血管渗漏综合征,导致患者囊袋内出现积液,使港体漂浮在积液中,增加了港体翻转的概率。

(3)由于前两种原因的存在,当患者肩关节运动频繁时港体易发生翻转。

- **港体翻转患者是否会不适**

多数患者在翻转发生时及以后均无任何不适,常常不知道翻转发生,直到来院维护使用前医护人员评估时发现。部分患者在采取某些特殊体位或动作时,感觉到静脉输液港的异常变动而来医院就诊。

- **如何确诊发生港体翻转**

触诊时港体边缘锐利而非圆润感觉,周围界限清晰,港体中间平坦宽大,置针时针尖只能进入皮下,无法刺入港体,触碰港体质地坚硬如钢板。影像学检查是确诊金标准(胸部侧位X线片证实港体翻转180°,港体底部朝向前方,穿刺隔膜朝向后方)。

- **发生港体翻转后如何复位**

采用三种复位方法,第一种原地单纯手法复位,即一手抵住港体一侧侧翼,另一手翻动另一侧侧翼,使其翻转180°;第二种囊袋内注射生理盐水后手法复位,以减轻港体和囊袋间摩擦力;第三种原位切开复位,同时对港体做缝合固定。前2种方法均无法判断港体复位的正确方向,但可根据复位后置针检查结果判断:若回血通畅,提示管路形态良好,可继续正常使用;若回血不通畅,提示管路扭结,即复位方向错误,则改朝反方向复位,直至回血通畅。研究认为,应优先采用无创方法复位。如无法复位,需更换部位重新植入输液港港体。

- **措施与结局**

怀疑输液港港体翻转,安慰患者,缓解其紧张、焦虑情绪。联系实施输液港植入术的麻醉科医生,在胸部X线检查下确认患者输液港港体发生了翻转。经麻醉科医生评估,采用原地单纯手法将输液港体复位,嘱患者用输液港植入处对侧手轻轻按压穿刺处,每天3次,每次

15～30分钟。遵医嘱使用脱水利尿剂、羟乙基淀粉、人血清白蛋白等,治疗因皮下注射白细胞介素2后出现的毛细血管渗漏综合征。经过治疗,患者毛细血管渗漏综合征得以治愈,输液港使用正常。最终该患者顺利完成化疗后取出输液港。

### (三)思考与启发

TIVAP留置期间港体翻转是一种较为罕见但重要的并发症,可能会影响输液的有效性和安全性。因此,医护人员在留置输液港期间应定期检查港体的位置和固定情况,密切监测是否存在港体翻转的迹象。早期识别并及时处理可以避免并发症的发生。确保港体固定牢固是避免港体翻转的关键。对于留置输液港的患者,医护人员应加强相关知识的宣教,包括如何正确保护和固定港体、避免剧烈运动和外力碰撞等注意事项。患者应注意定期检查港体是否处于正确位置并及时报告异常情况。在输液港留置和使用过程中,医护团队需要密切合作,定期评估港体固定情况并及时处理问题。护士可以在每次输液前检查港体位置,医生可以定期评估港体的适用性和安全性。如果发现输液港体发生了翻转,医护人员应及时处理。通常需要通过手术或操作将港体复位到正确位置,确保输液的顺利进行,并避免引发其他并发症。医疗机构应建立完善的质控机制,对输液港的选择、留置和管理进行规范化,并定期开展相关培训,提高医护人员的技能水平和质量意识。综上所述,对于输液港留置期间港体翻转的情况,医护人员需要强化早期识别、港体固定、患者教育、团队合作、手术复位和质量控制等方面的工作。通过全面的措施和有效的管理,可以有效预防和处理输液港体翻转等并发症,确保输液的安全和有效性。

### ■ 知识拓展

- **输液港的结构**

输液港由导管、导管锁和注射座组成(图2-178)。导管的末端有三向瓣膜和末端开口两种,且导管又分为单腔管和双腔管。

注射座由穿刺隔、侧壁和基底、储液槽及缝合孔构成。

穿刺隔:厚达2 cm以上的硅胶隔,当使用无损伤针穿刺可耐受22G的无损伤穿刺2 000次,承受20G的无损伤穿刺1 000次。任何种类的输液港都应使用无损伤针。

侧壁和基底:根据需要由钛合金或塑料制成。

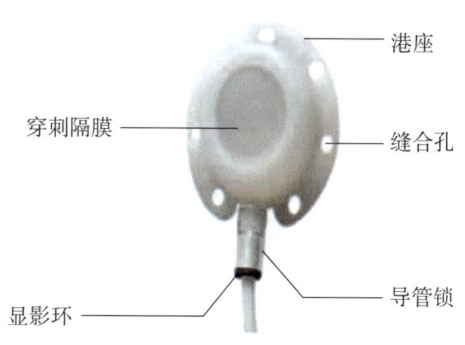

**图2-178** 输液港结构

缝合孔：便于将注射座整体缝合固定于皮下组织。

单腔输液港和双腔输液港见图2-179。

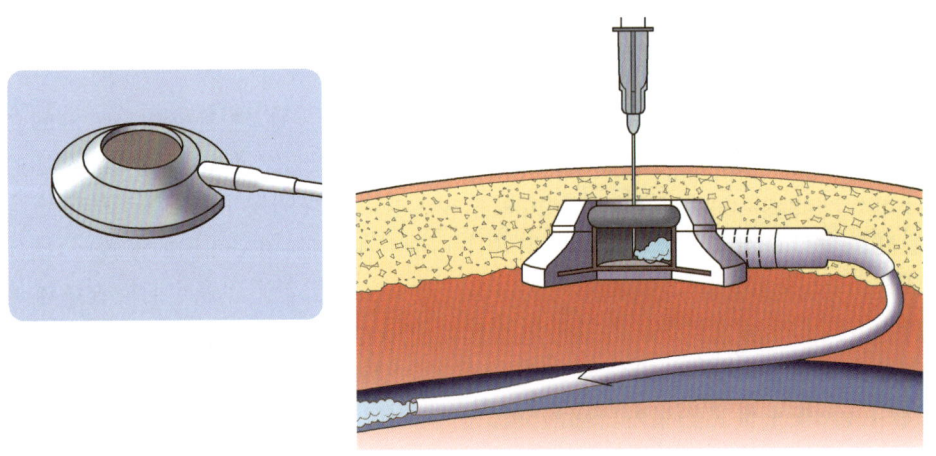

图2-179 静脉输液港输液系统原理示意图

三向瓣膜导管工作原理是港座储液槽负压时，瓣膜式阀门向内打开，可抽血；正压时，阀门向外打开，可输液；当压力平衡时，阀门关闭，避免了空气栓塞、血液反流或凝固的风险（图2-180）。

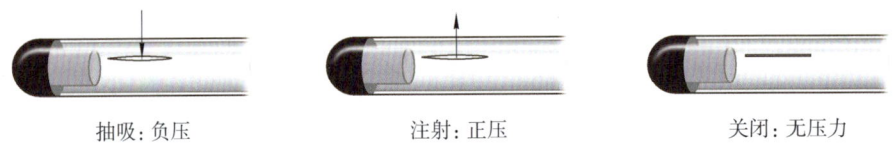

抽吸：负压　　　　　注射：正压　　　　　关闭：无压力

图2-180 三向瓣膜导管工作原理图

# 第三章

# 血管通路置管移除异常

## 第一节 · 拔管困难

拔除血管通路时出现的拔管困难,若处理不当会造成导管断裂、血管组织损伤甚至危及患者生命。拔管困难是CVAD拔管并发症最多见的类型,占80%。

■ **基本概念**

拔管困难是由于导管留置期间,感染过导管相关并发症或潜在并发症的发生,使导管黏附静脉壁或形成导管相关血栓及导管打折,导致导管拔除过程不畅,出现静脉瓣牵拉疼痛感或弹性回缩等异常现象,使导管不能顺利拔除甚至无法拔除。

拔管困难可分为4级,Ⅰ~Ⅲ级为拔管成功,Ⅳ级为拔管失败(表3-1)。

表3-1　拔管困难分级

| 等级 | 表现 |
| --- | --- |
| Ⅰ级 | 拔管过程中无牵拉感 |
| Ⅱ级 | 拔管过程中有牵拉感 |
| Ⅲ级 | 拔管过程中有Ⅱ级拔管过程中牵拉感,并出现弹性回缩动作 |
| Ⅳ级 | 拔管过程不畅,无法拔出 |

■ **原因分析**

1. **导管表面纤维蛋白鞘及血栓形成** · 纤维蛋白鞘形成是拔管困难的重要因素,它是指包裹于中心静脉导管表面的膜状物,随着导管留置时间的延长、药物的刺激、肿瘤患者血液黏滞,维护时冲封管手法及封管频次不当等,使导管周围形成由纤维蛋白、平滑肌细胞、红细胞、血小板、内皮细胞及胶原蛋白等组成的小血栓,始于导管与静脉壁的接触点,并向导管尖端延伸,进一步发展机化成纤维蛋白鞘,与血管壁紧紧相连,导致拔管时阻滞感明显而引起拔管困难。

2. **患者血管痉挛收缩** · 患者因疼痛、恐惧、紧张、天气寒冷、过度牵拉导管、拔管持续时间过长等,导致交感神经兴奋性增强,血管痉挛,肌肉收缩,造成拔管困难。

3. **拔管问题** · 患者拔管时因强迫体位或关节僵硬等使置入导管静脉受压,增加血管阻力,引发血管痉挛,导致拔管困难。

4. **导管异位或打结** · 由于某些疾病使上腔静脉压力增高、血管畸形、静脉狭窄、反复送管、固定不够妥当或宣教不到位等,导致导管异位或打结而引起拔管困难。

5. **特定置入部位**·由于左锁骨下静脉与颈静脉汇合成的左头臂静脉长且位置较水平,经此路径置入的中心静脉导管易发生导管拔出困难。

6. **穿刺部位感染**·导管留置期间,细菌经穿刺点沿导管进入体内而引起感染,炎症导致局部粘连使静脉管腔狭窄,因此拔管时有阻力感,不易拔出。

7. **静脉炎**·各种静脉炎时,由于血管内膜受损,造成血管内皮增生、静脉瓣炎症、肿胀而导致静脉管腔狭窄,拔管时可出现阻力感。

■ **处理方法**

**(一)拔管困难的预防**

1. **置管时预防**·充分评估血管直径、穿刺部位皮肤状况、选择超声引导进行穿刺、避免反复穿刺等。

2. **拔管前准备**·对高风险患者做超声或X线等检查,排除纤维蛋白鞘、血栓、导管打折等拔管困难的原因。拔管时做好解释,减轻患者紧张、焦虑情绪,协助患者取平卧位或舒适卧位,脱去衣袖,使置管侧上肢充分外展与躯干成90°角,将软枕垫于肩下、伸展颈部。

3. **环境预防**·室内温度以20～26℃为宜,避免噪声等刺激。

4. **意外断管准备**·操作者应给患者卧位拔管,并在备有急救设备的情况下操作。

**(二)拔管困难的处理**

(1)嘱患者休息20～30分钟后再行拔管,安慰患者,说明拔管困难的可能原因,嘱其深呼吸,边操作边与其交谈以分散注意力。

(2)操作者保持镇定,再次全面评估患者自身情况和导管因素,采取综合措施,力求寻找一种最小的伤害方法拔除导管。

(3)拔管有阻力时,可配合湿热敷后再试拔管,当患者由于严重静脉炎要求拔管遇到阻力时,忌强行拔管,应抬高患肢,局部给予物理治疗,必要时全身抗感染治疗或抗凝治疗,待好转后再行拔管。强行拔管可能造成导管断裂于体内,随血流进入右心房、右心室而堵塞肺动脉入口,引起肺栓塞。

(4)饮用热饮料,同时导管内注入温生理盐水50 mL,可以缓解血管痉挛;如提前发现血管痉挛症状,可在拔管前10分钟用硝酸甘油(5 mg/mL)和2%利多卡因5 mL混合液涂擦穿刺点上方局部皮肤10～20 cm,并辅以局部湿热敷20～30分钟,缓解血管痉挛。

(5)使用5%碳酸氢钠溶液20 mL脉冲式冲管,增加导管附近碳酸氢钠含量,使血液偏碱性,溶解部分纤维蛋白鞘或使纤维蛋白鞘变松动,减少纤维蛋白鞘引起的嵌顿。在穿刺口局部使用液状石蜡湿敷2分钟,部分沿导管进入皮下隧道,能增加润滑性,有利于导管的拔除。拔管手法上,使用"让步法"既可避免导管断裂,又可减少纤维蛋白鞘引起的嵌顿。让步法的具体操作为:首先让患者取仰卧位并放松肢体,操作者以＜1 cm/min的速度缓慢、持续向外牵拉导管;若遇阻力,立即暂停牵拉并保持当前张力10～15秒,随后放松导管1～2分钟,利用血管平滑肌的周期性松弛,通过重复"退让(轻拉至阻力点)→保持张力→放松"的循环,使导管逐步退出(每次循环退出0.5～1 cm);同时可联合局部按压近心端血管、指导患者进行Valsalva动作(深吸气后屏气)或热敷(40～45℃,5分钟)以辅助扩张血管,全程需监测牵拉力道及患者反应,若超过10分钟无进展则终止操作并寻求外科支持,避免暴力牵拉导致血管损伤或导管断裂。

（6）导丝支撑拔管,操作者捏住导管和导丝,适当用力将导管拔出。

（7）经以上方法仍不能有效拔除导管时,应采取辅助检查,在X线下进行导管位置调整后可成功拔出导管;彩超证实上肢DVT形成而致拔管困难的,经溶栓治疗显示血栓已溶解的再行拔管;若经X线片确认,由于导管自身打结无法拔出,可请介入科会诊,行导管-静脉剥离术取出导管。

■ **处理流程**

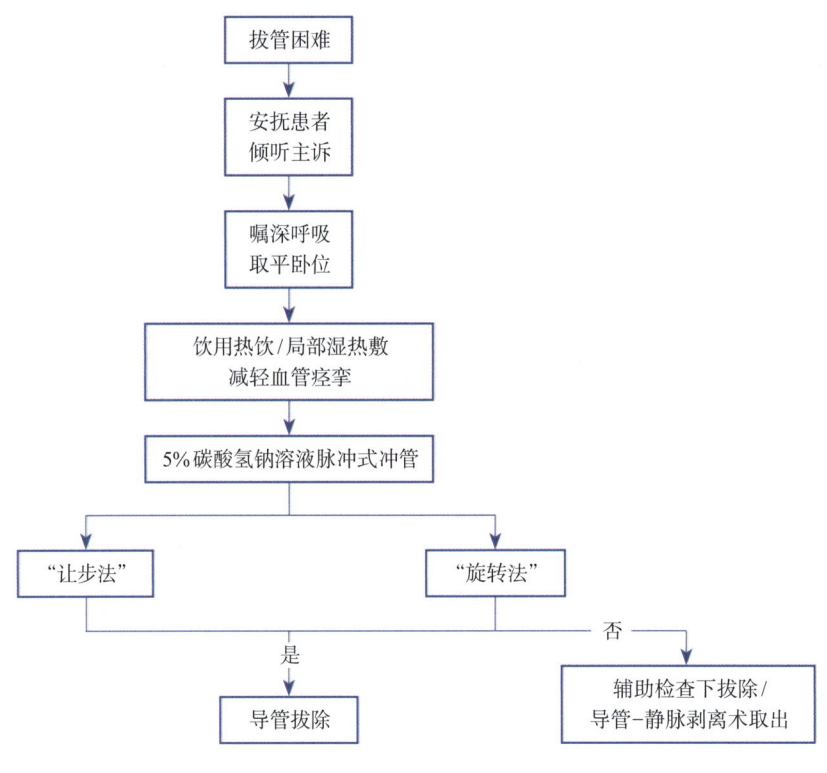

■ **案例解析**

## 案例 一　纤维蛋白鞘形成致PICC拔管困难

### （一）病例介绍

患者,男,75岁,因胰头癌术后化疗,在右上肢肘横纹下2 cm贵要静脉处置入4Fr单腔PICC导管,操作顺利,体内留置48 cm,导管尖端位于右后第8肋水平。携管期间未发生导管相关并发症。化疗结束,遵医嘱拔除导管,按标准作业程序(SOP)评估出凝血指标均在正常范围,拔管前血管彩超提示右侧贵要静脉、腋静脉管腔通畅、未见明显血栓形成,签署拔管知情同意书后由专业护士实施拔管操作。当拔出33 cm、体内余15 cm时,有导管外拔阻力感,无法拔出。

## （二）分析、处理与转归

• 为什么导管拔出33 cm时阻力大而无法拔出

该患者出现了PICC拔管困难。

原因：① 该患者拔管前血管超声未见血栓，但拔出33 cm时有阻力，经超声复查患者置管静脉，示穿刺点上方PICC管壁周围见絮状回声，长度10 cm，有附壁血栓形成。附壁血栓将导管紧紧裹住，当导管拔出33 cm后还剩15 cm处在近穿刺点往上的贵要静脉与腋静脉中，此时横纹处的贵要静脉相对上方静脉较细，而导致拔管困难。② 拔管刺激血管壁致血管痉挛、管腔狭窄，使有血栓附壁的导管更不易拔出。③ 拔管不顺使患者情绪紧张，加重了血管痉挛。

• 为什么拔管前血管超声未见血栓，而拔管困难后复查又见附壁血栓

该患者留置PICC导管历时340天，PICC导管在血管内是异物，时间越长越易形成血栓，血管超声检查限于手臂静脉至锁骨下静脉，附着于右无名静脉、上腔静脉段导管壁的纤维蛋白鞘无法查到，随着导管的移除，该段导管与附壁纤维蛋白鞘移至上臂静脉，再次超声见附壁血栓。

• 血管内血栓怎么形成

血栓形成的原因有：① 患者75岁患有胰腺癌，高龄血液黏滞度增加，恶性肿瘤可释放促凝物质，提高血液凝血因子的活性，使患者血液呈高凝状态。② PICC导管在血管内是异物，易使纤维蛋白、凝血因子聚集，附着在导管壁，形成纤维蛋白鞘。导管留置时间越长，纤维蛋白鞘越长越牢固。

• 血管内附壁血栓是附着于血管壁还是导管壁

应该是附着于导管壁。

原因：患者拔管前评估上臂置管静脉走行无红、肿、痛、硬结，且能顺利拔出33 cm，余15 cm时无法拔出，并拔管时见穿刺点上方出现条索状硬结，分析认为原附着于导管壁的散在纤维蛋白鞘随着导管慢慢拔出而聚拢至此，越近穿刺点静脉较腋静脉、锁骨下静脉越细，使导管不易拔出。

• 血管内有附壁血栓时是否可以强行拔管

不能。

原因：拔管遇到阻力时，应立即停止。拔管过程中血管痉挛导致拔管困难时，如果强行粗暴拔管会导致导管断裂于体内；患者彩超提示血管内有血栓，当血栓和导管、静脉壁粘连在一起时，会出现疼痛、拔管困难，强行拔除PICC导管有可能造成血栓脱落，严重者可引起肺栓塞甚至死亡。

• 措施与结局

邀请静脉输液治疗专家会诊，尝试外拔导管时患者主诉静脉有被牵拉感，触摸穿刺点上方开始约有10 cm条索状改变，停止拔管操作并启动多学科团队会诊。血管外科医生建议复查血管彩超，结果示PICC管壁周围见絮状回声，长度约10 cm，有附壁血栓形成。医嘱暂保留导管、那曲肝素钙0.4 mL皮下注射，每12小时一次，用药12天后复查血管彩超示贵要静脉内可见留置导管回声、管腔通畅、未见明显血栓。血管外科医生建议：拔除PICC导管、继续抗凝治疗1周。

### (三) 思考与启发

纤维蛋白鞘形成导致 PICC 拔管困难是一种常见且具有挑战性的并发症，需要医护人员及时处理并采取相应措施。医护人员在插管期间应密切观察 PICC 插入部位的情况，及时发现是否有纤维蛋白鞘形成的迹象，如置管侧肢体酸胀、隐痛甚至水肿等。在 PICC 置管期间，可以通过适当的护理措施和操作技巧来预防纤维蛋白鞘的形成，如避免过度活动置管部位、定期更换敷料、确保置管位置固定等。如果在拔管时发现纤维蛋白鞘形成导致拔管困难，可以尝试物理与药物扩张静脉腔的方法，如热敷、硝酸甘油贴剂、抗凝治疗等。对于纤维蛋白鞘形成导致拔管困难的情况，医护人员需要具备专业的操作技巧和经验，采取适当的方法和步骤进行处理，避免进一步损伤或发生并发症。在面对纤维蛋白鞘形成导致拔管困难的情况下，医护团队需要密切合作，共同商讨并制定应对措施，确保操作的顺利进行和患者的安全。对于出现纤维蛋白鞘形成导致拔管困难的案例，医疗团队应及时记录相关情况和处理过程，并进行总结经验，为今后类似情况提供参考和借鉴。对于发生纤维蛋白鞘形成的患者，医护人员需要向患者及其家属详细解释情况和可能的处理过程，教育其如何正确护理置管部位，预防并发症的发生。综上所述，对于纤维蛋白鞘形成导致 PICC 拔管困难的情况，医护人员需要加强早期识别和预防、专业操作技巧、团队合作、记录和总结，以及患者教育等方面的工作。通过全面的措施和有效的管理，可以提高处理纤维蛋白鞘相关问题的能力，确保患者的安全和舒适。

## 案例 二 拔管综合征致患者意识障碍

### (一) 病例介绍

患者，男，48岁，直肠癌晚期，遵医嘱在门诊采用改良 Seldinger 技术置入 PICC 导管，穿刺顺利。术后予以奥沙利铂联合氟尿嘧啶化疗1次，后因化疗后胃肠道反应大，不能耐受，BMI 由化疗前的 18 kg/m² 降至 15 kg/m²，予以对症支持治疗症状好转后出院。置管后4个月患者由家属扶行入 PICC 门诊，外观营养不良、消瘦、疲倦面容。主诉置管侧疼痛明显，拟行 PICC 导管拔除。患者右侧手臂肘下 2 cm 处留置 PICC 导管1根，沿穿刺点至腋下有片状发红，面积 10 cm × 20 cm (图3-1)。触之皮温高，测量右臂围 23 cm，左臂围 21 cm。长海痛尺评分6分为重度疼痛。血管超声检查提示右侧腋静脉、贵要静脉 PICC 置管术后，贵要静脉内血栓形成。患者因疼痛情绪激动，坚决要求拔除 PICC 导管，经血管外科医生及静脉输液治疗专家组成员会诊后，认为其贵要静脉内血栓已完全填塞管腔、栓子脱落可能性小，可予以拔除。常规消毒后予拔除 PICC 导管，拔管过程顺利，当导管完全拔出时，患者突然出现面色苍白、冷汗，主诉呼吸困难、胸闷不适，继而出现无法维持坐位、意识模糊。立即协助患者至床上平卧，头偏向一侧，给予吸氧、建立静脉通道、测血糖及血压、联系床边心电图检查，同时紧急呼叫急诊医师。结果显示，血糖 4.6 mmol/L，血压 78/50 mmHg，脉搏 56次/分，律齐，心电图示窦性心动过缓。经中流量吸氧后，患

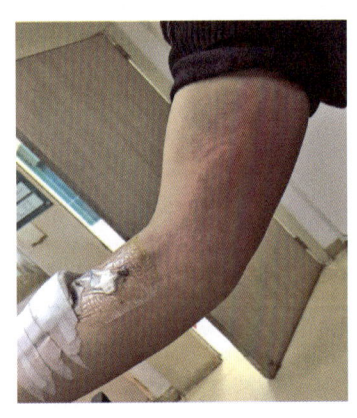

图3-1 穿刺点至腋下片状发红

者神志转清，胸闷不适症状较前有所缓解，呼吸22次/分，面色苍白有所好转。急诊医师会诊后，行急诊肺动脉CT检查，排除肺栓塞可能，最后诊断为拔管引起迷走神经反射。

### （二）分析、处理与转归

- **PICC拔管为什么会引起迷走神经反射**

PICC拔管致迷走神经反射反应文献报道较少，回顾患者发生情况，可能与以下因素有关。

（1）血容量不足：该患者为晚期直肠癌患者，化疗后胃肠道反应大，进食少，血容量相对不足。血容量不足可引起下丘脑视上核和室旁核神经元分泌血管升压素，从而导致血管平滑肌收缩，使血管对牵拉刺激敏感，易引起神经反射。

（2）剧烈疼痛刺激：患者因有静脉血栓、血栓性静脉炎存在，穿刺侧肢体出现剧烈疼痛，疼痛通过外周感受器传入中枢神经部位，引起血管迷走神经兴奋反射性增强。

（3）过度紧张、焦虑：患者因剧烈疼痛未能得到及时有效处理，或者血管内血栓形成，导致出现过度焦虑、情绪紧张，护士未加强沟通交流，从而引起前列腺素释放，导致迷走神经张力增加，造成迷走神经反射。在拔管时建议患者头偏向对侧，减少直视导管拔除的整个过程，减少不良刺激。

- **如何鉴别患者是发生了迷走神经反射，而不是低血糖和肺栓塞**

（1）与低血糖症状相似之处：均有面色苍白、出冷汗、心慌、不适等表现。不支持点：患者血糖值正常。

（2）与肺栓塞鉴别：患者有导管相关静脉血栓，且在拔管后出现类似症状。不支持点：血氧饱和度稍有下降，肺动脉CT检查结果正常。

- **措施与结局**

遵医嘱常规消毒患者穿刺点皮肤后拔除PICC导管，拔管过程顺利。当导管完全拔出时，患者突然出现面色苍白、出冷汗，诉呼吸困难、胸闷、不适，继而出现无法维持坐位，意识模糊。立即协助患者至床上平卧，头偏向一侧，吸氧，建立静脉通道，监测生命体征，联系床旁心电图检查，同时紧急呼叫急诊医生会诊。测血糖为4.6 mmol/L，血压为78/50 mmHg，脉搏56次/分、$SPO_2$为92%，呼吸28次/分，心律齐，心电图示窦性心动过缓，初步诊断：拔管综合征，经中流量吸氧后，患者神志转清，胸闷、不适症状较前有所缓解，呼吸22次/分，面色苍白有所好转。

### （三）思考与启发

拔管综合征是指在患者导管拔除后出现的一系列症状，包括呼吸困难、意识障碍、焦虑、不安等。因此，医护人员在患者拔管后应及时观察患者的症状变化，特别是意识状态的改变。建立风险评估机制，及时识别可能发生拔管综合征的患者，采取预防措施。面对出现意识障碍的患者，医护团队应当迅速介入，进行全面评估和处理。呼吸科、重症医学科等专业团队的协作对提供全面的护理和管理至关重要。对于呼吸困难的患者，首要任务是保持呼吸道通畅，确保氧气供应充足。及时辅助通气、氧疗等处理，提高患者的氧合水平，维持呼吸功能。拔管综合征患者常伴随焦虑、不安等情绪反应，这可能导致意识障碍的加重。医护人员应采取积极措施，如心理支持、药物镇静等，缓解患者的焦虑情绪。对于意识障碍的患者，医护人员需要定期评估患者的意识状态、呼吸情况、循环功能等生命体征，并及时调整治疗方案，防止病情恶化。对于拔管综合征患者的家属，医护人员应提供相关知识和指导，教育他们如何正确应对患者的情绪变化和行为反应,提供支持和帮助。医护团队应及时记录患者的病情变化、处理措施和效果,并加强内部沟通,确保团队之间的协作和信息共享,提高对拔管综合征等情况的处理水平。综上所述,对于拔管综合征致患者意识障碍的情况,医护人员需要加强早期识别和风险评估、专业团队介入、保持通畅呼吸道、处理焦虑和不安、定期评估和监测、患者家属教育、记录和沟通等方面的工作。通过综合的护理和管理措施,可以及时处理意识障碍的情况,确保患者的安全和康复。

■ 知识拓展

• DSA 在 PICC 应用中的优缺点

1. 优点 · ① 采用DSA微导丝调整缩短操作时间,提高置管的成功率,安全性强。DSA成像的特点是在任何角度都可以对患者进行血管造影,其旋转血管造影为复杂血管结构提供实时3D观察,具有性能优越、稳定、图像高度清晰、热容量高、X线辐射剂量低等优点,可以边操作边观察导丝、导管尖端位置,通过旋转可随意调整导丝的方向。② 采用DSA微导丝调整减少局部组织损伤,减少机械性静脉炎等并发症的发生。手法复位时,需反复进退PICC导管,刺激穿刺局部及血管,易并发机械性静脉炎、静脉血栓,DSA微导丝具有可操控性,可轻易地通过狭窄病变或不规则病变,避免反复进退导管造成的损伤。

2. 缺点 · 增加患者的经济费用、患者及医务人员存在射线的危害。

## 第二节 · 非计划拔管

非计划性拔管是静脉治疗过程中较常见的不良事件,发生率为8.7%,拔管后再插管率高达14%~65%。一旦意外拔除,不仅影响治疗进程,还会延长患者住院时间,加重经济负担,引发医患纠纷。

■ 基本概念

非计划拔管又称意外拔管,是指不在医护诊疗计划范畴内的导管拔除,为患者有意或任何意外所致的拔管,包括患者转运途中或医护操作不当所致的拔管;病情仍需静脉给药,但因感染、堵塞、淋巴液渗漏、导管断裂等并发症不得不拔除导管。临床上常用非计划拔管率来描述该类事件的严重程度,某类导管非计划拔管率指单位时间内住院患者发生某类导管非计划拔管的例次数与该类导管留置总日数的千分比。

■ 原因分析

1. 患者因素 · 患者因疾病情绪紧张、烦躁、疼痛、失眠、谵妄、意识不清(包括肝硬化晚期、门静脉高压导致食管胃底静脉曲张破裂出血、肠道积血导致血氨升高等）、语言表达障碍、对留置导管极不耐受等，患者自行拔管。

### 2. 固定失效

（1）固定方法不当：导管尾端未固定或固定不良增加导管脱出的风险，这与导管尾端重力作用有关，当肢体活动或衣袖未脱摩擦时会牵拉到导管，增加导管脱出风险。

（2）更换敷贴方法不当：揭除敷贴时用力过猛、敷贴未完全与导管分离、沿导管方向撕除旧敷料、局部消毒不彻底或未待干、敷料固定不牢固等，导致导管拔除。

（3）敷贴选择不当：管道固定时选透明贴膜进行粘贴，透明贴膜的黏附性低、潮气通透性差易导致导管固定差而发生位移，如果使用藻酸盐敷料固定不加盖敷贴会导致固定效果更差。

### 3. 导管材质
导管的硬度与弹力、柔韧性、与血液的相容性等性能会影响导管使用寿命，如果导管使用过程中损坏，会导致非计划拔管。

### 4. 导管相关并发症
导管相关性血栓形成、导管阻塞等相关并发症，造成导管失功，会引起非计划拔除管。导管相关性血流感染、穿刺置管处局部皮肤感染会导致患者出现菌血症、败血症甚至脓毒血症，为降低患者携管期间的病情加重或死亡风险，必须拔除导管。严重导管相关皮肤损伤会导致患者局部皮肤破损、愈合不良、蜂窝织炎等，拔除导管以促进皮肤损伤修复；部分患者不能忍受严重皮肤损伤带来的疼痛、瘙痒、灼热感等，拔除导管。

## ■ 处理方法

### （一）非计划拔管的预防

1. **筛查高危脱管患者** · 对存在脱管史及风险的患者进行护理干预，对于神志不清躁动患者，给予药物镇静或保护性约束（约束带和保护手套），保护用具使用期间，需确保约束效果，加强巡视及观察，评估肢端末梢循环及皮肤情况，防止过紧造成局部血液循环不良而损伤肢体功能，过松达不到约束效果，并触发非计划拔管。询问患者使用的舒适度与需求，保持导管具有一定活动度，积极与患者进行沟通，鼓励其表述舒适度与疼痛感受，了解其是否出现导管约束后不适症状的发生及维度、待能配合后及时解除约束。

2. **妥善固定** · ① 敷贴固定，采用"高举、平放、塑形、抚平"四步法将敷贴紧密贴合导管及皮肤，边缘采用三根胶带以交叉重叠固定导管。② 导管尾部固定，采用"U"或直行方法使用2~3根胶带固定于皮肤，外加保护袖套，预防穿脱袖子时，牵拉到导管而发生非计划拔管。③ 征询患者感受，固定后活动置管侧前臂，询问有无紧绷感或牵拉感，并嘱手臂活动幅度不宜过大，不宜持续下垂，一旦有不适及时重新固定。④ 健康教育，讲如何保护局部避免潮湿，一旦发生及时更换，注意导管刻度，避免拾重物、抱孩子等。

3. **预防导管相关并发症** · 应根据患者的治疗需要及导管留置时间，合理选择材质合适的导管，保障其使用安全性与稳定性。如需频繁使用造影剂进行影像学检查的患者应选用耐高压型导管，治疗周期较长者应选择弹性好、防水性强、柔韧性高的导管，以降低不适感及导管脱出风险。为有效预防导管堵塞及非计划拔管事件的发生，护理人员在输注药物过程中应严格执行冲管规范，特别是在使用pH差异较大的药物之间，须充分冲管，以防结晶堵管。输注脂肪乳、甘露醇等高渗药物后，应立即采用20 mL生理盐水进行脉冲式冲管；有条件者建议使用正压接头，维持管腔内正压，防止血液回流。每周至少进行一次冲管与封管操作，可选用

10～100 U/mL肝素液2～3 mL进行封管处理。如发生血凝块堵管,可先用10 mL注射器轻柔回抽,若仍无法通畅,可尝试使用1 mL（5 000 U/mL）尿激酶进行负压溶栓。在操作过程中,护理人员应避免用力推注药物,注意评估导管有无打折、扭曲等体外因素,并根据患者体位进行适当调整,避免因误判而盲目拔管。同时,应加强无菌技术培训与穿刺操作规范,提升一次穿刺成功率。穿刺后按压时应避开针尖部位,在针尖上方约2 cm处进行按压,避免损伤血管内膜。穿刺部位的皮肤应保持清洁干燥,无红肿、渗液或破损等异常。通过综合管理导管材质选择、使用技术与护理流程,能够有效减少导管相关并发症的发生,降低非计划拔管风险,保障患者治疗安全。

### （二）非计划拔管的处理

患者发生非计划拔管时,询问患者有无不适后,并检查导管的刻度及长度,评估患者后续治疗情况,采取相应的处理措施。

1. **部分拔管** · 若导管部分脱出,确认脱出刻度,给予消毒包扎,回抽静脉,看回血情况,必要时行胸部X线检查,加强穿刺部位观察及倾听患者的主诉。摄片后确认中心静脉导管头端位置,若导管在上腔静脉可以继续使用,做好患者及家属的健康教育,预防再次脱管。若导管不在上腔静脉,评估使用的药物及周期,可遵医嘱拔除导管,并继续加强穿刺部位的观察及倾听患者的主诉。

2. **完全拔管** · 导管完全脱出,给予穿刺处消毒包扎封闭处理,检查导管的完整性,必要时遵医嘱胸部X线检查,加强观察穿刺部位有无红肿渗出,患者有无不适主诉。若患者出现呼吸困难、全身发绀、烦躁不安、神志不清等症状时,立即停止当前任何操作,置患者去枕左侧卧位、头低足高位,持续高浓度面罩吸氧,心电监护监测生命体征变化。

■ **处理流程**

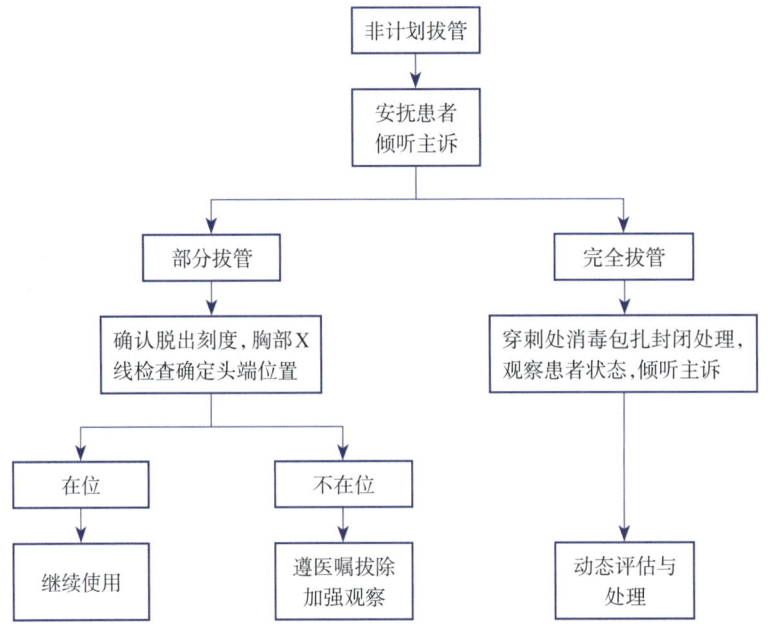

## 案例解析

### 案例一　躁动致非计划PICC拔管

#### （一）病例介绍

患者，男，59岁，主诉间歇性头痛半年，外院头颅MRI检查提示右侧额叶占位，而入院治疗。既往高血压史10年余，予以硝苯地平缓释片口服，术前准备完善后在全麻下行右侧额叶肿瘤切除术，术后留置颈内静脉置管，接液体输入，患者神志不清、躁动，遵医嘱予以约束带约束。患者术后血压高予以尼卡地平注射液20 mg+生理盐水30 mL微泵注入，术后颅内水肿予以20%甘露醇125 mL，每8小时1次，静脉滴注，病理诊断提示脑胶质母细胞瘤Ⅲ级。依据输液指南原则，遵医嘱拔出颈内静脉置管，根据患者目前病情仍需继续治疗。

静脉治疗专科护士置管前全面评估患者情况，评估结果如下：患者术后使用高渗性尼卡地平注射液、20%甘露醇125 mL药物且病理诊断提示脑胶质母细胞瘤Ⅲ级，后期需化疗治疗；白蛋白、血红蛋白、血小板低，需静脉补充营养；血管弹差，反复穿刺，增加患者痛苦及经济费用；患者经济状况一般。综上所述遵医嘱在超声引导下行PICC置管术。

操作过程：穿刺点选择在右上臂贵要静脉，距肘横纹约8 cm处，置管顺利，体内留置长度42 cm，外露3 cm，胸部X线摄片示头端位于右后第6肋下缘；导管留置第3天患者仍处于神志不清躁动状态，继续约束带使用，夜间护士巡视观察时，发现PICC导管脱出9 cm，予以消毒包扎，遵医嘱予以胸部X线检查，确认导管头端位置。

#### （二）分析、处理与转归

- 为什么PICC会脱出

（1）患者意识障碍、躁动、穿刺侧的上肢在床上频繁磨蹭，导致穿刺处贴膜卷曲、松动、导管固定不牢并未能及时进行专业维护等，导致导管脱出。

（2）约束不力使患者挣脱约束，导致拔管。

（3）护理人员对躁动患者的处置方法欠缺，给予患者约束不当。

- 如何处理

PICC导管部分脱出时，当班护士首先安慰患者，并询问患者有无不适症状，清醒患者检查导管的刻度及长度，确认脱出刻度，给予消毒包扎回抽静脉血，遵医嘱行胸部X线检查，及时查看穿刺部位有无红肿、外渗，及时汇报专业护士。

- 结果如何

观察穿刺处无红肿渗出，回抽PICC导管有回血，胸部X线片确认PICC头端位置第2右肋水平，继续输注一般液体治疗，加强观察，做好记录及交班。

#### （三）思考与启发

护士根据躁动患者病情做好约束措施（约束带、保护手套），必要时胸前约束，或者汇报医生适当使用镇静药，避免挣脱约束，医务人员在给患者做操作时加强防范意识，防止解除约束时患者拔出管道，针对留置PICC导管患者由PICC专业护士去首次约束与示范，护理效果会更好。

## 案例 二　固定失效致非计划PICC拔管

### （一）病例介绍

完善术前准备后患者在全麻下行颅咽管瘤手术，术后神志清楚，24小时尿量5 700 mL，尿比重低于1.005，出现尿崩，血钾2.9 mmol/L，血钠106 mmol/L，血糖16.2 mmol/L，激素水平紊乱，出汗较多，遵医嘱静脉补钾、钠控制血糖等治疗，依据输液指南原则，遵医嘱1周后拔除颈内静脉导管，更换为PICC置管。

遵医嘱在超声引导下行PICC置管术，穿刺点选择在右上臂贵要静脉，距肘横纹约7 cm处，置管顺利，体内留置长度36 cm，摄片示头端位于右后第8肋下缘；留置时间第4天，晚间护士巡视时，发现PICC导管贴膜部分卷起（图3-2），穿刺部位皮疹症状较前加重，导管暴露在贴膜外（图3-3），当班护士立即汇报护士长请静脉输液治疗专家会诊。

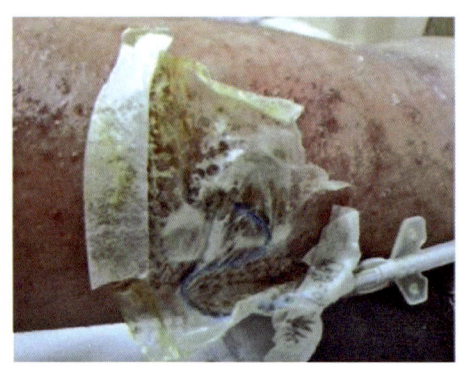
图3-2　贴膜部分卷起

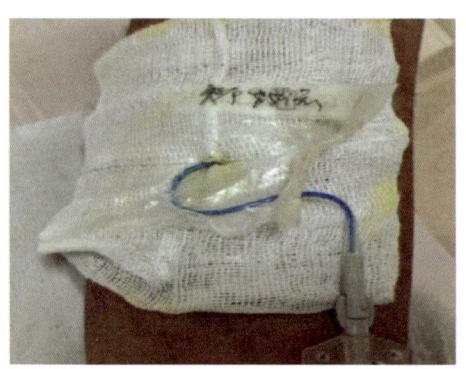
图3-3　导管暴露在贴膜外

### （二）分析、处理与转归

- 为什么PICC导管贴膜卷起，穿刺部位皮疹加重

（1）患者出汗较多皮肤潮湿，贴膜内水分无法散失，导致固定不牢。

（2）过敏因素：患者是过敏体质在PICC维护中使用消毒液，对皮肤产生强烈刺激，导致皮肤角质层通透性增加、抵抗力下降，容易加重皮炎症状，致局部皮肤疼痛、发痒、不适，抓挠导致PICC固定失效。

（3）贴膜选择不当，敷贴通透性欠佳，汗液增多无法排出，同时皮炎加重。

（4）培训不到位，敷贴粘贴方法未掌握，未给予无张力粘贴。

（5）护理人员观察不仔细未及时发现。

- 如何处理，结果如何

针对出汗较多伴皮炎患者，置入PICC时加强健康宣教，增强患者对管道的认识度，PICC留置后穿刺部位动作幅度小，不要大幅度动作，护理人员予以重视，增加换药次数，选择透气性好、低敏性贴膜，由于患者为过敏体质，置管前应充分评估，避开有皮炎部位穿刺，对于皮炎患者可以采取5%聚维酮碘溶液消毒、地塞米松注射液外涂PICC置管周围皮肤，并予以6 cm×7 cm贴膜固定，每1～2天换药1次，待局部皮肤皮疹基本消退。后改用水胶体贴膜，经相应处理后患者症状得到控制,导管顺利使用至治疗结束。

### (三)思考与启发

医护人员遇到特殊PICC置管患者,如出汗较多伴皮炎等,应选择适合这一类问题的固定敷料与方法,不是一成不变地选择贴膜,并辅以局部药物配合,必要时增加换药次数,待好转后选择透气性好、低敏性贴膜。当班护士存在疑问或维护困难,及时汇报护士长、静脉输液治疗专家并请相关学科会诊,如皮肤科。同时加强临床护理人员的专科培训,制定标准化操作流程,定期考核,提高PICC所用导管维护质量。

### ■ 知识拓展

- **高举平台法固定外露导管的方法**

准备4条胶带:第一条胶带,用胶带蝶形交叉后固定在透明敷料上;第二条胶布,将写有敷贴更换日期及维护信息的胶布压在第一条胶带上面;第三条胶带,用胶带包绕导管白色套管处,沿周径对贴约0.5 cm后,再将两边的胶布粘贴于两边的透明敷料之上并抚平胶带,使导管悬空在皮肤上,避免直接与皮肤接触;第四条胶布,用第三条一样的方法固定输液接头。

- **思乐扣固定方法及优点**

1. **操作方法** · 思乐扣是一种用于PICC和中心静脉导管固定的装置。临床上也将中心静脉导管用于胸腔及腹腔穿刺引流,也可将思乐扣联合透明敷贴用于胸腔、腹腔引流管的固定。

2. **优点** · 这种免缝式的固定方式将引流管固定翼锁定在导管固定装置上,能有效防止引流管滑脱和移位,也可以减少因缝合固定引起的潜在并发症的发生。

- **静脉导管固定方法及要点**

(1)导管固定应不影响观察穿刺点和输液速度,且不会造成血液循环障碍、压力性损伤及神经压迫,并应遵循产品使用说明。

(2)敷料或固定装置应与皮肤紧密贴合。透明敷料采用以穿刺点为中心无张力放置、塑形、抚压的方法固定。

(3)外周静脉导管和输液港无损伤针使用透明敷料固定;中心静脉导管使用黏胶类敷料或缝线固定,透明敷料覆盖;PICC可使用具有黏胶剂的固定装置固定,透明敷料覆盖。

(4)皮肤病变、过敏或禁忌使用医用胶黏剂的患者,可使用纱布敷料保护穿刺点,网状弹力绷带固定导管(图3-4)。

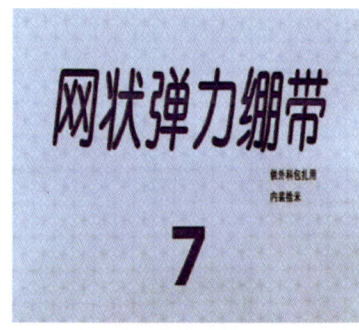 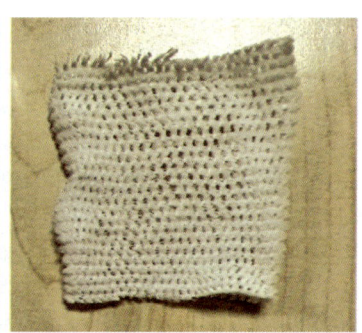

**图3-4** 网状弹力绷带

# 参考文献

［1］陈丽娟.构建预防烧伤患者中心静脉导管相关性感染的循证实践方案［D］.昆明：昆明医科大学，2022.

［2］陈凛,张珂诚.消化道肿瘤完全植入式给药装置临床应用中国专家共识及操作指南（2019版）［J］.中国实用外科杂志,2020,40（2）：152-157.

［3］陈琼,李颖馨,胡艳玲,等.新生儿经外周置入中心静脉导管操作及管理指南（2021）［J］.中国当代儿科杂志,2021,23（3）：201-212.

［4］杜雪燕,袁艳丽,高誉恒,等.北京市三级甲等医院儿科护士PICC拔管现状及影响因素分析［J］.中国护理管理,2024,24（8）：1125-1129.

［5］儿童静脉输液治疗临床实践循证指南工作组.儿童静脉输液治疗临床实践循证指南［J］.中国循证儿科杂志,2021,16（1）：1-42.

［6］方运霞,刘佳惠,林琴,等.新生儿PICC相关性血栓预防与管理的证据总结［J］.中国护理管理,2024,24（3）：418-424.

［7］封凤,徐红霞,胥喆,等.身高结合体质指数预测PICC最佳置管长度的效果［J］.护理研究,2023,37（17）：3171-3174.

［8］高榕瑛,程莉萍,李秋平,等.1例超早产儿经股静脉留置PICC导管扩张拔管困难的护理［J］.护士进修杂志,2024,39（18）：1998-2001.

［9］顾宇静,谢珺,吴菲菲,等.儿童经外周静脉穿刺中心静脉置管和完全植入式静脉输液港并发症发生率比较的Meta分析［J］.护理研究,2024,38（7）：1242-1252.

［10］韩佳慧,姚浩,宦陟榕,等.中心静脉导管不同留置部位对其相关感染的影响［J］.中国病原生物学杂志,2023,18（5）：579-584.

［11］胡胜男,俞新燕,吴怡,等.重度经外周静脉穿刺的中心静脉导管拔管困难1例原因分析及处理对策［J］.中国乡村医药,2023,30（20）：37-38.

［12］胡愉榕,冯丽娟.PICC置入部位医用粘胶相关性皮肤损伤的研究进展［J］.护理学杂志,2023,38（5）：16-19,28.

［13］黄丽明,黄英姑,文丽彬,等.超声引导下改良送鞘术结合ECG在血液病患者PICC置管中的应用［J］.河北医药,2024,46（15）：2336-2338,2342.

［14］黄明辉,汪红英,李卉青,等.基于肿瘤患者PICC导管相关血栓形成影响因素的预见性护理应用效果［J］.护理研究,2024,38（15）：2776-2781.

［15］黄纳,杨成银,叶娇.Sherlock 3CG尖端定位系统辅助1例躯体异常患者PICC尖端定位的护理［J］.天津护理,2024,32（4）：477-479.

［16］黄培培,钦晓英,朱薇,等.PICC相关性血栓风险评估工具的范围综述［J］.护理学杂志,2023,38（11）：113-116.

［17］季奕君,赵林芳,陈思洁,等.血液肿瘤患者血管通路装置选择的研究进展［J］.护理学杂志,2023,38（11）：109-112.

［18］柯海燕,汪玲萍,陈晓飒,等.经外周静脉穿刺中心静脉置管新生儿导管相关血流感染病原菌及其影响因素［J］.中华医院感染学杂志,2024,34（1）：120-123.

［19］孔灵利,张世佳,李婉晓,等.纱布条行局部加压在PICC术后穿刺点淋巴管渗液中的应用［J］.保健医学研究与实践,2023,20（3）：1-5.

［20］兰恒平,朱乾云,吕玲,等.超声引导穿刺联合腔内心电图定位在成年肿瘤PICC置管患者中的应用［J］.介入放射学杂志,2023,32（4）：389-393.

［21］黎声,徐阳,冯静,等.无导针器技术联合生理盐水对超声引导下改良塞丁格外周置入中心静脉导管置管术患者一次性穿刺成功率的影响［J］.中国当代医药,2023,30（10）：86-88.

［22］李怀燕,李育玲,于静,等.中心静脉导管堵塞预防及处理的最佳证据总结［J］.中华护理杂志,2022,57（23）：2842-2850.

［23］李兰,杨柳,蔡志云,等.恶性肿瘤患者三种隧道式PICC置管效果观察［J］.护理学杂志,2023,38（5）：1-4.

［24］李淑涓,张可,王欢欢,等.新生儿经外周静脉穿刺的中心静脉导管相关血栓1例［J］.中国当代儿科杂志,2023,25（6）：658-662.

［25］李月圆,高佩,郭林芳,等.经外周置入中心静脉导管相关皮肤损伤风险评估的最佳证据总结［J］.军事护理,2024,41（7）：97-100.

［26］梁妙丽,富静,陈圆圆,等.不同皮下潜行距离PICC置管的临床效果对照研究［J］.全科医学临床与教育,2024,22（7）：670-672.

［27］刘春丽,颜美琼,薛慧,等.PICC在永久心脏起搏器植入患者中的应用研究进展［J］.护理研究,2023,37（2）：258-264.

［28］刘春丽,章毛毛,于蓉,等.成年患者经下肢行PICC的研究进展［J］.护理研究,2024,38（3）：432-438.

［29］刘墩秀,丁福,杨君.一例PICC导管部分拔出修剪后超长留置的原因分析［J］.护士进修杂志,2016,31（15）：1438-1439.

［30］刘晓莉,李瑞红,张阳阳,等.PICC置入部位医用粘胶相关性皮肤损伤风险预测模型的构建和验证［J］.现代中西医结合杂志,2023,32（23）：3349-3354.

［31］刘云访,喻姣花,黄海燕,等.ICU中心静脉导管相关性血流感染预防的证据总结［J］.护士进修杂志,2020,35（4）：319-325,333.

［32］刘志梅,郑焠燕.藻酸盐敷料和明胶海绵敷料对老年患者PICC置管后渗血及感染的护理效果［J］.中华医院感染学杂志,2023,33（19）：3033-3036.

［33］马贵媛.肿瘤患者PICC非计划拔管风险因素及预测模型研究［D］.长沙：中南大学,2023.

［34］马雅敏,江子芳,傅林娟,等.右位主动脉弓患者行改良PICC置管的护理［J］.中华急危重症护理杂志,2023,4（1）：58-60.

［35］邵小平,彭飞,邢唯杰,等.ICU成人危重患者中心静脉导管维护技术的最佳证据总结及应用［J］.中华急危重症护理杂志,2020,1（1）：75-80.

［36］沈婷,余婷,聂玲,等.新生儿PICC导管尖端继发性异位预防和处理的最佳证据总结［J］.中华护理杂志,2023,58（18）：2273-2281.

［37］盛源,高伟,武艳,等.区域置管法对隧道式PICC置管术后效果的影响［J］.中国护理管理,2023,23（10）：1506-1511.

［38］石芸,李梅,张凤英,等.大面积烧伤患者经创面边际行PICC置管的护理［J］.中华急危重症护理杂志,2023,4（1）：52-54.

［39］税晓玉,尚彦彦,王舒杰,等.新生儿PICC导管尖端异位处理策略的研究进展［J］.护理管理杂志,2023,23（1）：37-41.

［40］孙红,陈利芬,郭彩霞,等.临床静脉导管维护操作专家共识［J］.中华护理杂志,2019,54（9）：

1334-1342.
［41］唐迎迎,徐文婷,王丽萍,等.经股静脉置入PICC堵管现状及影响因素分析［J］.护理学杂志,2023,38(6):55-58.
［42］陶伏莹,石秦川,张盼盼,等.NICU患儿外周静脉输液外渗预防与处理的最佳证据总结［J］.中华护理杂志,2024,59(8):996-1004.
［43］王道新,刘楠,师泽元,等.中心静脉导管临床指南和共识的质量评价［J］.中国循证医学杂志,2023,23(8):955-962.
［44］王辉,高玉芳,张惠,等.国外预防中心静脉导管相关性血流感染的研究进展［J］.护理研究,2017,31(25):3100-3101.
［45］王俊霞,张慧敏,杨苗苗,等.7298例血液病患者PICC非计划拔管的影响因素研究［J］.重庆医学,2024,53(2):239-245.
［46］王凯,江华.《中国成年患者营养治疗通路指南》解读:外周中心静脉导管［J］.肿瘤代谢与营养电子杂志,2022,9(5):561-565.
［47］王丽英,薛嵋,陶雍,等.肿瘤患者PICC相关性上肢静脉血栓形成影响因素［J］.护理研究,2023,37(18):3399-3403.
［48］王童语,李旭英,袁忠,等.肿瘤患者PICC非计划性拔管风险评估指标体系的构建［J］.中国护理管理,2023,23(11):1632-1636.
［49］王童语,林琴,李旭英,等.1例双侧乳腺癌不同术式后保留PICC患者的护理［J］.护理学杂志,2024,39(3):61-64.
［50］王炜,郝其艳.高龄患者PICC导管相关性上肢深静脉血栓发生风险列线图模型的构建［J］.护理研究,2024,38(5):827-831.
［51］王旭,乔远静,赵军燕,等.精准握力训练对肿瘤PICC带管患者置管静脉血流动力学的影响［J］.护士进修杂志,2024,39(8):877-882.
［52］王旭,乔远静,赵军燕,等.握力训练预防PICC相关性血栓形成的研究进展［J］.中华护理教育,2023,20(11):1398-1403.
［53］王媛媛,李丽,解修园,等.医护一体化风险管理模式预防乳腺癌化疗患者PICC导管相关性感染的效果［J］.中华医院感染学杂志,2024,34(2):283-287.
［54］吴超君.成人静脉输液港维护的循证实践［D］.南京:南京医科大学,2021.
［55］吴超君,缪晶,张昕童,等.成人输液港堵塞预防与处理的证据总结［J］.中华护理杂志,2018,53(3):346-351.
［56］吴惠文,王玉翠,李佳蓉,等.腔内心电图PICC尖端定位特征性P波改变影响因素及对策［J］.岭南急诊医学杂志,2023,28(5):494-496.
［57］伍潇丽,徐红霞.可撕裂鞘尖端润滑法在PICC置管钝性分离中的效果评价［J］.浙江临床医学,2023,25(9):1397-1398,1401.
［58］夏倩,杨玉霞,顾莺,等.儿童中心静脉导管敷贴维护的证据总结［J］.中国护理管理,2023,23(12):1825-1829.
［59］徐丹,张丽,朱芸.肿瘤患者PICC导管相关血流感染mTOR信号通路变化与危险因素［J］.中华医院感染学杂志,2023,33(23):3567-3571.
［60］徐岁云,王文旭,韩艳,等.上肢加压治疗在预防无运动能力患者经外周静脉穿刺的中心静脉导管相关血栓形成中的作用［J］.中国医药导报,2023,20(23):135-138,181.
［61］许辉琼,苏效添,敬文莉,等.肿瘤患者PICC相关性血栓形成及其对置管静脉血流状态影响的临床研究［J］.四川大学学报(医学版),2023,54(3):648-652.
［62］国家卫生健康委员会.血管导管相关感染预防与控制指南(2021版)［J］.中国感染控制杂志,2021,20(4):387-388.

[63] 杨家鸣,王慧艳,杨传忠,等.极低出生体重儿经下肢置入PICC尖端移位与体重及身长增长的关系[J].护理研究,2023,37(12):2151-2156.

[64] 杨苗苗,张建,甄佳静,等.48所医院血液科中心静脉血管通路使用及管理现状的调查研究[J].中华护理杂志,2024,59(11):1310-1318.

[65] 杨阳,刘美,冯丽娟,等.肿瘤患儿照护者对选择长期静脉导管置管决策体验的质性研究[J].护理学杂志,2024,39(11):50-54.

[66] 衣沈妮,管树荣,赵凌燕,等.三种PICC置管法在肿瘤患者中的应用效果比较[J].护理实践与研究,2023,20(19):2996-3000.

[67] 虞露艳,应燕,王秋月,等.小儿外周静脉导管敷贴固定和更换的最佳证据应用[J].中华护理杂志,2019,54(3):356-362.

[68] 张行枚.红外线治疗仪结合水胶体敷料预防非小细胞肺癌患者PICC置管后机械性静脉炎的分析[J].中国医疗器械信息,2024,30(2):61-63.

[69] 赵建文,宋宇.1例中药湿敷治疗脑积水患者PICC置管后并发淋巴液渗漏的护理体会[J].中国老年保健医学,2024,22(1):143-145,149.

[70] 赵亮.PICC冲封管相关指南的临床应用现状及其影响因素研究[D].兰州:兰州大学,2024.

[71] 赵晓霜,张丹,关汭昕,等.危重症患儿中心静脉导管相关性血栓预防方案的构建及应用[J].中华护理杂志,2023,58(10):1157-1165.

[72] 中国抗癌协会肿瘤护理专业委员会,四川大学华西循证护理中心,四川大学华西医院肿瘤中心.成人PICC堵塞的预防及处理专家共识[J].中国循证医学杂志,2024,24(3):249-257.

[73] 钟根梅,曾惠洁,王海燕.改良送鞘法在肿瘤化疗患者PICC置管中的应用效果[J].中外医学研究,2024,22(20):115-119.

[74] 周菊珍,王丽华,陈秋萍,等.基于随机森林模型的抗肿瘤化疗患者经外周静脉植入中心静脉导管置管后导管相关感染及影响因素[J].中国感染控制杂志,2024,23(2):201-207.

[75] 周晴晴,王晓蓉,于平,等.1例肺癌合并上腔静脉综合征患者经下肢PICC置管的护理[J].当代护士(下旬刊),2023,30(11):122-124.

[76] 朱松颖,谭然,高蔚.成人PICC/上臂输液港原发性导管异位管理的最佳证据总结[J].中华护理教育,2024,21(5):613-619.

[77] 朱孝红,章黎娟,蒋红芳,等.早产儿PICC尖端未达上腔静脉最佳位置原因分析[J].护理与康复,2023,22(2):67-68,71.

[78] 朱玉霞,李凤菊,田小玲,等.1例携带心脏起搏器的老年喉癌患者置入PICC的护理体会[J].甘肃医药,2024,43(2):179-181.

[79] 祝薇,杨益群,刘明红,等.中心静脉通路装置相关性皮肤损伤预防方案在门诊经外周静脉置入中心静脉导管患者中的多中心应用研究[J].军事护理,2023,40(12):30-33,80.

[80] Albert O, Bonnet E, Casard B, et al. Antibiotic lock therapy for the conservative treatment of long-term intravenous catheter-related infections in adults and children: When and how to proceed? Guidelines for clinical practice 2020[J]. Infectious Diseases Now, 2021, 51(3): 236-246.

[81] Alesandro Emoli, Serena Cappuccio, Bruno Marche, et al. Il protocollo 'ISP' (Inserzione Sicura dei PICC): un "bundle" di otto raccomandazioni per minimizzare le complicanze legate all'impianto <BR> dei cateteri centrali ad inserimento periferico (PICC)[J]. Asistenza Infermieristica e Ricerca, 2014(2014Aprile-Giugno).

[82] Buchanan C, Burt A, Moureau N, et al. Registered nurses' association of ontario (RNAO) best practice guideline on the assessment and management of vascular access devices[J]. The Journal of Vascular Access, 2024, 25(5): 1389-1402.

[83] Chaves F, Garnacho-Montero J, Del Pozo JL, et al. Executive summary: diagnosis and treatment

of catheter-related bloodstream infection: clinical guidelines of the Spanish society of clinical microbiology and infectious diseases (SEIMC) and the Spanish society of intensive care medicine and coronary units (SEMICYUC)[J]. Enfermedades Infecciosas Microbiología Clínica, 2018, 36(2): 112–119.

［84］Farge D, Frere C, Connors JM, et al. 2019 international clinical practice guidelines for the treatment and prophylaxis of venous thromboembolism in patients with cancer[J]. The Lancet Oncology, 2019, 20(10): e566–e581.

［85］Frykholm P, Pikwer A, Hammarskjöld F, et al. Clinical guidelines on central venous catheterisation: central venous catheterisation[J]. Acta Anaesthesiologica Scandinavica, 2014, 58(5): 508–524.

［86］Giordano P, Saracco P, Grasi M, et al. Recommendations for the use of long-term central venous catheter (CVC) in children with hemato-oncological disorders: management of CVC-related occlusion and CVC-related thrombosis. On behalf of the coagulation defects working group and the supportive therapy working group of the Italian Asociation of Pediatric Hematology and Oncology (AIEOP)[J]. Annals of Hematology, 2015, 94(11): 1765–1776.

［87］Hentrich M, Schalk E, Schmidt-Hieber M, et al. Central venous catheter-related infections in hematology and oncology: 2012 updated guidelines on diagnosis, management and prevention by the infectious diseases working party of the german society of hematology and medical oncology[J]. Annals of Oncology, 2014, 25(5): 936–947.

［88］Kolaček S, Puntis JWL, Hojsak I, et al. ESPGHAN/ESPEN/ESPR/CSPEN guidelines on pediatric parenteral nutrition: venous access[J]. Clinical Nutrition, 2018, 37(6): 2379–2391.

［89］Kovacevich DS, Corrigan M, Ros VM, et al. American society for parenteral and enteral nutrition guidelines for the selection and care of central venous access devices for adult home parenteral nutrition administration[J]. Journal of Parenteral and Enteral Nutrition, 2019, 43(1): 15–31.

［90］Lok CE, Huber TS, Lee T, et al. KDOQI clinical practice guideline for vascular access: 2019 update[J]. American Journal of Kidney Diseases, 2020, 75(4): S1–S164.

［91］Masouh A, Kwan SW, Fidelman N, et al. ACR appropriatenes criteria® central venous access device and site selection[J]. Journal of the American College of Radiology, 2023, 20(5): S3–S19.

［92］Monagle P, Cuello CA, Augustine C, et al. American society of hematology 2018 guidelines for management of venous thromboembolism: treatment of pediatric venous thromboembolism[J]. Blood Advances, 2018, 2(22): 3292–3316.

［93］Pittiruti M, Bertoglio S, Scoppettuolo G, et al. Evidence-based criteria for the choice and the clinical use of the most appropriate lock solutions for central venous catheters (excluding dialysis catheters): a GAVeCeLT consensus[J]. The Journal of Vascular Access, 2016, 17(6): 453–464.

［94］Saavedra-Lozano J, Slocker-Barrio M, Fresán-Ruiz E, et al. Consensus document of the Spanish society of paediatric infectious diseases (SEIP) and the Spanish society of paediatric intensive care (SECIP) for the diagnosis and treatment of central venous catheter-related infections in paediatric care[J]. Anales de Pediatría (English Edition), 2024, 100(6): 448–464.

［95］Schmidli J, Widmer MK, Basile C, et al. Editor's choice-vascular access: 2018 clinical practice guidelines of the European society for vascular surgery (ESVS)[J]. European Journal of Vascular and Endovascular Surgery, 2018, 55(6): 757–818.

［96］Sheth RA, Walker TG, Saad WE, et al. Quality improvement guidelines for vascular access and closure device use[J]. Journal of Vascular and Interventional Radiology, 2014, 25(1): 73–84.

［97］Sousa B, Furlanetto J, Hutka M, et al. Central venous access in oncology: ESMO clinical practice guidelines[J]. Annals of Oncology, 2015, 26: v152–v168.